Das Herzkatheterlabor

T0383784

EBOOK INSIDE

Die Zugangsinformationen zum eBook inside finden Sie
am Ende des Buchs.

M. Winkhardt

Das Herzkatheterlabor

Für kardiologisches Assistenz- und Pflegefachpersonal

3., aktualisierte Auflage

Mit 129 Abbildungen

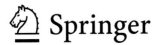 Springer

Monika Winkhardt
Robert Bosch Krankenhaus,
Stuttgart, Germany

ISBN 978-3-662-54584-3   978-3-662-54585-0 (eBook)
DOI 10.1007/978-3-662-54585-0

Die Deutsche Nationalbibliothek verzeichnet diese Publikation in der Deutschen Nationalbibliografie; detaillierte bibliografische Daten sind im Internet über http://dnb.d-nb.de abrufbar.

Springer
© Springer-Verlag GmbH Deutschland 2005, 2011, 2017

Umschlaggestaltung: deblik Berlin
Fotonachweis Umschlag: © Monika Winkhardt

Gedruckt auf säurefreiem und chlorfrei gebleichtem Papier

Springer ist Teil von Springer Nature
Die eingetragene Gesellschaft ist Springer-Verlag GmbH Deutschland
Die Anschrift der Gesellschaft ist: Heidelberger Platz 3, 14197 Berlin, Germany

Geleitwort zur 3. Auflage

Das Herzkatheterlabor stellt in den meisten interventionellen Kardiologien einen Bereich mit eigener Dynamik dar. Dies ist sicher zu einem erheblichen Teil der Tatsache geschuldet, dass bei den hier durchgeführten invasiven Prozeduren meist ein schmaler Grat Erfolg von Misserfolg trennt und dass das Überschreiten dieser Linie mit einer in der Inneren Medizin eher ungewöhnlichen Geschwindigkeit stabile in gänzlich instabile Situationen überführen kann. Dies stellt ohne Zweifel besondere Anforderungen an die Persönlichkeit, aber auch an die Fachkenntnis des dort tätigen Personals. Dabei stellen die invasive kardiale Diagnostik, nicht zuletzt wegen der Möglichkeit funktioneller Messungen, sowie die interventionelle Koronartherapie bei stabiler und instabiler KHK einen integralen Bestandteil der Behandlung herzkranker Patienten dar, wobei sich das Spektrum der im Herzkatheterlabor beziehungsweise der durch die Katheterteams durchgeführten Prozeduren durch die Elektrophysiologie in den vergangenen Jahren aber vor allem durch die interventionelle Herzklappentherapie rasant verändert hat.

In den mittlerweile mehr als 15 Jahren, in denen ich Einblick in eine Vielzahl von Herzkatheterlaboren hatte, hat aber neben der erwähnten Zunahme der Vielfalt an Prozeduren auch eine grundlegende strukturelle Veränderung innerhalb des Katheterlabors stattgefunden. War es vor nicht allzu langer Zeit noch nicht unüblich, dass das kardiologische Assistenzpersonal vor allem für die Versorgung der Patienten vor und nach der Untersuchung sowie das Anreichen von Material verantwortlich war, so zeigt sich mittlerweile eine zunehmende inhaltliche Verflechtung der einzelnen Berufsgruppen.

Dies reicht von der Assistenz bei komplexen Prozeduren, sei es im Bereich der Koronarinterventionen oder der strukturellen Herzerkrankungen, bis hin zur Bedienung und Nachverarbeitung der immer wichtiger werdenden intrakoronaren Bildgebungs- und funktionellen Diagnoseverfahren wie Intrasvaskulärer Ultraschall (IVUS), Optische Kohärenztomografie (OCT) und Messung der fraktionellen Flussreserve (FFR). Dieser Umstand findet seinen Niederschlag und seine Würdigung in der inzwischen im angloamerikanischen Sprachgebrauch üblichen Berufsbezeichnung des «Allied Health Professionals», etwas frei übersetzt des «unterstützenden Spezialisten», was die Anforderung an das nicht ärztliche Personal treffend umschreibt.

Diese sowie die eingangs genannten Faktoren stellen die bestehenden Teams vor neue Herausforderungen und machen eine immer komplexere Ausbildung notwendig, um dem zunehmenden Facettenreichtum gerecht zu werden, den die Arbeit in Herzkatheterlabor oder Hybrid-OP mit sich bringt.

Aus diesem Grund kommt einem Nachschlagewerk, das in seiner kompakten Form die wichtigsten Fragen zu den alltäglichen Problemen der Tätigkeit im Herzkatheterlabor nach aktuellem Stand des Wissens detailliert und doch prägnant beantworten kann, auch im Zeitalter im Internet schnell abrufbarer Informationen eine unschätzbare Bedeutung zu.

Mit der nun vorliegenden, in wesentlichen Bereichen umfangreich überarbeiteten 3. Auflage haben die Autorin und der Verlag ein Werk vorgelegt, welches aufgrund seines Aufbaus sowohl dem Anfänger ein hervorragender Leitfaden während der Ausbildung, als auch dem Spezialisten ein wertvoller Begleiter im Alltag sein wird. Dies gilt nicht nur im Bereich der Pflege, sondern genauso für den Kardiologen in Ausbildung (Herzkatheter-Fellow), der sein Handwerkszeug des Interventionalisten nicht nur als Anwender, sondern von der Pike auf erlernen möchte.

Tim Schäufele
Stuttgart, Februar 2017

Vorwort zur 3. Auflage

Seit der zweiten Auflage dieses Buches vor mehr als fünf Jahren haben sich nicht nur die bereits existierenden Behandlungsmethoden im Herzkatheterlabor kontinuierlich weiterentwickelt, sondern es fanden auch neue Methoden Anwendung. Die Anforderungen an das kardiologische Assistenzpersonal nehmen damit weiterhin zu und werden anspruchsvoller. Um dieser Entwicklung und dem damit verbundenen medizinischen Fortschritt Rechnung zu tragen, ist eine weitere Auflage folgerichtig. Aufbauend auf dem Konzept der vorangegangenen Auflagen wurden alle bestehenden Kapitel komplett überarbeitet und auf den neuesten Stand der fachbezogenen Wissenschaft gebracht.

Neu aufgenommen wurden die Behandlungsmethoden des Verschlusses des linken Vorhofohrs sowie der Rekanalisation chronisch verschlossener Herzkranzgefäße (CTO), der Schneideballon (Cutting balloon) und die optische Kohärenztomografie (OCT) als ein Bildgebungsverfahren, das eine immer größere Anwendungsverbreitung im Herzkatheterlabor findet. Darüber hinaus hat sich die Impella-Pumpe als Herzunterstützungssystem in vielen Laboren etabliert und wurde deshalb ebenfalls hinzugefügt.

Insgesamt ist eine Zunahme an komplexen und aufwändigeren Interventionen im Herzkatheterlabor festzustellen. Auch die steigende Anzahl älterer und multimorbider Patienten stellt besonders hohe Anforderungen an das Assistenzpersonal im Herzkatheterlabor.

Für die hilfreiche fachliche Unterstützung sei den Oberärzten der Abteilung für Kardiologie des Robert-Bosch-Krankenhauses Stuttgart, insbesondere dem leitenden Oberarzt des Herzkatheterlabors Herrn Dr. med. Tim Schäufele, sowie meinen Kolleginnen Frau Anja Vetter und Frau Anke Gruber herzlich gedankt. Frau Sarah Busch und Frau Ulrike Niesel vom Springer-Verlag sowie der Lektorin Frau Ute Villwock gilt ebenfalls mein Dank für ihre freundliche und hilfreiche Kooperation. Meinem Mann danke ich ebenso herzlich für seine Unterstützung bei dieser Arbeit, für wertvolle Ratschläge und Hilfestellungen.

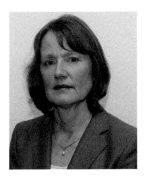

Monika Winkhardt
Stuttgart, Januar 2017

Inhaltsverzeichnis

Abkürzungsverzeichnis

AC(V)B	aortokoronarer (Venen)Bypass
ACS	akutes Koronarsyndrom
ACT	activated clotting time = aktivierte Gerinnungszeit
AI	Aortenklappeninsuffizienz
AÖF	Aortenklappenöffnungsfläche
AP	Angina pectoris
a.p.	anterior-posterior
AS	Aortenklappenstenose
ASD	Atriumseptumdefekt
AVRNT	AV-Knoten-Reentry-Tachykardie
BMS	bare metal stent
BV	Bildverstärker
CI	cardiac index
CO	cardiac output = Herzzeitvolumen
CTO	chronic total occlusion = chronischer Verschluss einer Koronarie
CRT	kardiale Resynchronisationstherapie
CS	Koronarsinus
CT	Computertomografie
DES	drug eluting stent
DEB	drug eluting ballon
DCM	digital cine mode = digitaler Kinomodus
DPF	digital pulsed fluoro = digitale gepulste Durchleuchtung
EF	ejection fraction = Auswurffraktion
EPU	elektrophysiologische Untersuchung
F	French
FFR	fraktionelle Flussreserve
HOCM	hypertrophe obstruktive Kardiomyopathie
HS	Hauptstamm der linken Koronararterie
HZV	Herzzeitvolumen
ICD	implantierbarer Cardioverter Defibrillator
IVUS	intravaskulärer Ultraschall
KHK	koronare Herzkrankheit
KOF	Körperoberfläche
KÖF	Klappenöffnungsfläche
LAO	left anterior oblique = links vorne schräg
LA	linkes Atrium
LAA	left atrial appendage = linksatriales Herzohr
LAD	left anterior descending = Vorderwandarterie
LV	linker Ventrikel

MI	Mitralklappeninsuffizienz
MÖF	Mitralklappenöffnungsfläche
MP	Multipurposekatheter
MRT	Magnetresonanztomografie
MS	Mitralklappenstenose
NA	Nierenarterie
NAST	Nierenarterienstenose
OCT	optische Kohärenztomografie
PA	Pulmonalarterie
PABV	perkutane Aortenklappenballonvalvuloplastie
PC(W)	pulmonary capillary wedge pressure = kapillarer Lungenverschlussdruck
PFO	persistierendes Foramen ovale
PS	Pulmonalklappenstenose
PTA	perkutane transluminale Angioplastie
PTCA	perkutane transluminale Koronarangioplastie
PTMV	perkutane transluminale Mitralklappenkommissurotomie
PTMSA	perkutane transluminale septale Myokardablation
RA	rechtes Atrium
RAO	right anterior oblique
RCA	rechte Koronararterie
RCX	Ramus circumflexus = Seitenwandarterie
RIM	Ramus intermedius
RIVA	Ramus interventricularis anterior = Vorderwandarterie
RMS	Ramus marginalis sinister = Seitenast des Ramus circumflexus
RV	rechter Ventrikel
SM	(Herz)schrittmacher
SSS	Sick Sinus Syndrom
Sv	Sievert
TASH	transkoronare Ablation der Septumhypertrophie
TAVI	Transkatheter Aortenklappenimplantation
TF-TAVI	transfemorale Transkatheter Aortenklappenimplantation
TA-TAVI	transapikale Transkatheter Aortenklappenimplantation
TEE	transösophagealer Ultraschall
VHF	Vorhofflimmern
VSD	Ventrikelseptumdefekt
WPW	Wolff-Parkinson-White-Syndrom

Allgemeiner Teil: räumliche und organisatorische Voraussetzungen

© Springer-Verlag GmbH Deutschland 2017
M. Winkhardt, *Das Herzkatheterlabor*
DOI 10.1007/978-3-662-54585-0_1

1

1.1   Die Einrichtung des Mess-platzes für Herzkatheter

Die Deutsche Gesellschaft für Kardiologie (DGK) hat im Jahre 2015 eine Neufassung der Leitlinien zur Einrichtung und zum Betreiben von Herzkatheterräumen und Hybrid-laboren herausgegeben (Schächinger et al. 2015). Sie sollen den Betreibern eine Orientierung über den aktuellen Qualitätsstandard geben. In der 3. Auflage der genannten Leitlinien wird der zunehmend aufwändigeren und interdisziplinären Behandlungen Rechnung getragen.

An dieser Stelle wird auszugsweise auf die räumliche Ausstattung für Herzkatheterräume eingegangen. Die Herzkatheter(HK-)Räume sollten als Funktionseinheit vom übrigen Krankenhausbereich abgetrennt sein und in räumlicher Nähe zur Intensiveinheit stehen.

Empfehlenswert ist ein HK-Raum nicht unter 40 m² Fläche (ausreichend Platz für Reanimationsmaßnahmen). Dieser – vom Registrierraum getrennt – sollte jedoch visuell über eine Bleiglasscheibe und durch eine Tür mit ihm verbunden sein (Gegensprechanlage sinnvoll).

Erforderlich ist der Anschluss an das Notstromsystem. Eine Klimaanlage ist wünschenswert. Die Beleuchtung des HK-Raumes muss regelbar sein und mindestens eine Operationsleuchte sollte vorgesehen sein.

Im Vorraum zum HK-Raum befinden sich die **Registriergeräte für Hämodynamik und EKG** sowie das **Röntgenbedienpult**. Hier erfolgt die Dokumentation, was den entsprechenden Zugriff auf die elektronische Dokumentation notwendig macht, der sich auch auf Archivierung von Befunden und Bildern erstrecken sollte. Ein Raum zur Vorbereitung und Nachbeobachtung der Patienten mit Monitorüberwachung, Sauerstoffanschluss und Rufanlage ist zu empfehlen. Bei ambulanten Eingriffen kann darauf nicht verzichtet werden. Sämtliches Material für die Untersuchungen muss im Herzkatheterraum selbst oder in den unmittelbaren Nebenräumen in genügender Menge vorhanden sein.

Defibrillator und **Herzschrittmacher-geräte** mit Batteriebetrieb müssen im HK-Raum ebenso vorhanden sein wie Möglichkeiten zur **maschinellen Beatmung** und zur Absaugung, sowie **Sauerstoff- und Duckluft-versorgung**.

Intubationsbesteck und **Notfallmedikamente** sind griffbereit im HK-Raum zu platzieren. Am besten eignet sich ein nach hausinternem Standard eingerichteter Notfallwagen. **Notfallbestecke** für Perikardtamponaden, Gefäßeinrisse etc. sind vorzuhalten. Ein **Kühlschrank für Medikamente** sollte sich ebenfalls dort befinden.

Weiterhin besteht Raumbedarf für:
- Umkleidemöglichkeiten, Toiletten und Spüleinrichtungen für Urinflaschen bzw. Bettpfannen für Patienten
- Umkleidemöglichkeiten und Toiletten für Personal
- Personalaufenthaltsraum
- Arztzimmer
- Demonstrations und Besprechungsraum
- Lagerraum für Kathetermaterialien und Geräte

Nur speziell für die kardiale Angiografie entwickelte Röntgenanlagen erfüllen die Voraussetzungen an die nötige hohe Bildqualität und Projektionsvielfalt für diagnostische und interventionelle Maßnahmen (■ Abb. 1.1).

Der Untersuchungstisch (Patiententisch) ist **horizontal frei verschiebbar** und höhenverstellbar. Geräte zur Bestimmung des **Herzzeitvolumens**, der **Sauerstoffsättigung** sowie zur Bestimmung der Blutgerinnung (z. B. ACT-activated clotting time) sollten ebenfalls vorhanden sein.

In jedem Herzkatheterlabor wird eine **Hochdruckspritze** zur Kontrastmittelinjektion (■ Abb. 1.2) benötigt. Diese soll heizbar, druck-, fluss- und volumenregulierbar sein. Optional können auch Geräte verwendet werden, die eine Injektion von Kontrastmittel in die Herzkranzgefäße unterstützen und zusätzlich als Injektor für Kontrastmittel in Herzhöhlen geeignet sind.

Als zusätzliche intrakoronare Bild- und Messverfahren werden die Bestimmung der

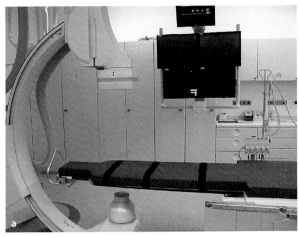
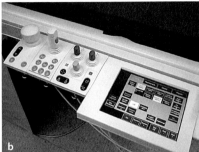

▢ Abb. 1.1 **a** Röntgenanlage, **b** Bedienpult der Röntgenanlage

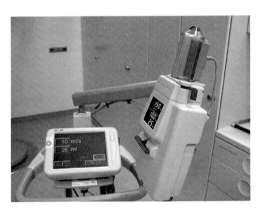

▢ Abb. 1.2 Hochdruckspritze für Kontrastmittel

FFR (fraktionierte Flussreserve, ▶ Abschn. 2.2.5) sowie IVUS (intravaskulärer Ultraschall, ▶ Abschn. 2.2.4) empfohlen. Bei Eingriffen zur Therapie von strukturellen Herzerkrankungen soll die transösophageale Echokardiografie im Herzkatheterlabor zur Verfügung stehen.

1.2   Hygieneempfehlungen

In den Leitlinien der DGK werden Empfehlungen, Anforderungen und Maßnahmen zur Hygiene im Herzkatheterbereich formuliert: Neben der erwähnten räumlichen Trennung der Herzkatheterabteilung vom übrigen Kran-

kenhausbereich sollte ein Vorbereitungsraum mit einem Waschplatz zum Händewaschen sowie zur Händedesinfektion eingeplant werden. Sicherzustellen ist, dass sterile von unsterilen Bereichen strikt getrennt sind.

1.2.1   Organisatorische Hygiene-anforderungen

Alle notwendigen Materialien sind unmittelbar vor Beginn des jeweiligen Eingriffs vorzubereiten. Das Vorrichten von Kathetermaterial und Instrumententischen ist nicht zulässig. Auch für die Vorbereitung sind hygienische Händedesinfektion, sterile Handschuhe und steriler Mantel, Haarschutz und Mund-Nasen-Schutz erforderlich.

Die Zahl der anwesenden Personen im Untersuchungsraum ist auf ein praktikables Minimum zu begrenzen. Häufige Personalbewegungen, d. h. auch Verlassen und erneutes Betreten des Untersuchungsraumes, sind zu vermeiden. Das Personal sollte über einen Hepatitis-B-Impfschutz verfügen. Die Gefäßschleuse kann im Untersuchungs- oder im Vorbereitungsraum entfernt werden.

Zwischen den Eingriffen ist Zeit für eine ausreichende Reinigung und ggf. Desinfektion zu gewähren. Blutkontaminierte Flächen müssen mit einem viruswirksamen Desinfektionsmittel wisch-desinfiziert werden. Am Ende des Arbeitstages hat eine gründliche Reinigung und ggf. Desinfektion zu erfolgen.

1.2.2 Allgemeine Hygienemaßnahmen

Die Kathetereinstichstelle muss zuvor durch eine mindestens 1-minütige Hautdesinfektion mit einem alkoholischen Desinfektionsmittel entkeimt werden. Eine Haarentfernung ist möglichst zeitnah vor der Prozedur vorzunehmen. Arbeitsfläche und Bedienelemente müssen großzügig abgedeckt sein, um ausreichend Platz für das Ablegen von Arbeitsmaterialien zu haben. Schleusen sollten so kurz wie vertretbar in den Gefäßen belassen werden, da sich andernfalls das Infektionsrisiko deutlich erhöht.

Eine routinemäßige Antibiotikaprophylaxe ist bei Koronarangiografie und koronar-interventionellen Eingriffen nicht notwendig. Vor dem Eingriff muss vom Arzt und von der assistierenden Person eine hygienische Händedesinfektion mit einem alkoholischen Mittel von mindestens 30 Sekunden Einwirkzeit durchgeführt werden. Der durchführende Kardiologe und die direkte Assistenz am Tisch haben einen sterilen Mantel, sterile Handschuhe sowie Haarschutz und Mund-Nasen-Schutz zu tragen. Wenn mit Verspritzen von Blut gerechnet werden muss, ist das Tragen einer Schutzbrille aus Gründen des Arbeitsschutzes angebracht.

Das mehrfache Anstechen von Kontrastmittelflaschen kann zu mikrobiellen Verunreinigungen führen. Von großen Kontrastmittelvorratsflaschen (500 ml) ist aus hygienischen Gründen deshalb abzuraten. Am Ende des Tages sind angebrochene Kontrastmittelflaschen auf jeden Fall zu verwerfen. Dieselben Regeln sind beim Druckaufnahmesystem einzuhalten. Sobald der geringste Verdacht auf Rücklauf von Flüssigkeit in das Schlauchsystem besteht, ist das gesamte System einschließlich Druckwandler aus Vorsichtsgründen auszutauschen. Um das Risiko einer Verunreinigung zu minimieren, sind lange Schlauchsysteme zu bevorzugen. Die Kolben von Kontrastmittelinjektoren sind nach jeder Untersuchung zu entsorgen und durch neue zu ersetzen.

1.2.3 Spezielle hygienische Maßnahmen

Für die Implantation von Rhythmusgeräten gelten besondere hygienische Maßnahmen. Leitliniengemäß kann die Implantation von Rhythmus- und Herzinsuffizienzaggregaten mit kleiner Schnittführung ohne Erhöhung des Infektionsrisikos in Räumlichkeiten der Raumluftklasse Ib (wie sie für Herzkatheterräume gelten) durchgeführt werden. Allerdings ist zu berücksichtigen, dass mit der Länge der Operation und der Komplexität sowie bei Wiederholungseingriffen die Infektionsrate deutlich ansteigt. Daher sollten wiederholte Eingriffe, komplexe Eingriffe mit großen Wundflächen sowie Elektrodenexplantationen (>6 Monate nach Implantation) in einen Operationssaal verlegt werden. Eine chirurgische Händedesinfektion, Haube, Mund-Nasen-Schutz, sterile Handschuhe und steriler Kittel sind obligat. Eine Antibiotikaprophylaxe für den Patienten wird bei komplexen Eingriffen empfohlen.

1.3   EDV im Herzkatheterlabor

Ein Herzkatheterlabor ist ohne EDV-Systeme nicht mehr denkbar. Bedingt durch die schnelle EDV-technische Entwicklung der letzten Jahre und nicht zuletzt durch die Einführung des DRG-basierten Entgeltsystems wird der Stellenwert der EDV immer stärker zunehmen.

In fast allen Herzkatheterlaboren werden inzwischen rechnergestützte Datenbanksysteme eingesetzt. Wünschenswert ist nach den Leitlinien der DGK zur Einrichtung und zum Betreiben von Herzkatheterräumen eine Datenbank, die folgende Kriterien erfüllt:

- Dokumentation des Ablaufes aller Untersuchungen und Interventionen, damit eine systematische Erfassung und ein ständiger Zugriff auf die Daten möglich sind. Dazu gehört auch die Erfassung der hämodynamischen Daten wie EKG, Drücke, Sauerstoffsättigungen.

– Eine eindeutige Patientenidentifikation muss gewährleistet sein. Dazu sind folgende Daten festzuhalten: Personalien des Patienten, Geburtsdatum, Namen der an der Untersuchung beteiligten Personen, Untersuchungsdauer, Kontrastmittelmenge, Röntgendaten, ggf. Komplikationen.

– Möglichkeit der Leistungserfassung und der Qualitätssicherung. Die Erhebung des BQS-Datensatzes (BQS = Bundesamt für Qualitätssicherung) ist seit 2002 verbindlich vorgeschrieben und ihre Nichtbeachtung mit finanziellen Sanktionen bewehrt. Ohne Kodierung der Leistung nach OPS301 ist keine Abrechnung möglich.

– Möglichkeit der Erstellung des ärztlichen Untersuchungsbefundes: direkt an die Untersuchung anschließend und mit Zugriff auf die hämodynamischen Ergebnisse aus dem Ablaufprotokoll der Untersuchung.

– Möglichkeit der Materialverwaltung: Sowohl die patientenbezogene Materialzuordnung als auch die Möglichkeit, über solche Systeme den Materialverbrauch zu überwachen und damit die rechtzeitige Nachbestellung auszulösen, sind sinnvoll und daher zu fordern.

– Möglichkeit der Patiententerminierung: Sowohl Einbestellwesen als auch Bettenreservierung und zeitliche Festlegung der Herzkathetereingriffe bestimmen wesentlich den Workflow und die Effizienz einer Herzkatheterabteilung und sollten daher elektronisch erfasst und von möglichst vielen Arbeitsplätzen aus einsehbar (Leseberechtigung) sein.

Zur weiteren EDV-technischen Ausstattung gehören die Bildbearbeitungs- und Archivierungssysteme. In der Regel erfolgt die Bilddokumentation digital und wird entweder auf CD oder in einem PACS gespeichert. Ein PACS (Picture Archiving and Communication System) sollte immer aus einem Online-Archiv mit schnellem Zugriff für die aktuellen Untersuchungsdaten und aus einem Langzeitspeicher für die länger zurückliegenden Untersuchungen bestehen.

Diese vielseitigen EDV-technischen Anforderungen erfordern vom Mitarbeiter im Herzkatheterlabor eine fundierte Aus- und vor allem kontinuierliche Fortbildung. Da sich das Assistenzpersonal erfahrungsgemäß aus verschiedenen Berufsgruppen zusammensetzt (Kranken- und Gesundheitspflegekräfte, MTA, Arzthelferinnen), deren Ausgangsqualifikationen unterschiedlich sind und die unter Umständen nur über wenige EDV-Kenntnisse verfügen, ist die sorgfältige Einweisung und Einarbeitung der Mitarbeiter auch auf diesem Gebiet besonders wichtig.

Dies kann beispielsweise durch eine detaillierte schriftliche Bedienungsanleitung für die HK-EDV-Einheit geschehen. In der Einarbeitungsphase empfehlen sich Folien, mit denen die Abläufe als screenshots (Monitorkopien) Schritt für Schritt besprochen und erklärt werden. In der Bedienungsanleitung sind die Monitorkopien dann ebenfalls als Gedächtnisstütze abgebildet.

PC-Grundkenntnisse sind natürlich sehr hilfreich. Da die meisten neueren Systeme auf Windows basieren, ist es sicherlich sinnvoll, den Mitarbeitern Fortbildungen für Windows, Word und eventuell Excel anzubieten. In vielen Krankenhäusern – wie auch in unserem Hause – werden solche Fortbildungen von der EDV-Abteilung durchgeführt und jeder neue Kollege kann daran teilnehmen.

Nicht zu unterschätzen ist auch die Akzeptanz der zu benutzenden EDV-Systeme durch die Mitarbeiter. Das bedeutet: Nur wenn die eingesetzten Systeme bedienerfreundlich, übersichtlich und robust sind, werden sie erfolgreich sein!

1.4 Qualitätsmanagement

Der Begriff des Qualitätsmanagements (QM) ist inzwischen im Gesundheitswesen allgegenwärtig. Damit bezeichnet man alle organisierten Maßnahmen, die der Verbesserung von

Produkten, Prozessen oder Leistungen jeglicher Art dienen. In vielen Bereichen, so auch im Gesundheitswesen, ist QM vorgeschrieben. Ein QM-System in einem Krankenhaus oder in einer Arztpraxis orientiert sich u. a. an gesetzlichen Regelwerken, den Vorgaben der Berufsverbände und dem Leitbild der Klinik oder Praxis. Nicht zuletzt ist ein QM für die angestrebte Zertifizierung unverzichtbar. Inhalte sind etwa die Optimierung von Kommunikationsstrukturen, Verbesserung von Arbeitsabläufen, die Erhaltung oder Steigerung der Patientenzufriedenheit sowie die Motivation der Mitarbeiter. Das soll erreicht werden z. B. durch Standardisierung bestimmter Handlungs- und Arbeitsprozesse, Dokumentationen, berufliche Weiterbildung, Ausstattung und Gestaltung von Arbeitsräumen (Illison und Kerner 2009).

Bei der Gestaltung von Arbeitsabläufen beispielsweise erklärt sich Qualität als das Maß, in dem der betrachtete Prozess den Anforderungen genügt. Diese Anforderungen können definiert sein oder aber implizit vorausgesetzt werden (Erwartungen). Qualität ist das Ausmaß an Übereinstimmung von Anforderungen und Erwartungen eines Produktes oder einer Dienstleistung. Im Laufe der Zeit werden dann die Anforderungen zu Erwartungen. QM führt somit nicht zwangsläufig zu einem höherwertigen Ergebnis, sondern nur zur Erreichung der vorgegebenen Qualität. Folglich sagen Qualitätszertifizierungen, z. B. nach ISO, nichts über die Produktqualität aus, wie teilweise durch Werbung suggeriert wird, sondern nur über das Qualitätsmanagement im Herstellungsprozess.

Ein Hauptzweck von Qualitätsmanagement ist deshalb eine kontinuierliche Qualitätsverbesserung, etwa nach dem Vorbild aus der Industrie des kontinuierlichen Verbesserungsprozesses (KVP oder engl.: cip = continuous improvement process). Diese Methode wurde in den 1950er Jahren von W. E. Denning entwickelt. In Deutschland wurde mit KVP in der Automobilindustrie begonnen. Dieser Prozess verbreitete sich in allen Arbeits- und Wirtschaftsbereichen und wurde so zu einem Merkmal mitarbeiterorientierter Unternehmenskultur. Diese Methode setzt sich immer wieder

aufs Neue mit den bestehenden Prozessen auseinander mit dem Ziel der weiteren Optimierung. Dazu analysieren die Teams ihren Arbeitsbereich (in der Klinik z. B. das Herzkatheterlabor oder die kardiologische Station) in Qualitätszirkeln und erarbeiten konkrete Verbesserungsvorschläge. Zuvor werden die Mitarbeiter meist in Teamarbeit und Moderation geschult.

Qualitätsmanagement ist in erster Linie eine Führungsaufgabe der Klinik- bzw. Praxisleitung. Ein Führungsinstrument kann etwa eine professionelle Mitarbeiterbefragung sein. Dadurch können Abläufe und Strukturen transparent gemacht werden und einen Verbesserungsprozess anstoßen. Dieser stärkt die Patienten- und Mitarbeiterzufriedenheit und trägt letztendlich zum Geschäftserfolg bei. Der Verbesserungsprozess kann nur erfolgreich sein, wenn alle Hierarchieebenen und Berufsgruppen eingebunden werden und sich einbinden lassen, d. h. die Bedeutung von Verbesserungsprozessen im eigenen Interesse erkennen.

Zu einem Qualitätsmanagement in einem Herzkatheterlabor gehören beispielsweise das Vorliegen von standardisierten Arbeitsabläufen, Zugriff auf alle gesetzlichen Vorschriften aus Hygiene, Strahlenschutz, Medizinproduktegesetz ebenso wie die Teilnahme an den Pflichtfortbildungen wie Datenschutz, Arbeitsschutz, Hygiene und Brandschutz. Die in ► Abschn. 1.3 beschriebenen EDV-technischen Strukturen sind ebenso Teil von Qualitätsmanagement wie ein strukturiertes Einarbeitungskonzept für neue Mitarbeiter. Darüber hinaus ergibt die Erarbeitung und Umsetzung eines Jahreszieles im Sinne des KVP im Herzkatheter-Team immer wieder Möglichkeiten der Optimierung von Abläufen und Prozessen. Die Erarbeitung von Handlungsrichtlinien für ein neu eingeführtes Produkt (z. B. ein anderer Druckverband) oder eine neu eingeführte Untersuchungsart (z. B. die intrakoronare Druckdrahtmessung) kann zu mehreren Zielen führen. Wenn damit im Rahmen einer Zielvereinbarung ein Mitarbeiter beauftragt wird, wird dieser sich motiviert der Aufgabe stellen. Von der neuen Handlungsrichtlinie profitieren alle Mitarbeiter des Herzkatheterlabors und u. U.

▫ Tab. 1.1   Einarbeitungsplan HKL Robert-Bosch-Krankenhaus, Stuttgart

Block I 3–4 Wochen Allg. Tätigkeiten, Diagnostik	Block II 3–4 Wochen Interventionen	Block III 3–4 Wochen Radiologie	Block IV 2–3 Wochen Dokumentation, Hämodynamik	Block V 3–4 Wochen Schrittmacher- operationen
allg. tägl. Vorbe-reitung des HKL	Vorbereiten von sterilen Tischen für: PTCA/Stents, Rotablation, Biopsie/ACH-Test IVUS/PTMV, Druckdraht	Strahlenschutz	Bedienung der sensis Registereinheit	Vorbereiten der notwendigen Geräte und des Untersuchungsraumes
sonstige allg. Tätigkeiten	Vertiefung der sterilen Assistenz bei allen diagn. Untersuchungen	Grundlagen der Radiologie	notwendige Formulare und Vordrucke	Vorbereiten des Patienten
Vorbereiten von sterilen Tischen für diagn. Untersuchungen	sterile Assistenz bei Interventionen	Bedienung der beiden Röntgenanlagen: Einstellungen Angulationen/Blenden	Protokollführung bei allen Untersuchungsarten	unsterile Assistenz und Dokumentation
Vorbereiten d. Patienten		Besprechen von Koronarangiographien unter röntgentechn. Aspekten	Hämodynamik	Richten des sterilen Instrumententisches und sterile Assistenz
sterile Assistenz am Tisch bei Koronarangiographien			Leistungserfassung und Qualitätssicherung	Nachbereitung des Kathetermaterials und des chirurgischen Instrumentariums
sterile Assistenz am Tisch bei Vitien				
Nachversorgung				
Patienten-beobachtung	→	→	→	→
Gerätekunde				
Defi u. Notfallwagen, Hämoximeter, HZV-Gerät	Rotablationseinheit, IVUS- und Druckdrahteinheit, Perfusoren, Infusomaten	Röntgen-Pult, 2 Hochdruckspritzen für KM	hämodynamische Registereinheit	Hochfrequenz-Chirurgiegerät Programmiergeräte verschiedener Hersteller
Materialkunde				
Diagnostik	Intervention			SM-Sonden und Gerätetypen
Theoretische Grundlagen				
KHK/Vitien	PTCA, Rotablation, IVUS, PTMC	Radiologie, Strahlenschutz	Druckkurven/Auswertung	Herzrhythmusstörungen, Basiswissen Anästhesie

1

die kardiologischen Stationen. Damit wird unter Einbeziehung der einzelnen Mitglieder des Teams die Qualität der Abläufe verbessert.

1.5   Informationen für neue Mitarbeiter im Herzkatheterlabor

Für neue Kollegen im Arbeitsteam eines Herzkatheterlabors ist es hilfreich, wenn sie unmittelbar zu Beginn einige Informationen über die Abteilung an die Hand bekommen. Dazu gehören solche über die Struktur der Abteilung (z. B. Anzahl der HK-Labors, Bereich für ambulante HK-Patienten, Sekretariat, Archiv, evtl. EKG, Ultraschall) und der zusammenarbeitenden Abteilungen des Hauses (kardiologische, kardiochirurgische und internistische Stationen mit Bettenzahl, Intermediate Care- und Intensivstationen).

Darüber hinaus sollte ein Überblick über die personelle Struktur bzw. Besetzung gegeben werden (Chefarzt, Oberärzte mit Zuständigkeiten, Kollegenteam, Pflegedirektion). In jedem Fall ist es sinnvoll, diese Vorstellung nicht nur mündlich durch den Praxisanleiter vorzunehmen, sondern dem neuen Kollegen dies auch schriftlich beispielsweise in Form einer Liste zu geben. Auf dieser sollten außerdem die wichtigsten Telefonnummern aufgeführt sein sowie Informationen über Arbeitszeiten, Spät- und Rufbereitschaftsdienste. Diese einfachen Dinge können erfahrungsgemäß neuen Kollegen helfen, die Unsicherheit der ersten Tage besser zu überwinden.

Eine Übersicht in Form eines Zeitplans (◘ Tab. 1.1) informiert den neuen Kollegen, welche Einarbeitungseinheit zu welcher Zeit angeleitet wird; außerdem macht er die Einarbeitung auch für alle anderen Kollegen transparent. Dies ist im oft hektischen Alltag mit wachsenden Anforderungen an das kardiologische Assistenzpersonal unverzichtbar, für den neuen Kollegen genau wie für den anleitenden Praxisanleiter.

Die Erstellung eines genauen Tätigkeitskatalogs ist ebenfalls sinnvoll, um dem neuen Kollegen die Anforderungen an ihn zu verdeutlichen. Selbstverständlich sollten auch regelmäßige Zwischengespräche stattfinden, am besten nach Abschluss eines jeden Einarbeitungsblockes.

Zusammenfassend kann man sagen, dass eine strukturierte und planmäßige Einarbeitung neuer Kollegen absolut notwendig ist. Die Anforderungen in unserem Tätigkeitsbereich nehmen ständig zu; ein gelungenes Einarbeitungskonzept fördert das selbstständige Arbeiten des neuen Kollegen und dient so der Entlastung von Mentor und Kollegenteam schon in der Einarbeitungsphase. Nicht zuletzt trägt es zur kontinuierlichen Qualitätsverbesserung innerhalb der Abteilung bei.

Wenn das Assistenzpersonal (außer MTRA) im HK-Labor die Röntgenanlage bedient, muss es entsprechend der RöV an einem Strahlenschutzkurs teilnehmen (RöV §§ 4, 24: «Fachkenntnisse im Strahlenschutz werden benötigt von … Personen mit einer abgeschlossenen sonstigen medizinischen Ausbildung, wenn sie unter ständiger Aufsicht und Verantwortung eines fachkundigen Arztes die Anwendung von Röntgenstrahlen am Menschen technisch durchführen.»). Die Fachkenntnisse im Strahlenschutz müssen alle 5 Jahre durch einen Auffrischungskurs aktualisiert werden.

Reanimationsübungen mit dem gesamten Team des HKLs (Ärzte und Assistenz) sollten idealerweise einmal jährlich direkt vor Ort stattfinden. Dabei können die aktuellen Leitlinien zunächst theoretisch aufgefrischt werden. Anschließend werden diese an Fallbeispielen praktisch geübt. Das führt einerseits zu mehr Sicherheit in Notfallsituationen und zum anderen erhöht es die Fähigkeit des Teams in kritischen Situationen noch besser zusammenzuarbeiten zur optimalen Patientenversorgung.

Literatur

Illison M, Kerner JG (2009) Praxisleitfaden Qualitätsmanagement in Pflegeeinrichtungen Steinbeis-Stiftung für Wirtschaftsförderung, Stuttgart
Schächinger V et al. (2015) Leitlinie zum Einrichten und Betreiben von Herzkatheterlaboren und Hybridoperationssälen/Hybridlaboren

Anatomische, physiologische und pathophysiologische Grundlagen

© Springer-Verlag GmbH Deutschland 2017
M. Winkhardt, *Das Herzkatheterlabor*
DOI 10.1007/978-3-662-54585-0_2

2.1 Anatomie und Physiologie

In diesem Abschnitt soll knapp auf die anatomischen und physiologischen Grundlagen eingegangen werden. Er orientiert sich an Grundkenntnissen für kardiologisches Assistenzpersonal, weshalb besonders das Kapitel EKG und Reizleitungssystem bewusst auf wesentliche Dinge beschränkt wurde.

2.1.1 Blutkreislauf

Der rechte Ventrikel (1) pumpt Blut in die Lunge über die Lungenarterien (2). Während das Blut durch das Kapillarnetz (3) der Lunge strömt, belädt es sich mit Sauerstoff und gibt Kohlendioxid ab. Sauerstoffreiches Blut kehrt aus den Lungen über die Lungenvenen in den linken Vorhof (4) zurück. Dieser pumpt das sauerstoffreiche Blut in den linken Ventrikel (5). Von dort gelangt es in die Aorta (6), die allen Körperarterien (außer den Lungenarterien) Blut zuführt. Als erste zweigen die Koronararterien aus der Aorta ab, dann die Arterien zu den Kapillarnetzen in Kopf und Armen (7). Die Aorta setzt sich bauchwärts fort und versorgt die Kapillarnetze der Bauchorgane und Beine. Sauerstoffarmes Blut aus Kopf, Nackenbereich und Armen wird in der Vena cava superior (9) zusammengeführt. Die Vena cava inferior (10) sammelt das Blut aus Rumpf und Beinen. Die beiden Hohlvenen entleeren ihr Blut in den rechten Vorhof (11). Dieser pumpt das Blut in den rechten Ventrikel (◻ Abb. 2.1).

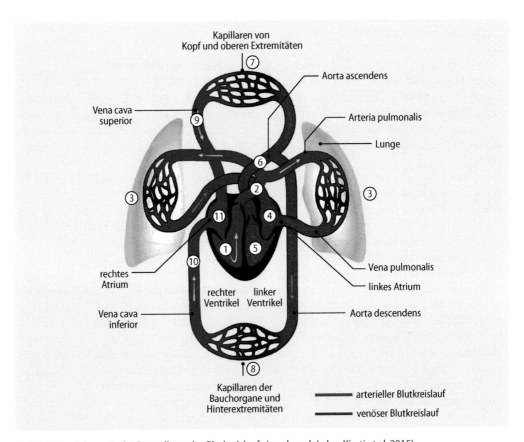

◻ **Abb. 2.1** Schematische Darstellung des Blutkreislaufs (mod. nach Laleg-Kirati et al. 2015)

2

2.1.2 Herz

Das Herz ist ein Hohlmuskel mit der Aufgabe, durch wechselnde Kontraktion (Systole) und Erschlaffung (Diastole) von Vorhöfen und Kammern den Blutstrom in den Gefäßen in Bewegung zu halten. Es liegt umgeben vom Herzbeutel im Mediastinum auf dem Zwerchfell und zwischen den Lungen. Durch eine Scheidewand (Septum) wird das Herz in eine linke und rechte Hälfte eingeteilt, jede Hälfte wiederum in eine obere, muskelschwächere (Vorhof = Atrium) und eine untere muskelstärkere Abteilung (Kammer = Ventrikel). Die Grenze zwischen Vorhof und Kammer ist außerdem gekennzeichnet durch den Sulcus coronarius, die Grenze zwischen den Kammern durch die Längsfurche den Sulcus interventricularis anterior und posterior. Die ernährenden Gefäße des Herzens, die Koronararterien, entspringen dem rechten und linken Koronarsinus.

Die Herzwand besteht aus drei Schichten: Endokard (Herzinnenwand), Myokard (Mittelschicht) und Perikard (Außenschicht). In den rechten Vorhof münden die Vena cava superior und Vena cava inferior sowie der Sinus coronarius. In den linken Vorhof münden die Vv. pulmonales.

Aus den Kammern treten rechts der Truncus pulmonalis, links die Aorta aus. Das Herz besitzt vier Klappen. Die Segelklappen sind Verschlusseinrichtungen zwischen Vorhöfen und Kammern, rechts dreizipflig (Trikuspidalklappe) und links zweizipflig (Mitralklappe). Die freien Ränder der Klappensegel sind durch die Chordae tendinae (Sehnenfäden) mit den Papillarmuskeln verbunden, deren Kontraktion ein Rückschlagen der Klappen in die Vorhöfe während der Diastole verhindert. Die Taschenklappen sitzen am Beginn des Truncus pulmonalis sowie der Aorta (Pulmonalis- und Aortenklappe). Sie verhindern während der Diastole den Rückstrom des Blutes in die Kammern (◘ Abb. 2.2).

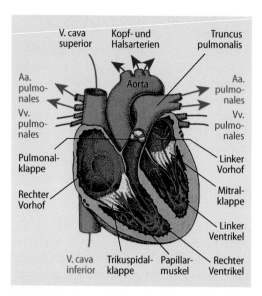

◘ **Abb. 2.2**   Anatomie der Vorhöfe und Kammern (Lederhuber 2006, mit freundlicher Genehmigung von Urban und Fischer)

2.1.3 Koronararterien

Es existieren zwei große Koronararterien: die rechte und die linke Koronararterie. Diese entstammen der Aortenwurzel, dem sogenannten rechten und linken Koronarsinus (◘ Abb. 2.3).

Die **linke Koronararterie** (LCA) wird in 3 große Arterien unterteilt:
- Hauptstamm (HS)
- Ramus interventricularis anterior (RIVA) oder left anterior descending (LAD)
- Ramus circumflexus (RCX)

Der **Hauptstamm** der LCA ist selten länger als 1 cm und zweigt dann auf in LAD und RCX.

LAD oder **RIVA** verläuft nach unten hin zur Herzspitze. Häufig entspringt ein diagonaler Ast nahe am Ursprung aus dem HS. Im weiteren Verlauf hin zur Herzspitze gibt es mehrere Abzweigungen, die das vordere interventrikuläre Septum versorgen. Diese werden als Septaläste bezeichnet.

Für die Koronarangiografie wird LAD/RIVA in 3 Abschnitte unterteilt:

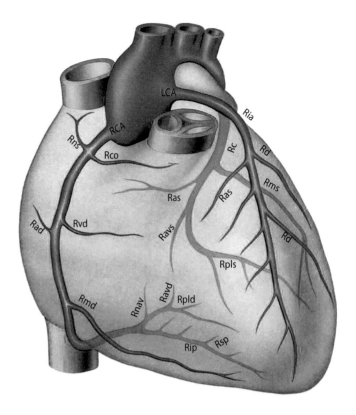

◘ Abb. 2.3 Halbschematische Darstellung des ausgeglichenen koronaren Versorgungstyps (Kaltenbach 1989), Abkürzungen der Hauptgefäße siehe Tabelle 2.1

— proximales Drittel: vom Abzweig HS bis zum Abgang des ersten Septalastes
— mittleres Drittel: erster Septalast bis Abgang zweiter Diagonalast
— distales Drittel: ab Abgang zweiter Diagonalast

Der **RCX** verläuft fast immer posterior. Im proximalen Abschnitt beginnt gewöhnlich der **Ramus marginalis** (RMS).
   Hier unterscheidet man 2 Abschnitte:
— proximal: Abzweig bis Abgang RMS
— distal: ab Abgang RMS

Eine nicht seltene Variante ist das Vorkommen eines dritten Astes, der zwischen LAD/RIVA und RCX aus dem HS entspringt. Dieses Gefäß wird als **Ramus intermedius** (RIM) bezeichnet.
   Die **rechte Koronararterie** (RCA) wird in 3 Abschnitte unterteilt:
— proximales Drittel: vom Ostium bis zum ersten Gefäßbogen, verläuft meist horizontal

— mittleres Drittel: vom ersten bis zum zweiten Gefäßbogen
— distales Drittel: vom zweiten Bogen zur Teilung der RCA in Höhe der Crux cordis

Kurz nach dem Ostium zweigt zunächst als erster kleinerer Ast ein Ramus coni ab, anschließend mehrere Äste zum rechten Vorhof. Wichtigster dieser Äste ist die Sinusknotenarterie; sie zieht verdeckt vom rechten Herzohr zum Sinusknoten. In wenigen Fällen verfügt die Konusarterie über ein eigenes Ostium. Diese Variante ist insofern von Bedeutung, weil Kontrastmittelinjektionen, die unter der irrtümlichen Annahme, es handele sich um den Hauptstamm der RCA, in eine isolierte Konusarterie erfolgen, zu gravierenden Rhythmusstörungen (Kammerflimmern) führen können.
   Die gebräuchlichen Abkürzungen der Koronararterien sind in ◘ Tab. 2.1 zusammengestellt, die Versorgungsgebiete finden sich in ◘ Tab. 2.2.

2

◻ **Tab. 2.1** Abkürzungen der Koronararterien

Linke Kranzarterie (LCA)	Rechte Kranzarterie (RCA)
LAD (left anterior descending) RIVA (Ramus interventrikularis anterior) RIA	RMD (Ramus marginalis dexter)
	SA (Sinusknotenarterie)
	RNS (Ramus nodi sinuatrialis)
RD (Ramus diagonalis)	RIVP(RIP) (Ramus interventricularis posterior)
RPLS (Ramus posterolateralis sinister)	
RC(X) (Ramus circumflexus)	
RMS (Ramus marginalis sinister)	
RSA (Ramus septalis)	
RIM (Ramus intermedius) (Variante)	

◻ **Tab. 2.2** Blutversorgung des Herzens

Versorgungsgebiet		Koronararterie
Linke Herzkammer	Vorderwand Seitenwand Hinterwand	LAD/RIVA, RCX RCX RCA (RCX)
Linker Vorhof		RCX, RCA
Septum		RSA des LAD
Rechte Herzkammer	Hinterwand Vorderwand	RCA RCA, LAD
Rechter Vorhof		RCA

Akzessorische Leitungsbahnen sind in der Regel kongenital angelegt zwischen Vorhof und Kammer. Sie umgehen den AV-Knoten; dadurch kommt es zu vorzeitiger Erregung der Herzkammern (Präexzitationssyndrom) mit charakteristischen EKG-Veränderungen und Neigung zu Tachykardien (WPW-Syndrom).

Der QRS-Komplex (Kammer-Komplex) ist Ausdruck der Erregungsausbreitung vom AV-Knoten zu den Purkinje-Fasern und in die Herzmuskulatur (◻ Abb. 2.5). Auf den QRS-Komplex folgt eine Pause: die ST-Strecke, auch isoelektrische Strecke genannt. An die ST-Strecke schließt sich die T-Welle an.

2.1.4 Reizleitungssystem und EKG

Reizleitungssystem

Das Reizleitungssystem ist u. a. für eine koordinierte Kontraktion des Herzmuskels verantwortlich. Es besteht aus dem **Sinusknoten** als primärem Erregungsbildungszentrum und Schrittmacher der Erregung und befindet sich in der Vorderwandverdickung des rechten Herzohrs, dem **AV-Knoten** (Atrioventrikularknoten an der rechten Vorhofwand) sowie dem **His-Bündel,** das sich in der Kammerscheidewand in zwei Schenkel (Tawara-Schenkel) teilt. Die Ausläufer der Schenkel unter dem Endokard heißen Purkinje-Fasern.

Die Erregung wird normalerweise im Sinusknoten gebildet, zum AV-Knoten fortgeleitet und gelangt dann über das His-Bündel mit seinen Schenkeln zum Kammermyokard. Zum Reizleitungssystem gehören ferner akzessorische Leitungsbahnen wie das Kent-Bündel (◻ Abb. 2.4).

EKG

Das Elektrokardiogramm stellt eine grafische Aufzeichnung der vom Herz erzeugten elektrischen Potenziale dar. Die Potenziale werden durch Metallelektroden abgeleitet, die an Extremitäten und Brustwand angebracht sind, und dann durch ein empfindliches Voltmeter, den Elektrokardiografen, verstärkt. Das EKG zeichnet die aktuellen Potenzialunterschiede zwischen diesen Elektroden auf.

EKG-Ableitungen

Das Standard-EKG besteht aus 12 Ableitungen: den Extremitätenableitungen I, II und III nach Einthoven und aVR, aVL, aVF nach Goldberger (◻ Abb. 2.6) sowie den 6 Brustwandableitungen V_1–V_6 nach Wilson (◻ Abb. 2.7).

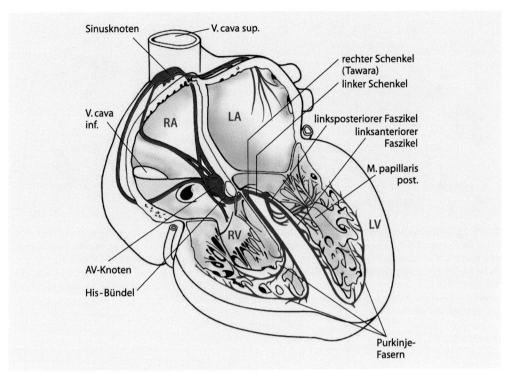

Abb. 2.4 Erregungsbildung und -ausbreitung (mod. nach Schneider 2005)

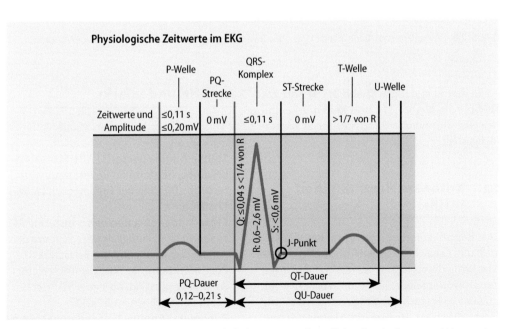

Abb. 2.5 Physiologische Zeitwerte im EKG (Lederhuber 2005, mit freundlicher Genehmigung von Urban und Fischer)

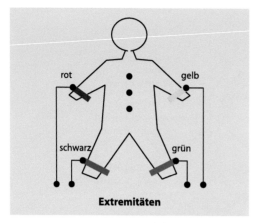

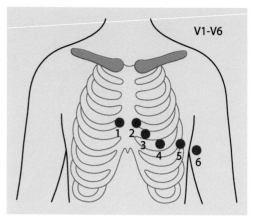

□ Abb. 2.6 Extremitätenableitungen (Kleindienst 2004). Die Extremitätenkabel werden an den Unterarmen oder aus praktischen Erwägungen im HK-Labor häufig an den Schultern platziert sowie an den Waden zwischen Fußgelenk und Knie. Wichtig ist, dass die gegenüberliegenden Kabel, also beide Beine und Arme bzw. Schulter, auf gleicher Höhe angebracht werden

□ Abb. 2.7 Brustwandableitungen (Kleindienst 2004). V1 im 4. Intercostalraum (ICR) am rechten Sternalrand; V2 im 4. ICR am linken Sternalrand; V3 auf der 5. Rippe zwischen V2 und V4; V4 im 5. ICR auf der Medioclavicularlinie; V5 im 5. ICR vordere Axillarlinie; V6 im 5. ICR auf der mittleren Axillarlinie

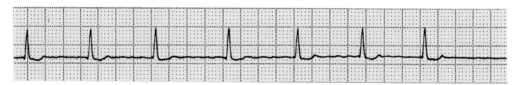

□ Abb. 2.8 Vorhofflimmern; fibrillierende Linie ohne P-Wellen, QRS-Komplexe in unregelmäßigem Abstand

In den Abbildungen □ Abb. 2.8, □ Abb. 2.9, □ Abb. 2.10, □ Abb. 2.11 und □ Abb. 2.12 sind Beispiele für Herzrhythmusstörungen zusammengestellt.

2.2 Koronare Herzkrankheit (KHK)

Der Begriff koronare Herzkrankheit (KHK) stellt die mangelhafte Sauerstoffversorgung des Myokards durch degenerative Veränderungen der Koronargefäße in den Vordergrund, umfasst aber auch die Folgekrankheiten wie Herzinsuffizienz, Herzinfarkt, Herzwandaneurysma, kardiogener Schock und plötzlicher Herztod.

2.2.1 KHK und Infarkt

Die verschiedenen klinischen Manifestationen äußern sich als:

- **Stabile Angina pectoris** (AP): Stenokardie bei einem bestimmten Belastungsniveau (z. B. ab 100 W in der Ergometrie), keine Dynamik
- **Crescendoangina pectoris = instabile AP:** zunehmende Häufigkeit oder Schwere der Angina, bzw. abnehmbare Belastbarkeit
- **Postinfarktangina:** Wiederauftreten einer Angina pectoris oder erneute ST-Streckenhebungen nach einem Infarkt
- **Prinzmetal-Angina:** belastungsunabhängige Angina pectoris mit ST-Streckenhebung. Umschriebener Spasmus epikardialer Gefäße; angiografisch oft unauffällige

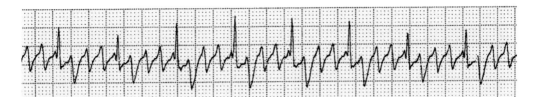

■ **Abb. 2.9**   Vorhofflattern; Flatterwellen, QRS-Komplexe regelmäßig oder unregelmäßig

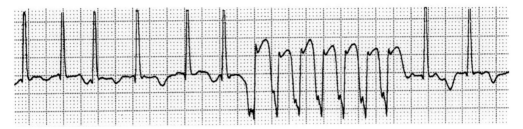

■ **Abb. 2.10**   Ventrikuläre Tachykardie (VT); mindestens drei aufeinanderfolgende Extrasystolen werden als VT bezeichnet: verbreiterte QRS-Komplexe, die abnorm geformt sind, T-Wellen invertiert, P-Wellen meist nicht sichtbar, QRS-Frequenz > 100/min

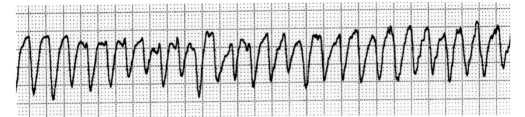

■ **Abb. 2.11**   Kammerflattern; chaotische und abnorm geformte Ausschläge, keine koordinierte Kammeraktivität und Muskelkontraktion vorhanden: unregelmäßige holprige Grundlinie, keine abgrenzbaren QRS-Komplexe, Frequenz 250–600/min

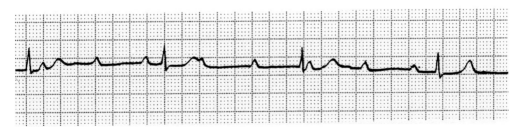

■ **Abb. 2.12**   Block III. Grades; komplette Unterbrechung der AV-Überleitung: normale P-Wellen mit regelmäßigem Rhythmus, langsame QRS-Frequenz (< 60/min) ohne Beziehung zu den P-Wellen, verbreiterter QRS-Komplex

Koronarien, meist fibröse Plaques und Arteriosklerose (Koronarspasmen, ► Abschn. 2.2.7)

- **Myokardinfarkt:** durch plötzliche Sauerstoffminderversorgung verursachter, umschriebener Gewebsuntergang des Herzmuskels, äußert sich am häufigsten als Vernichtungsschmerz
- **Rechtsherzinfarkt:** beim posterioren bzw. Hinterwandinfarkt ist der rechte Ventrikel häufig beteiligt. Meist löst ein proximaler RCA-Verschluss einen Rechtsherzinfarkt aus. Ein Pumpversagen des rechten Ventrikels senkt die Vordehnung des linken Ventrikels (LV). Es führt zu einer geringeren Vorlast des LV, da ihm weniger Volumen angeboten wird. Bei kleinem Schlagvolumen wird versucht, dies durch hohe Frequenz auszugleichen. Liegt auch ein Linksherzinfarkt vor, besteht die Gefahr des kardiogenen Schocks (◘ Tab. 2.3).

Akutes Koronarsyndrom

Unter dem Begriff akutes Koronarsyndrom (ACS) werden die Phasen der koronaren Herzkrankheit zusammengefasst, die unmittelbar lebensbedrohend sind. In der klinischen Praxis sind dies die instabile Angina, der akute Myokardinfarkt und der plötzliche Herztod. Da die Übergänge fließend sind, hat es sich in den letzten Jahren durchgesetzt, die Diagnose anhand des EKG und eines im Serum messbaren Markers für das Absterben von Herzmuskelzellen (Troponin) zu stellen. In den Leitlinien der DGK zum ACS von 2004 wurden einige wichtige Kriterien definiert (Hamm 2004):

1. **TNI-negative instabile Angina pectoris:** der infarktspezifische Laborwert, das Troponin, ist im Normbereich. Der Patient leidet unter thorakalem Druck oder Brennen mit Ausstrahlung in die linke Schulter bis Arm, z. T. auch bis in Unterkiefer und Hals.

Braunwald-Klassifikationen der instabilen Angina pectoris:
Schweregrad:
I   neuauftretende (bis 2 Monate), schwere (bis 3 × /Tag) oder verstärkte Angina pectoris
II   anamnestisch AP in Ruhe (mind. eine Episode im letzten Monat, aber keine AP in Ruhe in den letzten 48 h)

◘ Tab. 2.3   Infarktlokalisation

Lokalisation des Myokardinfarktes im EKG	Betroffene Gefäße	EKG-Ableitung
Vorder- und Seitenwand		
ausgedehnt	proximale LAD/RIVA Hauptstamm	I, aVL, V2–V6
anteroseptal	distale LAD/RIVA, R. Diag. Hauptstamm	I, aVL, V1–V4
anteroapikal	LAD/RIVA	V4–V6
anterolateral	R. marg. sinsister RCX	V4–V6
Hinterwand		
inferoposterolateral (ausgedehnt)	RCA oder RCX	V3–V5
inferior	RCA	II, III, aVF
posterolateral	RCX	I, aVL, V6
streng posterior	R. marg. sinister proximaler RCX RCA	V1–V3
Rechtsherzinfarkt	proximale RCA	V3–V5, V7–V9

III akute AP in Ruhe (mind. eine Episode in den letzten 24 h)

Klinische Differenzierung:

A sekundäre instabile AP (Anämie, Infekt, Fieber, Hypotension, Tachyarrhythmie, Thyreotoxikose, respiratorische Insuffizienz)

B primäre instabile AP

C instabile Postinfarkt-AP (mind. 2 Wochen nach Infarkt)

2. **TNI-positiver nicht ST-Hebungsinfarkt =** NSTEMI (entspricht dem ehemals nicht transmuralen Myokardinfarkt): Troponinwert ist erhöht, im EKG finden sich keine ST-Streckenhebungen

3. **TNI-positiver ST-Hebungsinfarkt =** STEMI (entspricht dem ehemals akuten transmuralen Myokardinfarkt): Troponinwert ist erhöht, im EKG finden sich ST-Streckenhebungen

2.2.2 Koronarangiografie und Ventrikulografie

Die Koronarangio- mit Ventrikulografie ist die Methode der Wahl zum Nachweis oder Ausschluss einer koronaren Herzkrankheit. Damit erhält man ein genaues anatomisches Bild des Koronargefäßsystems und somit Kenntnis von Lokalisation, Schwere und Form der atherosklerotischen Veränderungen. Daneben werden auch evtl. vorhandene Kollateralgefäße nachgewiesen. Die funktionelle Bedeutung der Stenosen kann nach medikamentöser Weitstellung des Gefäßsystems durch Nitrate abgeschätzt werden. Die Ventrikulografie gibt Auskunft über die globale Funktion des linken Ventrikels. Unter Berücksichtigung der Patientenanamnese, des Ruhe- und Belastungs-EKG sowie der Laborwerte ermöglicht diese Untersuchung somit eine genaue Bestimmung des Ausmaßes der KHK. Dies ist Grundlage für das weitere therapeutische Vorgehen: medikamentös, interventionell (PTCA) oder chirurgisch (ACVB).

Sones berichtete 1959 erstmals über eine sichere Methode zur selektiven Darstellung der Koronararterien. Eine wesentliche Modifikation wurde 1967 von Judkins vorgestellt. Die Judkins-Methode ist die weltweit bevorzugte Technik.

2.2.3 Koronarinterventionen

Perkutane transluminale Koronarangioplastie

Seit ihrer ersten Anwendung beim Menschen 1977 hat sich die perkutane transluminale Koronarangioplastie (PTCA) einen gesicherten Stellenwert in der Behandlung der unterschiedlichsten Formen und Schweregrade der KHK erworben. Ausgehend vom Beschwerdebild wird sie heute bei stummen Myokardischämien (asymptomatische Patienten mit nachgewiesener Ischämie z. B. im Belastungs-EKG) sowie bei stabiler Angina pectoris und frischem Myokardinfarkt eingesetzt. Bezogen auf den Koronarbefund werden Patienten mit proximalen und peripheren Stenosen bei Ein-, Zwei- und Dreigefäßerkrankungen mit Gefäßverschlüssen und Stenosen in Bypassgefäßen behandelt. Seit 1977 hat der Prozentsatz der durch die PTCA behandelten Patienten von 10 auf ca. 65 % zugenommen. Durch die ständige Weiterentwicklung von Ballonkathetern, Führungskathetern und Steuerdrähten erreicht die PTCA mit primärem Einsatz des Ballons eine Erfolgsrate von 90–95 %. Die Erfolgsrate bei Wiedereröffnung ist abhängig von verschiedenen Faktoren und liegt derzeit bei ca. 70 %. Die Rezidiv- bzw. Re-Verschlussrate ist mit über 50 % hoch. Sie konnte durch den Einsatz von Stents deutlich reduziert werden liegt aber weiterhin höher als nach PCI einer nicht verschließenden Koronarstenose (Bonzel et al. 2008).

Bei der PTCA wird ein Ballonkatheter mithilfe eines dünnen Führungsdrahtes in die Stenose des Gefäßes eingeführt. Durch Inflation des Ballons wird das meist derbe und spröde atherosklerotische Material (Plaque) komprimiert und dabei die Gefäßwand überdehnt. Als Folge kommt es nahezu zwangsläufig zu Gefäßeinrissen (Dissektionen).

Umschriebene Dissektionen mit kleinen Intimaeinrissen bleiben meist ohne Folgen. Ausgeprägte Gefäßeinrisse führen unbehandelt in der Regel zu Gefäßverschlüssen. Die Rezidivrate bei der reinen PTCA liegt bei etwa 30–40 % innerhalb von 3 Monaten. Die Rate notfallmäßiger Bypassoperationen liegt bei weniger als 0,5 %.

Implantation von koronaren Stents

Mit der Implantation eines Stents wird die Gefäßwand stabilisiert. Es handelt sich dabei um ein Metallgeflecht bzw. Metallröhrchen, welches auf einen Ballonkatheter vormontiert ist und durch Inflation des Ballonkatheters in der Gefäßwand/Stenose dauerhaft implantiert wird (◘ Abb. 2.13).

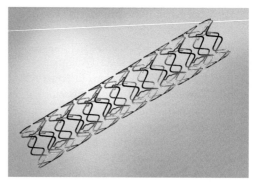

◘ Abb. 2.13   Beispiel für einen intrakoronaren Stent (mit freundlicher Genehmigung der Firma Braun)

In der Behandlung von Erst- und Rezidivstenosen wird elastischen Kräften entgegengesteuert, die eine Wiederverengung nach der Aufdehnung mit verursachen können (Recoil). Mit der Stentimplantation wird ein vorhandenes Dissektionslumen beseitigt und damit ein größeres glattes Gefäßlumen hergestellt. Außerdem wird im Langzeitverlauf eine Abnahme des Außendurchmessers verhindert (negatives Gefäßremodeling). Eingesetzt werden Stents bei ungenügendem PTCA-Ergebnis, Rekanalisation von Verschlüssen, Rezidivstenosen, Stenosen an Venenbypassgefäßen, zunehmend auch bei Hauptstammstenosen sowie bei drohenden Gefäßverschlüssen (bail-out). Immer häufiger wird auch die Methode des **primary stenting** angewendet: Hier wird der Stent primär, ohne Vordehnung durch einen Ballon implantiert. Dies lässt sich allerdings nur bei nicht hochgradigen Stenosen durchführen.

Seit 1987 durch Sigwart die erste koronare Stentimplantation am Menschen durchgeführt wurde, ist es zu einer rasanten Entwicklung auf diesem Gebiet gekommen. Die Implantationsrate nahm von anfangs einigen Prozent bis auf 90 % in manchen Zentren zu. Gleichzeitig kam es zu einer Verbesserung von Material, Flexibilität und Handhabung. Die ersten Stents wurden vom Untersucher selbst auf den vorgesehenen Ballon montiert. Die heutigen Gefäßstützen sind auf dem Ballonkatheter vormontiert und deshalb einfacher in der Handhabung, zudem besteht das Risiko des Stentverlustes nicht mehr.

Es gibt inzwischen ein großes Spektrum an unterschiedlichen Stents. Man charakterisiert sie nach Aufbau (auch Stentdesign) Material, Art der Applikation und Beschichtung.

Nach dem **Aufbau** unterscheidet man:

- **Slotted tube Stents** bestehen aus einem Metallröhrchen, in das mit verschiedenen Techniken Schlitze eingebracht werden. Nach Expansion mithilfe des Ballonkatheters im Gefäß ergibt sich ein rautenförmiges Maschenwerk. Prototyp ist der Palmaz-Schatz-Stent, der heute nicht mehr zum Einsatz kommt, aber Ausgangspunkt für das Design zukünftiger Stents war Dr. Julio Palmaz, Radiologe, und Dr. Richard Schatz, Kardiologe, waren die Erfinder des ersten sogenannten Palmaz-Schatz-Stent. Die Zulassung für Koronararterien erfolgte 1994. Dieser Stent wurde direkt vor der Implantation auf einen Ballonkatheter montiert.
- **Modulare Stents** bestehen aus einer Reihe von kronenförmigen Modulen, die miteinander verbunden sind und eine hohe Flexibilität erreichen.
- Stents im **Hybriddesign** sind eine Weiterentwicklung des modularen Aufbaus mit größeren Zellgruppen.
- **Multizelluläre Stents** sind komplett wabenförmig konstruiert. Bei der Expansion er-

□ Abb. 2.14 Schematische Darstellung einer hochgradigen Stenose vor und nach konventioneller PTCA sowie nach Stentimplantation (Lapp und Krakau 2010, mit freundlicher Genehmigung des Thieme Verlages)

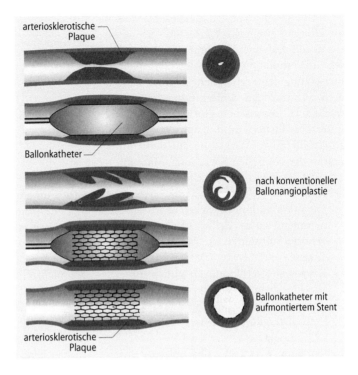

arteriosklerotische Plaque

Ballonkatheter

nach konventioneller Ballonangioplastie

Ballonkatheter mit aufmontiertem Stent

arteriosklerotische Plaque

gibt sich der typische multizelluläre oder Maschenaspekt. Sie verfügen über eine hohe radiale Kraft bei geringer Verkürzung und eine dichte netzförmige Abdeckung der Gefäßwand.

— Stents mit **helikalem Design** besitzen mäanderförmig helikal angeordnete Zellen. Dadurch verfügen sie über hohe Flexibilität und gutem Seitenastzugang.

Als **Material** werden Edelstahl, Kobaltlegierungen, Platin, Nitinol (Nickel-Titan-Legierung) und Titan verwendet. Bei der **Art der Applikation** unterscheidet man zwischen ballonexpandierenden und selbstexpandierenden Stents.

Hinsichtlich der **Beschichtung** stehen für einzelne Indikationen Stents mit Membranbeschichtung oder passiver Beschichtung wie Carbon zur Verfügung. Spezielle Bifurkationsstents und Ostiumstents haben sich nicht durchgesetzt. Auf die Eigenschaften einiger Stents wird im Kapitel Materialkunde eingegangen (▶ Abschn. 4.2.5). Da Stents nicht ferromagnetisch und zudem fest in die Gefäß-

wand eingedrückt sind, kann eine Magnetresonanztomografie (MRT) problemlos durchgeführt werden.

Stents haben eine hohe Thrombogenität, deshalb erhält der Patient nach Stentimplantation regelmäßig Clopidogrel (Erstdosis 600 mg, Erhaltungsdosis mind. 4 Wochen 1 × 75 mg/d). In vielen Studien wurde belegt, dass diese Behandlung eine Stentthrombose verhindert. Trotz dieser Verbesserungen liegt die Rezidivrate bei ca. 25 % (□ Abb. 2.14).

Drug-eluting Stents

Seit einigen Jahren sind Medikamente freisetzende (engl.: drug eluting) Stents auf dem Markt (DES). Diese Gefäßstützen setzen nach Implantation für eine bestimmte Zeit den aufgebrachten Wirkstoff frei. Damit soll im Bereich des Stents das Zellwachstum unterbunden und somit die Restenosierung verhindert werden. Letzteres tritt ohne Medikamentenbeschichtung meist innerhalb von 4 bis 8 Monaten als Folge einer überschießenden lokalen Wundheilung auf.

Im Vergleich zu reinen Metallstents wirken die DES auf zweifache Weise. Sie verhindern ein Recoil und eine Abnahme des Durchmessers in Verbindung mit lokaler kontrollierter Freisetzung definierter Mengen einer wirksamen Substanz zur Unterbindung des Zellwachstums. Inzwischen gibt es eine Vielzahl unterschiedlicher immunsuppressiver und antiproliferativer Wirkstoffe auf dem Markt und in der klinischen Erprobung. Man unterscheidet im Wesentlichen zwei Gruppen von Substanzen:

- Taxol-Verbindungen wirken überwiegend hemmend auf das Zellwachstum. Dazu gehören Substanzen wie Paclitaxel und Taxane.
- Rapamycin-Verbindungen wirken entzündungshemmend und verhindern Zellwachstum. Dazu zählen Sirolimus, Zotarolimus, Everolimus und ABT-587.

Neben dem Wirkstoff selbst gibt es unterschiedliche Methoden, wie das Medikament vom Stent in die Gefäßwand gelangt. Das Medikament kann direkt auf dem Stent aufgetragen sein oder befindet sich in einer Trägersubstanz (Polymer) auf dem Stent.

Ein weiteres Unterscheidungskriterium ist der Stent selbst, der das Medikament trägt. Hier sind beispielsweise Kobalt-Chrom-Legierungen in der Erprobung oder Beschichtungen auf Kohlenstoffbasis, die das Risiko thrombotischer Ereignisse reduzieren sollen. Die Studienergebnisse zeigen Rezidivraten von unter 10 %.

Bis vor einigen Jahren gab es im Wesentlichen zwei marktbeherrschende Hersteller für DES. In der Zwischenzeit sind andere Firmen mit guten Studienergebnissen gefolgt. Das hatte auch positive Folgen auf die Preisentwicklung. Somit werden heute fast alle Patienten mit DES versorgt. DES werden empfohlen bei In-Stent-Restenosen sowie bei De-novo-Stenosen. Nicht empfohlen werden DES bei Patienten mit einem erhöhten Risiko zur Stentthrombose, wie deutlich eingeschränkte LV-Funktion, Niereninsuffizienz oder diffuser KHK mit Mehrgefäß-PTCA. Außerdem wird Zurückhaltung bei DES empfohlen, wenn die verlängerte Einnahme von Clopidogrel nicht gesichert ist (multimorbide Patienten mit hoher Tablettenanzahl, geplante Operation, erhöhtes Blutungsrisiko) (Bonzel et al. 2008). Die Einnahme von Clopidogrel wird analog zum Einsatz nicht eluierender Stents empfohlen mit dem Unterschied der Therapielänge; diese sollte 6 Monate für alle Patienten und 1 Jahr oder länger unter Abwägung des Risikos einer Stentthrombose und des Blutungsrisikos betragen (Silber et al. 2008).

Weitere Entwicklungen sind im Bereich von **biodegradierbaren medikamentefreisetzenden** Stents in nächster Zeit zu erwarten (◻ Tab. 2.4). Hier ist z. B eine Everolimus freisetzende Polylaktid-Gefäßstütze, auch Scaffold (engl. Gerüst) genannt, seit 2011 auf dem Markt. Polylaktid ist eine Milchsäureverbindung, die im Herzkranzgefäß sukzessive in kleine Milchsäure-Bausteine zerfällt und mit dem Blutfluss abtransportiert wird. Nach etwa 12 Monaten soll sich der Stent komplett aufgelöst haben. Eine neuere Entwicklung ist ein Sirolimus freisetzender Magnesium-Scaffold. Dieser verfügt über eine kürzere Resorptionsdauer von 6–12 Monaten und eine bessere mechanische Handhabbarkeit. Die Therapie nach Scaffold Implantation mit Clopidogrel erfolgt analog den DES. Mit diesen selbstabbauenden Gefäßstützen können Koronarstenosen behandelt werden, ohne ein dauerhaftes Implantat im Körper zu belassen. In den ersten Monaten nach Implantation stützen die Scaffolds das Gefäß, um den Blutfluss wieder zu normalisieren, und die Vasomotion kann durch die langsame Auflösung des Stents wiederhergestellt werden. Außerdem werden dadurch

◻ Tab. 2.4	Entwicklungen in der Therapie der Koronarien
1977	Koronardilatation
1990	Metallstents (BMS)
2000	Medikamentefreisetzende Stents (DES)
2007	Bioresorbierbare Stents (Scaffolds)

weitere kardiologische Prozeduren wie nochmalige Stentimplantationen oder eine Bypassoperation erleichtert.

Drug-eluting Ballons

Neben den medikamentenbeschichteten Stents gibt es auch medikamentenbeschichtete Ballonkatheter (DEB). Diese werden eingesetzt zur Beseitigung von In-Stent-Restenosen. Dadurch soll die Implantation eines weiteren Stents, meist eines DES, vermieden werden. Die Stent-in-Stent-Implantation kann die Flexibilität des Gefäßes reduzieren und verringert die Möglichkeit einer Reintervention. Die ersten Studienergebnisse sind Erfolg versprechend. In der PEPCAD II-Studie wurde ein DEB mit einem DES verglichen. Der angiografische Lumenverlust war nach Behandlung mit dem beschichteten Ballonkatheter signifikant niedriger im Vergleich zum Drug-eluting Stent. In der PEPCAD III-Studie wurde untersucht, ob ein DEB in Kombination mit einem unbeschichteten Stent (BMS) ebenso gute Ergebnisse liefert, wie ein medikamentenbeschichteter Stent. Hier fiel das Resultat deutlich schlechter aus. Der Lumenverlust im Stent war nach 9 Monaten bei der Kombination DEB/BMS signifikant höher als bei dem verwendeten DES.

Bei dieser neuen Behandlungsmethode ist die Einnahme von Clopidogrel auf 3 Monate verkürzt. Das kann ein erheblicher Vorteil sein, wenn beispielsweise eine andere Operation geplant ist. Bei der Implantation eines DEB sind verschiedene Besonderheiten zu beachten. Es soll zusätzlich zum Mundschutz eine Schutzbrille getragen werden. Die zu behandelnde Stenose soll vordilatiert werden. Der medikamentenbeschichtete Ballonkatheter darf weder geknickt oder berührt werden oder mit Flüssigkeit in Kontakt kommen, da die Beschichtung porös und wasserlöslich ist. Die gesamte Prozedurdauer sollte nicht länger als 2 Minuten betragen, bei nominalem Inflationsdruck reichen ca. 30 Sekunden Inflationszeit für eine effektive Medikamentenapplikation in die Gefäßwand. Zur Vermeidung von Überdosierungen darf nur einmal ein DEB in derselben Läsion verwendet werden. Die Implantation

eines DES ist für diese Stenose aus demselben Grund obsolet.

Rotablationsangioplastie

Bei diesem 1989 eingeführten Verfahren wird gefäßverengendes Material mechanisch abgetragen. Ein rauer, mit Diamantkristallen bedeckter metallener Bohrkopf wird über einen vorher eingeführten Draht mit bis zu 190.000 Umdrehungen/min durch die Stenose vorgeschoben. Hierbei werden von dem atherosklerotischen Herd oberflächliche, vorzugsweise verkalkte Teile entfernt und durch den Blutfluss in die Peripherie gespült und resorbiert. Die Größe der abgefrästen Teilchen liegt zwischen 5–10 μm (Erythrozyt: 7,5 μm). Der durch Rotablationsangioplastie entstandene Kanal ist relativ eng, weshalb anschließend meist eine zusätzliche PTCA notwendig wird. Die hauptsächliche Indikation für eine Rotablationsangioplastie ist die verkalkte Stenose. Sie wird aber auch bei Rezidivstenosen in Stents eingesetzt. Zum Einsatz kommen Bohrkopfgrößen von 1,25–2,5 mm.

Obwohl sich der spezielle Führungsdraht für die Rotablation wesentlich schlechter durch die Stenose bringen lässt, weist das Verfahren eine Erfolgsrate von 80–95 % auf. Die Komplikationen sind in der Regel schwerwiegender (Gefäßspasmen) und häufiger (ca. 5 %) als bei der klassischen PTCA. Die Rezidivrate ist mit 36–60 % höher als bei der PTCA. Heute wird die Rotablationsangioplastie, dank der auch in verkalkten Stenosen wirksamen Stents, hauptsächlich im Zusammenhang mit der Wiederöffnung chronisch verschlossener Herzkranzgefäße angewendet.

Rekanalisation chronisch verschlossener Herzkranzgefäße

Bei 15–20 % der Patienten mit koronarer Herzerkrankung wird mittels Koronarangiografie ein chronischer Verschluss eines der Herzkranzgefäße (CTO: chronic total occlusion) diagnostiziert, überwiegend beim Vorliegen einer Mehrgefäßerkrankung. Entsteht dieser Verschluss langsam, bilden sich Umgehungskreisläufe aus anderen Gefäßgebieten. Das Ver sorgungsgebiet des verschlossenen Gefäßes wird durch retrograden Fluss bzw. durch Brückenkollateralen versorgt. Es kommt somit zwar häufig zu einem oft unbemerkt verlaufenden Herzinfarkt, der Anteil an geschädigtem Gewebe ist aber meist so gering, dass der des gesunden Gewebes bei weitem überwiegt. Da die Umgehungskreisläufe in ihrer Leistungsfähigkeit dem normalen, antegraden Versorgungsweg unterlegen sind, kann es bei diesen Patienten unter Belastung zu Angina pectoris und/oder Luftnot mit einer teils erheblichen Einschränkung der Leistungsfähigkeit und Lebensqualität kommen.

In den letzten Jahren wurden erhebliche Fortschritte im Design und in der Herstellung von Führungsdrähten (▶ Abschn. 4.2.2) zur Passage des Verschlusses sowie bei der Miniaturisierung von Ballon- und Mikrokathetern erzielt, die die Entwicklung völlig neuartiger interventioneller Techniken möglich gemacht haben. Dadurch verbesserten sich die Möglichkeiten zur Wiedereröffnung chronischer Verschlüsse entscheidend. In hochspezialisierten und erfahrenen Zentren sind Erfolgsquoten von über 90 % erreichbar.

Von einem chronischen Verschluss spricht man bei einer Verschlussdauer von mindestens 3 Monaten und einem TIMI-0-Fluss (◻ Tab. 2.5) im verschlossenen Segment (Di Mario et al. 2007). Während akute Okklusionen im Rahmen eines Infarktes einer sofortigen Revaskularisation zugeführt werden sollten, betrachtet man die generelle Intervention subakuter Verschlüsse nach ST-Hebungsinfarkt (Verschlussdauer > 3 Tage und < 1 Monat) nach den Ergebnissen der OAT-Studie als nicht indiziert (Hochman et al. 2006). Bei der Diagnosestellung eines chronischen Verschlusses bereitet oft nicht nur die Festlegung der Verschlussdauer, sondern auch die Bewertung des TIMI-0-Flusses erhebliche Schwierigkeiten. Brückenkollateralen und Mikrokanäle können u. U. einen antegraden Fluss vortäuschen.

Die klinische Relevanz eines chronischen Verschlusses ergibt sich einerseits aus der Symptomatik des Patienten wie Belastungsinsuffizienz und Dyspnoe und andererseits aus

◻ **Tab. 2.5** TIMI-Klassifikation zur klinischen Beurteilung der Koronardurchblutung

Grad 0	ohne Fluss
Grad 1	mit stark verlangsamtem Fluss und partieller distaler Gefäßdarstellung
Grad 2	mit Flussverlangsamung relativ zu den übrigen Gefäßen
Grad 3	mit normalem Ein- und Abstrom

einem validen Vitalitätsnachweis mit Stress-MRT bzw. Stress-Echokardiografie. Weniger als die Hälfte der Patienten mit einer CTO weist eine transmurale Narbe im Verschlussgebiet auf. In den restlichen Fällen zeigt sich entweder ein intaktes, in Ruhe ausreichend durchblutetes, oder ein hibernierendes Myokard. Das heißt, bei diesen Patienten hat das Myokard den Koronarverschluss aufgrund des Kollateralkreislaufes überdauert, es liegt aber eine bereits in Ruhe bestehende chronische Mangeldurchblutung vor. Dieser Nachweis von lebendem oder von hibernierendem Herzmuskel gilt als wesentliches Entscheidungskriterium für eine Rekanalisation (◻ Abb. 2.15) (Schuler et al, 2011).

Eine Wiedereröffnung eines seit mehr als 3 Monaten verschlossenen Gefäßes ist i. d. R. ungleich aufwändiger und langwieriger als die Therapie von Stenosen und akuten Verschlüssen. Zur Durchführung einer CTO-Intervention im HKL muss der Patient aufgrund der Eingriffsdauer, die mehrere Stunden betragen kann, gut vorbereitet werden. Dazu gehört eine möglichst bequeme Lagerung, Schutz vor Röntgenstrahlung durch Bleiabdeckungen, kontinuierliche Harnableitung, bei weiblichen Patienten vorzugsweise durch einen Blasenkatheter, und eine periphere Venenverweilkanüle mit angeschlossener Infusionslösung. Des Weiteren ist auf regelmäßige ACT-Kontrollen alle 30 Minuten zu achten. Insgesamt erfordert der Eingriff eine engmaschige Überwachung der Vitalparameter, der Hämodynamik und des Befindens des Patienten durch den Springer des Assistenzpersonals.

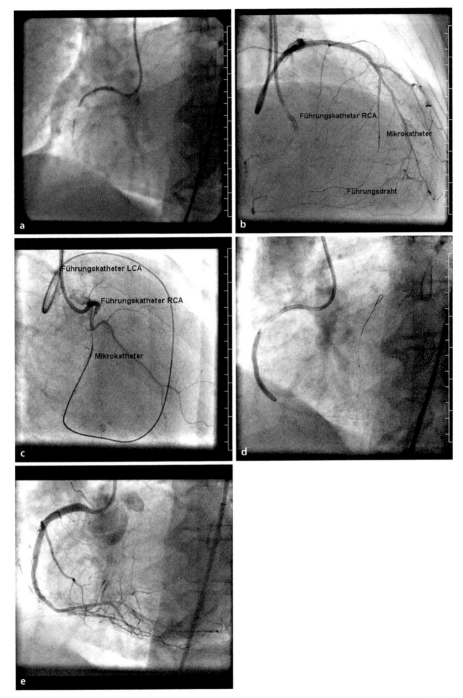

□ **Abb. 2.15   a–e** Retrograde Rekanalisation der RCA. **a** Darstellung der verschlossenen RCA, **b** Darstellung der LCA mit Umgehungskreisläufen. Der intrakoronare Führungsdraht (FD) ist mit dem Mikrokatheter über den RIVA in eine geeignete septale Kollaterale zur RCA eingeführt. **c** Der intrakoronare FD ist durch die verschlossene RCA retrograd in den RCA-Führungskatheter (FK) vorgebracht worden. Im nächsten Schritt wird der FD durch den FK der RCA bis zum distalen Ende des FK vorgeschoben. Dazu werden ein kürzerer FK (90 cm) und ein überlanger FD (330 cm) verwendet. **d** Antegrade Stentimplanation. Der überlange FD wird als Schiene für die PTCA verwendet. Die Dilatation muss in jedem Fall antegrad erfolgen. **e** Endergebnis

2

Aufgrund des z. T. höheren Kontrastmittelverbrauches ist auf Vor- bzw. Nachwässerung zu achten.

Da es zur gezielten Sondierung des verschlossenen Gefäßabschnittes sinnvoll ist, das Gefäß vor dem Verschluss und nach dem Verschluss über seine Umgehungskreisläufe simultan darzustellen, ist ein doppelter arterieller Zugang erforderlich. Dazu können entweder die Arteria radialis rechts und links oder die Arteria femoralis rechts und links oder eine Kombination davon verwendet werden. Eine einseitige Punktion der Arteria femoralis wird ebenfalls von einigen Untersuchern angewandt. Man unterscheidet grundsätzlich zwei Behandlungswege. Eine Rekanalisation kann entweder antegrad (mit dem Blutstrom) oder retrograd (gegen den Blutstrom) durchgeführt werden. Die retrograde Methode wurde erstmals von Surmely und Mitarbeitern 2007 beschrieben. Sie ermöglicht eine Therapie bei den etwa 15–20 % der Patienten, bei denen eine antegrade Rekanalisation erfolglos bleibt.

Im ersten Schritt erfolgt eine simultane Darstellung beider Herzkranzgefäße mit Kontrastmittel. Meist wird ein erster Eröffnungsversuch in antegrader Richtung des verschlossenen Gefäßes durchgeführt. Dazu wird versucht, mit intrakoronaren Führungsdrähten unterschiedlicher Härten und Beschichtungen den Verschluss zu passieren. Gelingt dies, wird üblicherweise dieser Draht über einen Mikrokatheter gegen einen Standarddraht ausgetauscht, der in seiner Handhabung atraumatisch ist. Darüber wird das Gefäß stufenweise mit Ballons aufsteigender Durchmesser dilatiert und im letzten Schritt mit Drug-eluting Stents versorgt.

Voraussetzung für die retrograde Methode ist ein geeigneter Umgehungskreislauf durch entweder septale oder epikardiale Kollateralen. Dieses Verfahren erfordert zusätzliche Kenntnisse und Erfahrungen in der behandelnden Klinik.

Der potenzielle Wert einer erfolgreichen CTO-Rekanalisation liegt in der Symptomkontrolle (Lebensqualität) und bei Vorliegen einer Mehrgefäß-KHK in einer Prognoseverbesserung (Schuler et al. 2011). Die Erfolgsrate der Prozedur liegt europaweit in denjenigen Zentren, die im Euro-CTO-Club organisiert sind, bei 88 % (ERCTO Register 2016). Die prozedurbedingte Komplikationsrate lag in einer aktuellen Studie an über 1000 männlichen Patienten nach Abzug der Leistenkomplikationen, wie sie auch bei anderen transfemoralen Zugängen auftreten kann, bei 1,45 % (Sharma et al. 2016). Ein hoher Stellenwert kommt insbesondere der nicht zu unterschätzenden Strahlenbelastung für Patient und Personal zu. Hier ist neben der Ausschöpfung aller Möglichkeiten des technischen Strahlenschutzes auch ein besonders verantwortungsvoller Umgang mit Durchleuchtung und v. a. Aufnehmen von Filmsequenzen seitens des Untersuchers unabdingbar. Derzeit stehen mehrere prospektive randomisierte Studien zum klinischen und prognostischen Nutzen dieser technisch aufwändigen Prozeduren kurz vor der Veröffentlichung.

2.2.4 Intravaskulärer Ultraschall

Bei dieser Untersuchungsmethode (IVUS) wird eine Ultraschallsonde in das Koronargefäß eingeführt und an ein bildgebendes Gerät angeschlossen. Die Vorgehensweise ist die Gleiche wie bei der PTCA: Nach Platzierung der Führungskatheters wird mithilfe eines PTCA-Führungsdrahtes die Ultraschallsonde in das zu untersuchende Gefäß vorgeschoben. Die intrakoronare Ultraschallbildgebung erfolgt durch den elektronischen Ultraschallkatheter, der im Bereich des Ultraschallkristalls etwa 1 mm Durchmesser aufweist. Die Bildgebung bei diesen Systemen erfolgt über die sequenzielle Ansteuerung der einzelnen Ultraschallkristalle (64 Kristalle auf der Katheterspitze).

Mit dieser Methode ist es möglich, die Arterienwand selbst in vivo darzustellen. Bis dahin waren Informationen über die Arterienwand nur histologisch zu gewinnen. Im Ultraschallbild (◨ Abb. 2.16) ist die Zusammensetzung der intrakoronaren Plaques erkennbar und fibrotische Anteile können von Verkalkungen und Lipidanteilen gut unterschieden werden (Sechtem 1996).

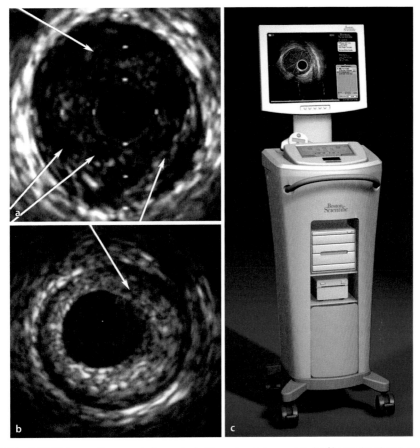

◘ Abb. 2.16   IVUS-Bilder von Koronararterien. **a** akuter Thrombus, **b** konzentrische fibrotische Plaque, **c** Ultraschallkonsole (mit freundlicher Genehmigung der Firma Boston Scientific)

Die Durchführung einer IVUS-Untersuchung hat sich zur Evaluierung der Morphologie bei speziellen Fragestellungen etabliert. In den europäischen Leitlinien zur koronaren Revaskularisation wird der intravaskuläre Ultraschall zur Steuerung der Intervention einer Hauptstammstenose sowie bei ausgewählten Patienten zur Optimierung von koronaren Stentimplantationen empfohlen (Windecker et al. 2014). Trotz der unbestrittenen wissenschaftlichen Bedeutung (z. B. für Verlaufsuntersuchungen der Plaquegröße und -zusammensetzung nach medikamentöser Intervention) gehört der intravaskuläre Ultraschall nicht zu den klinischen Routinemethoden, da nur in Ausnahmefällen therapieentscheidende Zusatzinformation erwartet werden. Außerdem sind die Kosten für eine solche Zusatzuntersuchung nicht unerheblich.

2.2.5 Optische Kohärenztomografie

Die optische Kohärenztomografie (OCT) ist ein relativ neues diagnostisches Bildgebungsverfahren und nutzt infrarot-nahes Laserlicht zur Erzeugung intravaskulärer Bilder der Koronararterien. Da die räumliche Auflösung 10-mal höher ist als beim intravaskulären Ultraschall (IVUS), bei geringer Untersuchungstiefe, lassen sich vor allem die lumennahen Gefäßwandabschnitte darstellen. Diese Methode ist besonders hilfreich zur Beurteilung der

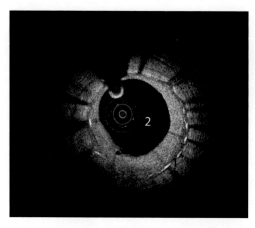

◘ Abb. 2.17   In-Stent-Restenose: Dicke Schicht zwischen den Stent-Struts (1) und dem Gefäßlumen (2)

Stent-Apposition und bei In-Stent-Restenosen (◘ Abb. 2.17). Außerdem können Aussagen zur Plaquemorphologie und deren Zusammensetzung gemacht werden. Die Vorgehensweise ist die Gleiche wie bei der PTCA. Zunächst wird der OCT-Katheter mit dem Rückzugschlitten verbunden und dadurch mit der Steuerkonsole. In der Konsole befindet sich die Lichtquelle, der Rechner für die Bilderzeugung und die Auswertung. Über den liegenden Führungskatheter wird mithilfe eines koronaren Führungsdrahtes der OCT-Katheter in das Koronargefäß eingeführt. Der bildgebende Katheter liegt distal des zu untersuchenden Gefäßabschnittes. Da das Laserlicht die Erythrozyten reflektiert, müssen diese durch eine Kontrastmittelinjektion während der Bilderzeugung, d. h. zeitgleich mit dem Start des automatischen Rückzuges, entfernt werden. Die OCT gehört wie der IVUS nicht zu den klinischen Routinemethoden kann aber in Einzelfällen entscheidende Zusatzinformationen liefern und ist nicht zuletzt wegen der hohen Kosten nur gezielt einzusetzen.

2.2.6 Intrakoronare Druckmessung

Die intrakoronare Druckmessung ist ein Verfahren zur Messung der Drucke in den Herzkranzarterien (◘ Abb. 2.18). Diese kommt bei unklaren Befunden in der Koronarangiografie zum Einsatz. Werden etwa nur mittelgradige Stenosen festgestellt und ist allein durch die Kontrastmitteldarstellung nicht klar, ob diese Stenosen für das Beschwerdebild des Patienten verantwortlich sind, wird ein sogenannter Druckdraht verwendet. Dieser verfügt an der Spitze über ein Messelement und hat den Durchmesser von 0,014 Inches und entspricht damit den üblichen PTCA-Führungsdrähten. Diese Untersuchung wird in der Regel im Anschluss an eine Koronarangiografie durchgeführt.

Dazu wird ein PTCA-Führungskatheter in das zu untersuchende Gefäß gelegt. Darüber wird der Druckdraht distal in das Gefäß vorgeschoben. Der Draht wird über einen Konnektor an das sog. Interface angeschlossen, welches über einen Druckmonitor verfügt. Der Druckabnehmer für die arterielle Druckmessung wird ebenfalls mit dem Interface verbunden. Die Drahtspitze wird von einer Position distal im Gefäß nach proximal bis in den Führungskatheter zurückgezogen. Dabei zeigt der Monitor simultan die Druckkurven der Katheterspitze und des Drahtes an. Durch den Nachweis eines Drucksprunges kann eine Stenose genau lokalisiert werden. Kontinuierlicher Druckabfall über das gesamte Gefäß weist auf eine diffuse Erkrankung hin.

Wichtig ist, dass der Druckdraht vor der Messung kalibriert wird und nach Rückzug des Drahtes in den Führungskatheter beide Drucke übereinstimmen. Die anschließende Applikation von Adenosin über einen peripheren venösen Zugang führt zu einer Hyperämie, also einer Steigerung des Blutflusses, was einer Belastungssituation für den Patienten gleichkommt. So kann durch erneute Druckmessung festgestellt werden, ob die Stenose hämodynamisch relevant und damit behandlungsbedürftig ist. Aus dem mittleren Druck am Sensor und am Führungskatheter ergibt sich der transstenotische Gradient. Der Quotient aus den Gradienten vor und nach Erhöhung des Koronarflusses wird als «fraktionelle Flussreserve» (FFR) bezeichnet. Bei einem Wert unter 0,75 wird eine hämodynamische Relevanz einer

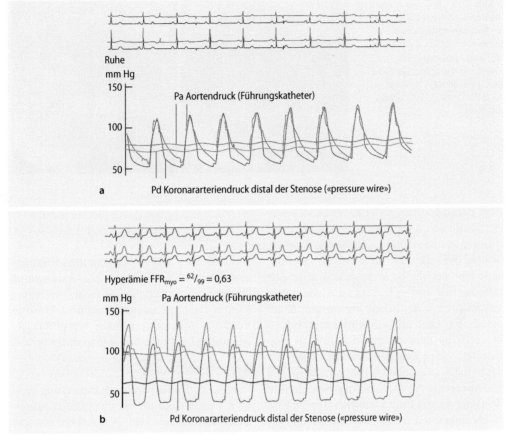

Ruhe

mm Hg

150

Pa Aortendruck (Führungskatheter)

100

50

a   Pd Koronararteriendruck distal der Stenose («pressure wire»)

Hyperämie FFR$_{myo}$ = $^{62}/_{99}$ = 0,63

mm Hg   Pa Aortendruck (Führungskatheter)

150

100

50

b   Pd Koronararteriendruck distal der Stenose («pressure wire»)

◻ Abb. 2.18 Intrakoronare Druckmessung mit dem Druckführungsdraht bei höher gradiger LAD-Stenose: in Ruhe gering gradiger Druckgradient **(a)**. Bei induzierter Hyperämie deutlicher Druckgradient sowohl während der Systole als auch besonders ausgeprägt während der Diastole **(b)**. Differenz des mittleren Druckes proximal und distal der Stenose 33 mmHg. Typische Kurvenkonfiguration einer höher gradigen Stenose in der poststenotischen Druckregistrierung (Pijls und De Bruyne 2000, mit freundlicher Genehmigung Kluwer Academic Publishers)

Stenose angenommen. Bei Vorliegen von mehreren Stenosen kann abschnittsweise im Gefäß wiederholt die FFR bestimmt werden (Bonzel et al. 2008).

Im Anschluss kann im Bedarfsfalle über den liegenden Druckdraht ein Ballonkatheter bzw. Stent eingeführt werden. Durch die Verabreichung von Adenosin kann es zu Herzrhythmusstörungen kommen, die aber aufgrund der kurzen Halbwertzeit von Adenosin nur kurzeitig auftreten.

2.2.7 Koronarspasmen und Acetylcholintest

Koronarspasmus

Koronarspasmen sind häufig Ursache pektanginöser, oft nächtlicher Ruhebeschwerden bei Patienten mit normalen oder geringfügig diffus veränderten Koronararterien. Bei diesen Patienten, die ihre Beschwerden oft sehr eindrucksvoll und nachdrücklich schildern, wird heute zwar meist eine Koronarangiografie durchgeführt; sind die Koronararterien dann jedoch weitgehend normal, wird dabei häufig

2

◻ **Abb. 2.19**   Positiver Acetyl-
cholintest. **a** Verschluss der rechten Koronararterie im mittleren
Drittel nach Injektion der höchsten Acetylcholinkonzentration,
b nach intrakoronarer Verabreichung von Nitroglyzerin hat sich
der Gefäßspasmus vollständig
aufgelöst

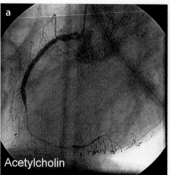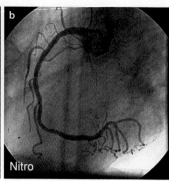

nicht daran gedacht, weitergehende adäquate
Provokationstests vorzunehmen, um Koronarspasmen nachzuweisen oder auszuschließen.
Obwohl die Anamnese oft entscheidende Hin-
weise gibt, besteht die Symptomatik über viele
Jahre hinweg und es kommt zu wiederholten
Aufenthalten in ärztlichen Praxen und Krankenhäusern. Oft wird die Symptomatik auch als
«neurotisch» oder nichtkardialen Ursprungs
gedeutet. Unter Kenntnis der Häufigkeit von
Koronarspasmen sollte bei Patienten, bei denen
die Anamnese an Koronarspasmen denken
lässt, ein invasiver Provokationstest zur Diagno-
sesicherung durchgeführt werden. Obwohl die
Prognose dieser Patienten relativ gut ist, kann
auf der Basis einer gesicherten Diagnose dann
in vielen Fällen die Symptomatik mit einer
adäquaten medikamentösen Therapie noch
deutlich gebessert werden (Athanasiadis 2004).

Vorteile der invasiven Diagnostik sind:
- Koronarstenosen als Ursache werden ausgeschlossen.
- Epikardiale Koronarspasmen können
  direkt nachgewiesen werden.
- Induzierte Spasmen können durch intrakoronare Antidotgabe (Nitroglyzerin)
  wieder gelöst werden.

Dieser Test wird in den meisten Fällen mit **Acetylcholin** durchgeführt. Dabei handelt es sich
um einen Neurotransmitter, der zwei entgegen-
gesetzte Wirkungen auf die glatte Muskulatur
hat:
- Vasodilatation durch NO-Freisetzung aus
  dem Endothel

- Vasokonstriktion durch direkte Stimulation der glatten Muskelzellen

Das bedeutet, dass es bei gesunden Koronararterien zu einer leichten Gefäßerweiterung,
bei erkrankten Gefäßen zu einer Verengung
kommt. Bei einer Lumenreduktion ≥ 75 %, im
Vergleich zum Zustand nach intrakoronarer
Nitrogabe, liegt ein koronarer Spasmus vor.

Acetylcholintest

In unserem Hause wird nach Platzierung eines
LCA Diagnostikkatheters über diesen Acetyl-
cholin in aufsteigenden Dosierungen intrako-
ronar infundiert, jeweils mit anschließender
Koronarangiografie und Dokumentation eines
12-Kanal-EKGs. Nach jeder Dosierungsstufe
wird der Patient nach möglichen auftretenden
Beschwerden befragt. Der Test wird auf gleiche
Weise mit der höchsten Konzentration in der
RCA durchgeführt.

Kann ein Koronarspasmus provoziert werden, beschreiben die Patienten dabei fast immer die auftretenden Beschwerden als vertraut.
Sofort nach angiografischer Dokumentation
des Spasmus wird er durch intrakoronare
Nitrogabe wieder gelöst (◻ Abb. 2.19). Ernst-
hafte Komplikationen sind bei diesem Test extrem selten. Durch die kurze Halbwertzeit von
Acetylcholin und seine selektive Applikation in
die einzelnen Koronargefäße entsteht keine hämodynamische Instabilität. Bei Injektion in die
RCA treten gelegentlich kurze AV-Blockierungen auf, weshalb vorher ein passagerer Schrittmacher gelegt werden kann. Bei nachgewiese-

nen Koronarspasmen ist eine längerfristige Therapie (über ein Jahr) mit Vasodilatatoren wie Nitraten und Kalziumantagonisten indiziert.

2.3 Rechtsherzkatheter

Die Rechtsherz- oder Einschwemmkatheteruntersuchung dient der Analyse des venösen (rechten) Kreislaufes und der Pulmonalarterie. In den allermeisten Fällen wird sie in Kombination mit einer Linksherzkatheteruntersuchung und einer Koronarangiografie (z. B. bei Patienten mit Vitien) durchgeführt. Dabei werden die Druckwerte (und bei vermuteten Shuntvitien auch die O_2-Sättigungen) im rechten Vorhof (RA), im rechten Ventrikel (RV), in der Pulmonalarterie (PA), in der Pulmonalkapillare (PCW) und evtl. im linken Vorhof (LA) bestimmt.

Diese Untersuchung kann auch zur Ermittlung der Druckwerte unter Belastung eingesetzt werden, entweder mit dem Fahrradergometer, pharmakologischer Belastung, z. B. durch Verabreichung von Dobutamin i.v., oder durch die sogenannte Handgrip-Belastung. Bei dieser Methode drückt der Patient mit beiden Händen Gummibälle für eine bestimmte Zeit (meist 2–3 Minuten) zusammen, die mit einem Manometer verbunden sind.

Darüber hinaus ist die Bestimmung des Herzzeitvolumens (HZV) (engl. cardiac output = CO) und des Herzindex (engl. cardiac index = CI) sowie von Sauerstoffsättigungswerten möglich. Das HZV bezeichnet die Blutmenge, die vom linken oder rechten Ventrikel pro Zeiteinheit (l/min) ausgeworfen wird. Die Normalwerte liegen zwischen 6 und 8 l/min. Der Herzindex gibt das Verhältnis von HZV zu Körperoberfläche an. Die Normwerte liegen hier zwischen 2,8 und 4,2 l/min/m² Körperoberfläche.

Indikationen für einen Rechtsherzkatheter sind z. B. Lungenerkrankungen mit pulmonaler Hypertonie, Herzklappenerkrankungen, Shuntvitien wie Vorhof- oder Ventrikelseptumdefekt, offener Ductus Botalli (Verbindung zwischen Pulmonalarterie und Aorta) sowie offenes Foramen ovale.

2.4 Katheterinterventionen bei Herzerkrankungen

2.4.1 Aortenklappenerkrankungen

Aortenklappeninsuffizienz

■ **Pathophysiologie**

Die Aortenklappeninsuffizienz (AI) ist die Schlussunfähigkeit der Aortenklappe. Sie kann entweder durch eine Erkrankung der Klappensegel oder durch eine Dilatation der Aortenwurzel hervorgerufen werden. Hauptursachen sind eine entzündliche Schrumpfung der Klappentaschen nach bakterieller Endokarditis oder rheumatisches Fieber. Bei etwa einem Drittel der Patienten ist der Grund für eine AI die Dilatation der Aorta als Folge beispielsweise einer arteriellen Hypertonie.

In der Praxis unterscheidet man akute und chronische AI. Bei der akut auftretenden AI, häufig durch Endokarditis oder Aortendissektionen verursacht, ist der Ventrikel normal groß und hat keine Möglichkeit, sich an den schlagartig einsetzenden Blutrückstrom zu adaptieren. Durch diese akute Volumenbelastung erhöht sich der enddiastolische Druck stark (■ Abb. 2.20).

Die chronische AI tritt z. B. als Folge von rheumatischem Fieber, bikuspidaler Aortenklappe oder arterieller Hypertonie auf. Diese entwickelt sich über einen längeren Zeitraum, sodass die zunehmende Volumenbelastung des linken Ventrikels meist kompensiert werden kann. Dadurch sind die Patienten lange Zeit asymptomatisch. Der enddiastolische Druck steigt im Verlauf an, ist jedoch kein verlässlicher Parameter.

Rheumatisches Fieber (auch als Streptokokkenrheumatismus bezeichnet) ist eine seltene entzündlich-rheumatische Systemerkrankung, die als Zweitkrankheit nach einer Infektion mit betahämolysierenden Streptokokken der Gruppe A auf dem Boden einer abnormen Sensibilisierung mit nachfolgender

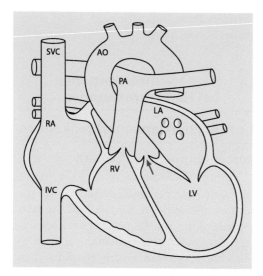

Abb. 2.20 Aorteninsuffizienz: Die erhöhte Volumen-belastung durch den Blutrückfluss aus der Aorta führt zu Dilatation und Hypertrophie der linken Herzkammer. AO = Aorta, JVC = untere Hohlvene, LA = linker Vorhof; LV = linke Kammer, PA = Pulmonalarterie, RA = rechter Vorhof, RV = rechte Kammer, SVC = obere Hohlvene (mit freundlicher Genehmigung der Firma Siemens)

Antikörperbildung auftritt. Es kommt hauptsächlich bei Kindern und Jugendlichen vor, ist bei älteren Erwachsenen extrem selten und aufgrund atypischer Verläufe schwierig zu diagnostizieren (Pschyrembel 2004).

■ Symptome

Das wichtigste Symptom ist die Belastungsdyspnoe, die bei der akuten AI plötzlich eintreten und bis zum Kollaps führen kann. Bei der chronischen AI kommt in späteren Stadien nächtliche Atemnot hinzu. Seltener ist dabei die Angina pectoris.

■ Hämodynamik

Durch den diastolischen Blutrückfluss von der Aorta in die linke Herzkammer kommt es zu einer erhöhten Volumenbelastung. Die Folge sind Dilatation und Hypertrophie des linken Ventrikels und schließlich die Linksherzinsuffizienz, meist mit relativer Mitralklappeninsuffizienz. Der Druck in der Pulmonalarterie ist erhöht. Bei der chronischen AI findet sich eine große Blutdruckamplitude des Aortendruckes

mit niedrigem diastolischem Wert. Das HZV ist erniedrigt.

■ Diagnose

Sie erfolgt durch Auskultation, EKG, Röntgen, Echokardiografie und **Herzkatheterisierung.** Dabei werden die Druckwerte im kleinen Kreislauf und das HZV ermittelt. Zur Quantifizierung der Aortenklappeninsuffizienz wird eine Aortografie sowie zur Bestimmung der Pumpfunktion und der Linksherzdilatation eine LV-Angiografie durchgeführt. Zur Erhebung des Koronarstatus wird in der Regel eine Koronarangiografie angeschlossen.

■ Therapie

Bei Schweregrad I–II ist (■ Tab. 2.6), neben einer Endokarditisprophylaxe, eine medikamentöse Therapie mit Diuretika, Vasodilatatoren und Digitalis angezeigt. Bei Schweregrad III–IV ist ein operativer Aortenklappenersatz notwendig.

Die **Endokarditisprophylaxe** beinhaltet die vorbeugende antibiotische Behandlung bei Patienten mit angeborenen oder erworbenen Herzklappenerkrankungen sowie nach Herz-

■ **Tab. 2.6** Schweregrad-Skala zur Quantifizierung der Aortenklappeninsuffizienz	
Grad I	minimaler Kontrastmittelrückfluss in den linken Ventrikel, keine komplette Anfärbung
Grad II	komplette Kontrastierung des LV nach mehreren Herzaktionen mit deutlich geringerer Kontrastmitteldichte im LV im Vergleich zur Aorta
Grad III	komplette und dichte Kontrastierung des LV, gleiche Kontrastmitteldichte wie in der Aorta
Grad IV	sofortige und komplette Kontrastmittelanfärbung des LV innerhalb von 1–2 Herzaktionen, Zunahme der Kontrastierung mit jeder Herzaktion, Kontrastmitteldichte höher als in der Aorta

klappenoperationen. Sie wird notwendig bei Eingriffen, die zu einer Bakteriämie führen wie größere zahnärztliche und chirurgische Behandlungen. Die Verabreichung erfolgt entweder oral (z. B. Amoxicillin 2 g, 1 Stunde vor Eingriff) oder intravenös (z. B. Ampicillin 2 g, 30 Minuten vor Eingriff).

Aortenklappenstenose

▪ Pathophysiologie

Die Aortenklappenstenose (AS) ist die angeborene (etwa 6 % aller angeborenen Herzfehler) oder erworbene Einengung des aortalen Ausflusstraktes. In den meisten Fällen stehen degenerative verkalkende Veränderungen im Vordergrund wobei bikuspide Aortenklappen häufiger betroffen sind als trikuspide.

▪ Symptome

Typisch ist eine relativ lange Beschwerdefreiheit der Patienten. Die klinische Manifestation äußert sich häufig als Angina pectoris, Schwindelattacken oder Synkopen, Linksherzinsuffizienz und schweren Herzrhythmusstörungen wie plötzliches Auftreten von Kammerflimmern bei körperlicher Belastung.

▪ Hämodynamik

Die vermehrte Druckbelastung des linken Ventrikels zur Aufrechterhaltung des systolischen arteriellen Blutdrucks führt zu Linksherzhypertrophie und Koronarinsuffizienz (◘ Abb. 2.21). Es entsteht ein Druckgradient über der Aortenklappe. Das bedeutet, der systolische LV-Druck ist höher als der systolische Aortendruck. Die LV-Insuffizienz führt zu einer Druckerhöhung im linken Vorhof und zu einer Rechtsherzinsuffizienz. Das HZV ist vermindert.

▪ Diagnose

Sie erfolgt wie bei Aortenklappeninsuffizienz. Mithilfe der **Herzkatheteruntersuchung** werden die Druckwerte im venösen Kreislauf und das HZV sowie der Druckgradient bestimmt. Die Klappenöffnungsfläche wird durch die Gorlin-Formel ermittelt. In seltenen Fällen ist eine transseptale Punktion (▸ Punktionsva-

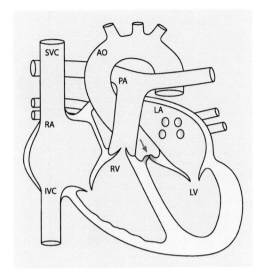

◘ **Abb. 2.21**   Aortenklappenstenose: Die zunehmende Druckbelastung der linken Herzkammer führt zur Linksherzhypertrophie (Abkürzungen ◘ Abb. 2.20) (mit freundlicher Genehmigung der Firma Siemens)

rianten Abschn. 3.2.1) erforderlich, wenn eine retrograde Passage der Aortenklappe nicht möglich ist. Zur Beurteilung der Ventrikelfunktion sowie einer evtl. vorliegenden koronaren Herzerkrankung wird in aller Regel ebenfalls eine LV- und Koronarangiografie durchgeführt.

▪ Therapie

Ein wichtiger Parameter für die Festlegung der Therapie ist die Klappenöffnungsfläche (KÖF). Der Normalwert liegt bei > 2 cm². Beträgt die KÖF weniger als 1,0 cm² und ist zusätzlich der Druckgradient > 75 mmHg, ist ein operativer Klappenersatz indiziert. Beträgt der Druckgradient weniger als 40 mmHg, ist eine Endokarditisprophylaxe und evtl. eine Therapie mit Digitalis und Diuretika angezeigt. Regelmäßige Herzultraschalluntersuchungen zur Kontrolle der Progredienz sind erforderlich.

Perkutane Aortenklappenballonvalvuloplastie

Die perkutane Aortenklappenballonvalvuloplastie (PABV) wurde erstmals 1986 von Cribier bei erworbener verkalkter Aortenklappen-

2

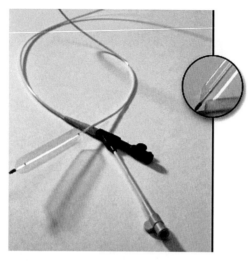

◻ **Abb. 2.22**   Ballonkatheter für PABV (mit freundlicher Genehmigung der Firma Osypka)

stenose durchgeführt. Im Wesentlichen beruht sie auf der Fraktur der Kalkplatten. Positive Erfahrungen hatte man bei Kindern mit angeborener Aortenklappenstenose gemacht. Die anfängliche Euphorie angesichts dieser Methode aufgrund der guten Primärergebnisse wich jedoch relativ schnell großer Skepsis der hohen Restenoserate wegen: Sie liegt bei ca. 50 % in 6–12 Monaten. Die Einjahresletalität liegt bei 25 %. Deshalb wird die PABV heute nur noch sehr selten empfohlen. Einsatz findet sie zur

Überbrückung bei Patienten, die aufgrund einer AS im kardiogenen Schock sind bis zur elektiven Aortenklappenoperation.

Voraussetzung zur Durchführung der PABV ist die retrograde Überwindung der Aortenklappe. Anschließend wird ein Ballonkatheter (◻ Abb. 2.22) in der Klappenebene platziert. Es stehen verschiedene Ballontypen verschiedener Firmen zur Verfügung. Der gewählte Ballon sollte den Durchmesser der Aortenwurzel nicht überschreiten. Meist wird ein Ballon mit 20 mm Durchmesser bei Erwachsenen verwendet.

Zusätzlich wird eine passagere Schrittmacherelektrode im rechten Ventrikel platziert. Diese wird für das sogenannte **Rapid Pacing** Manöver benötigt. Darunter versteht man die Stimulation des rechten Ventrikels mittels Schrittmacherelektrode mit 180–220 Schlägen/Minute (◻ Abb. 2.23). Damit verbunden sind eine schnelle und effektive Reduktion des systemischen Blutflusses, des transvalvulären Flusses sowie eine Verringerung der Herz- und damit der Katheterbewegung.

Nach Platzierung des entlüfteten Ballonkatheters in der Aortenklappe erfolgt die Inflation per Hand mit einer 50 ml-Spritze (die mit einer Mischung aus Kontrastmittel und physiologischer Kochsalzlösung gefüllt ist) unter Rapid Pacing. Wichtig für den Erfolg ist eine schnelle und maximale Inflation des Ballons in der

◻ **Abb. 2.23**   Rapid Pacing. Ventrikeldruck vor und während der rechtsventrikulären Stimulation mit einer Frequenz von 220/min. bei einem Patienten mit hochgradiger Aortenklappenstenose vor Ballondilatation

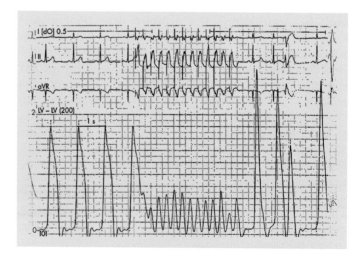

Aortenklappe. Vor und nach erfolgter Valvuloplastie werden der Druckgradient und die Klappenöffnungsfläche sowie das HZV bestimmt. Ziel ist die Reduktion des Druckgradienten auf unter 30 mmHg und die Vergrößerung der KÖF um mindestens 25 %. Insgesamt sind zwei arterielle und zwei venöse Zugänge nötig. Wegen der bis zu 14 F starken, arteriell liegenden Schleuse kann es zu erheblichen vaskulären Komplikationen kommen. Deshalb wird entweder eine chirurgische Versorgung der Punktionsstelle (Freilegung) oder die Verwendung von Nahtverschlusssystemen empfohlen.

Transkatheter Aortenklappenimplantation (TAVI)

Im Jahre 2002 entwickelte Alain Cribier (Cribier et al. 2009) eine neue Methode zur Behandlung von Aortenklappenstenosen für Patienten, die als inoperabel angesehen wurden. Dabei verwendete er eine Herzklappenprothese bestehend aus einem Edelstahlstent, in welchen die Klappensegel aus Rinderperikard angebracht sind. Die Herzklappenprothese wird zusammengefaltet in die degenerierte Aortenklappe eingebracht und mit einem Ballon expandiert, ohne die bestehende Klappe zu entfernen. Diese Methode der Transkatheter Aortenklappenimplantation (TAVI) wurde seither erfolgreich weiterentwickelt. Bis Ende 2010 wurden in Deutschland rund 2.000 Patienten und weltweit ca. 20.000 Patienten mit TAVI behandelt (Liehn et al. 2007). Vorteil der Methode ist aufgrund des schonenderen Eingriffs die geringere Gesamtbelastung für den Patienten. Es ist weder der Einsatz einer Herz-Lungen-Maschine noch eine Sternotomie notwendig. Außerdem verkürzt sich in der Regel der Krankenhausaufenthalt im Vergleich zum konventionellen Aortenklappenersatz. Die akute technische Erfolgsrate liegt bei 96 %, die Ein-Jahres-Überlebensrate bei 70 % (Cribier et al. 2009).

Nach Etablierung der Methode waren einige Jahre die zwei folgenden Klappenmodelle zugelassen: eine auf einem selbstexpandierenden Nitinol-Stent basierende Klappe und ein aus der ursprünglichen Klappe von Cribier abgeleitetes Modell mit einem Stent, der mit einem Ballonkatheter zu expandieren ist. Nach Einführung der ersten Generation von TAVI-Klappen gab es in den letzten Jahren zahlreiche Neuentwicklungen bzw. Weiterentwicklungen der bisher zur Verfügung stehenden Klappen sowohl im Bereich der ballonexpandierbaren als auch der selbstexpandierenden TAVI-Klappen (Kuck et al. 2014).

Die Durchführung einer Transkatheter Aortenklappenimplantation erfordert spezielle medizinische, technische und personelle Voraussetzungen. Dazu wurden die Kriterien für Transkatheter Aortenklappenimplantations-(TAVI)-Zentren 2014 in einem Positionspapier der DGK aktualisiert (Kuck et al. 2014). Darin heißt es u. a.:

- Die in Frage kommenden Patienten werden gemeinsam von TAVI-erfahrenen Herzchirurgen und Kardiologen in Bezug auf die vorliegende Problematik besprochen. Der Eingriff wird danach gemeinsam durchgeführt.
- Es muss eine kardio-anästhesiologische Versorgung sowie eine kompetente, gefäßchirurgische und neurologische Versorgung ebenso wie eine intensivmedizinische Versorgung kardio- vaskulärer bzw. multimorbider Risikopatienten nachgewiesen werden.
- Herzklappeninterventionen sollten vorzugsweise an Zentren mit Kliniken für Interventionelle Kardiologie und Herzchirurgie vorgenommen werden, und die Durchführung soll möglichst in einem Hybrid-OP-Saal stattfinden, ◻ Abb. 2.24).
- Alternativ muss bei fehlender Herzchirurgie eine vertraglich dokumentierte Kooperation mit einer Fachabteilung für Herzchirurgie vorliegen. Die Kooperationsvereinbarung muss die Kriterien dieses Positionspapiers erfüllen, damit die herzchirurgische Versorgung vor Ort einschließlich Kardiotechnik und OP-Personal sichergestellt ist. Gleiches gilt bei Fehlen einer Kardiologie am Klinikstandort.
- Für das TAVI-Zentrum und die TAVI-Untersucher muss eine Zertifizierung

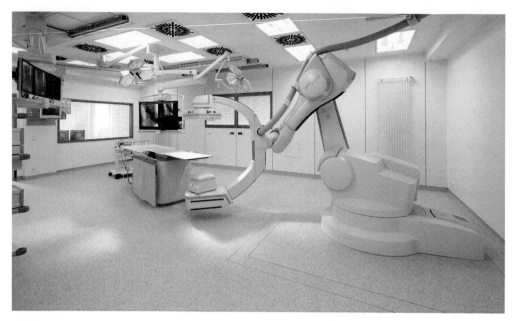

◘ Abb. 2.24 Hybrid-OP-Saal am Robert-Bosch-Krankenhaus (mit freundlicher Genehmigung von D. Strauß, Architekturfotografie)

stattfinden. Diese wird von der DGK durchgeführt muss alle 3 Jahre erneuert werden. Zur Sicherstellung einer ausreichenden Routine des TAVI-Teams sollten mindestens 50 TAVI-Eingriffe pro Jahr/Zentrum durchgeführt werden.

Der sogenannte Hybrid-OP-Saal ist eine Synthese aus einem komplett ausgestatteten kardiovaskulären Operationssaal sowie einem Herzkatheterlabor und verfügt zudem über ein hochauflösendes 3-D Bildgebungsverfahren. Außerdem gewährleistet er Reinraumbedingungen der höchsten Klasse 1A. Möglich ist z. B. die Kombination von PTCA und anschließender TAVI in einer Sitzung.

Für die erfolgreiche Durchführung einer Transkatheter Aortenklappenimplantation ist eine exakte Patientenauswahl entscheidend. Zur Diagnosestellung sind folgende Untersuchungen notwendig:

— Herzkatheteruntersuchung zur Erhebung des Koronarstatus und evtl. Bestimmung der Klappenöffnungsfläche

— Computertomogramm (CT) der Aorta und des Herzens zur Klärung der arteriellen Gefäßverhältnisse sowie der Feststellung der Distanz von Koronarostien zu Aortenanulus

— Transthorakale (TTE) und transösophagiale Echokardiografie (TEE) zur Bestimmung der Anulusgröße; dieser Parameter ist entscheidend für die Auswahl der Prothesengröße

Indikationen für eine TAVI sind:

— Schwere symptomatische Aortenklappenstenose mit einer KÖF von < 0,8 cm^2, bei gleichzeitig hohem operativen Mortalitätsrisiko (logistischer EuroSCORE von > 20 %); EuroSCORE ist ein europäisches System zur Bestimmung des kardialen Operationsrisikos (◘ Abb. 2.25)

— Degenerierte Aortenklappenbioprothese

— Als Einzelfallentscheidung auch bei reiner Aorteninsuffizienz

Mögliche Komplikationen des Eingriffes sind u. a. eine resultierende paravalvuläre Aorten-

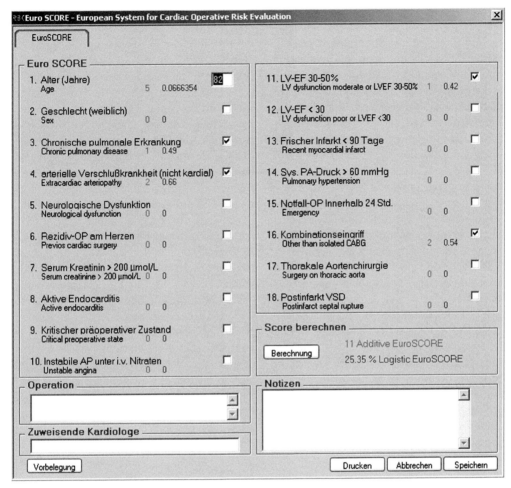

Abb. 2.25 Beispiel zur Berechnung des EuroSCORE. Der errechnete Wert bei dieser Patientin beträgt 25 % (mit freundlicher Genehmigung des Robert-Bosch-Krankenhauses)

insuffizienz oder die Verlegung eines Herzkranzgefäßes durch die weggedrückte native Klappe bzw. durch den Klappenstent. Hinzu kommen ein erhöhtes Schlaganfallrisiko, das Risiko für einen postinterventionellen AV-Block und die spezifischen Komplikationen des jeweiligen Zugangsweges wie zum Beispiel Dissektion an Aorta oder Illiakalgefäßen bei transfemoralem Zugang oder Ventrikelperforation bei transapikalem Zugang.

Wie oben erwähnt gibt es zwei Zugangsmöglichkeiten zur Implantation einer Aortenklappenprothese. Welcher Zugang für welchen Patienten der Richtige ist, entscheiden Kardiologen und Herzchirurgen bei der gemeinsamen Diskussion aller Vorbefunde.

Transapikale Transkatheter Aortenklappenimplantation (TA-TAVI)

Der transapikale Zugang ist besonders für Patienten mit Porzellanaorta sowie stark verkalkten und geschlängelten arteriellen Gefäßen geeignet. Die Operation findet idealerweise im Hybrid-OP-Saal statt. Anwesend ist ein Anästhesie-Team, das die Intubationsnarkose und die hämodynamischen Parameter überwacht. Die TEE-Sonde wird nach Narkoseeinleitung eingeführt und verbleibt während der gesamten

Operation. Des Weiteren ist ein OP-Team im Raum, bestehend aus ein bis zwei Herzchirurgen und zwei bis drei Mitarbeitern des OP-Assistenzpersonals und dem kardiologischen Team mit Kardiologen und einem Mitarbeiter des kardiologischen Assistenzpersonals. Der HK-Mitarbeiter ist meist für die Bedienung der Röntgenanlage und der Kontrastmittelhochdruckspritze zuständig. Seine Hauptaufgabe besteht jedoch in der Assistenz bei einer Notfall-PTCA, die in seltenen Fällen bei Auftreten eines koronaren Problems wie die Verlegung eines Ostiums durch die Aortenprothese notwendig sein kann. Für den eventuellen Notfall stehen ein Kardiotechniker und eine Herz-Lungen-Maschine zur Verfügung.

Der Zugang zum linken Ventrikel erfolgt durch eine laterale Minithorakotomie in Höhe des fünften oder sechsten Interkostalraumes. Nach Eröffnen des Perikards wird eine Tabaksbeutelnaht im Bereich der Herzspitze angelegt und eine passagere epikardiale Schrittmachersonde platziert. Zwischenzeitlich wurde vom Kardiologen eine 6F-Schleuse in die Arteria femoralis eingeführt und ein Pigtail-Katheter wird darüber tief in den akoronaren Sinus der Aortenklappe platziert. Dies dient zur Visualisierung der Lage des Aortenanulus und späteren Kontrastmittelinjektion. Zusätzlich wird die Vena femoralis punktiert und ein Draht bis in Vena cava superior vorgebracht, um im Notfall rasch die Kanülierung für die Herz-Lungen-Maschine vornehmen zu können. Unter Röntgendurchleuchtung wird dann eine Punktionsnadel in den LV eingeführt und ein J-Draht antegrad über die Aorteklappe vorgeschoben. Mithilfe eines rechten Judkins-Katheters wird der Draht bis in die Aorta descendens vorgebracht und dann durch einen langen steifen Draht ersetzt (Super-Stiff). Nun wird eine spezielle 14 F-Schleuse in den Ventrikel eingeführt, über den der entlüftete Valvuloplastie-Ballonkatheter in die Aortenklappe vorgebracht wird. Unter Rapid Pacing (◘ Abb. 2.23) wird der Ballonkatheter kurz aufgeblasen und die Klappe damit vorgedehnt. Der Ballonkatheter und die Schleuse werden jetzt entfernt und stattdessen ein 26 F-Schleusensys-

tem eingewechselt. In der Zwischenzeit ist die Stentprothese vorbereitet worden. Das heißt, die Prothese der passenden Größe wird mit einem speziellen Gerät zusammengefaltet («gecrimpt») und auf den Ballonkatheter montiert. Dieser wird jetzt in die Aortenklappe eingeführt und unter Röntgen- und Angiografiekontrolle platziert. Unter erneutem Rapid Pacing wird der Ballonkatheter aufgedehnt und damit die Aortenklappenprothese in die native Klappe implantiert. Die Rapid-Pacing-Phase sollte hierfür möglichst kurz gehalten werden. Durch TEE und Angiografie wird das Ergebnis kontrolliert und dabei auch auf einen unversehrten Koronarabgang geachtet (◘ Abb. 2.26).

Eine Nachdilatation der Klappenprothese bleibt möglich und kann bei größeren paravalvulären Lecks nötig sein. Eine geringe paravalvuläre Aorteninsuffizienz kommt häufig vor und wird in der Regel akzeptiert. Anschließend erfolgen die Entfernung der Schleuse aus dem Ventrikel und der Verschluss des Ventrikels mittels der vorgelegten Tabaksbeutelnaht. Hierfür hat sich eine nochmalige kurze Rapid-Pacing-Phase bewährt. Schließlich wird eine Drainage eingebracht und die Wunde schichtweise verschlossen. Der Patient wird auf die herzchirurgische Intensivstation verlegt.

Transfemorale Transkatheter Aortenklappenimplantation (TF-TAVI)

Voraussetzung für den transfemoralen Zugang ist ein Durchmesser der Zugangsgefäße von mindestens 6 mm. Als Prothese können dabei sowohl die oben beschriebene ballonexpandierende Klappe, die dann umgekehrt auf den Ballon montiert werden muss, als auch das selbstexpandierende Modell mit Nitinol-Stent verwendet werden.

Im Folgenden wird der Ablauf mit der selbstexpandierenden Aortenklappe beschrieben (◘ Abb. 2.27). Die operationstechnischen Voraussetzungen sind dieselben wie bei TA-TAVI. Das kardiologische und herzchirurgische OP-Team besteht aus ein bis zwei Kardiologen und zwei Mitarbeitern des kardiologischen Assistenzpersonals sowie aus einem

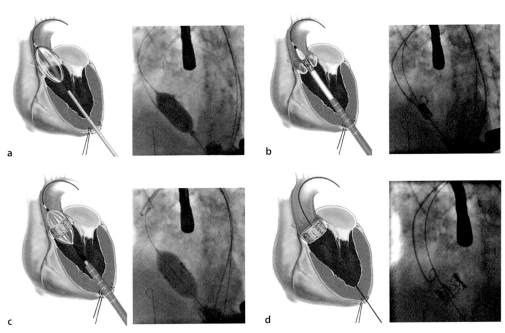

a

b

c

d

◘ Abb. 2.26 Schritte zur transapikalen Aorten-
klappenimplantatation. **a.** Dilatation der Aortenklappe,
b. Platzieren der Aortenprothese in die native Klappe,
c. Implantation durch Inflation des Ballons, **d.** In situ
befindliche Aortenprothese nach Implantation (mit
freundlicher Genehmigung der Firma Edwards Lifesciences)

◘ Abb. 2.27 Funktionsweise der
selbstexpandierenden Klappenprothese. **1.** auf Ladesystem
montierte Prothese **2.** und **3.**
durch Zurückziehen der Schutzhülle wird die Prothese freigesetzt
und damit entfaltet. **4.** vollständig
entfaltete Aortenprothese (mit
freundlicher Genehmigung der
Firma Medtronic)

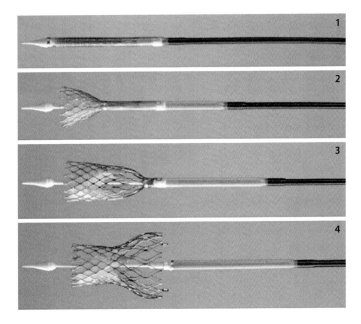

Herzchirurgen und zwei Mitarbeitern des OP-Assistenzpersonals.

Nach der Narkoseeinleitung wird die TEE-Sonde gelegt und eine passagere Schrittmacherelektrode im rechten Ventrikel platziert. Diese sollte wegen der Möglichkeit einer postoperativ verzögert auftretender AV-Blockierung für mindestens zwei Tage belassen werden. Dafür eignet sich insbesondere der Zugang über die Vena jugularis, um eine frühere Patientenmobilisation zu ermöglichen. Der Zugang zur Arteria femoralis communis, über die später die Klappe eingeführt werden soll, kann chirurgisch freigelegt und eine Tabaksbeutelnaht vorgelegt werden. Alternativ kann bei guten Gefäßverhältnissen mit wenig Kalk auch das Gefäß wie üblich transkutan punktiert werden und ein spezielles interventionelles Verschlusssystem (▶ Abschn. 3.2.1) vorgelegt werden, um später die Punktionsstelle zu verschließen.

Nach Aufbouchierung des Gefäßes und Einwechseln eines steifen Drahtes (Extra-Stiff) wird dann die große 18 bzw. 19 F-Schleuse vorsichtig bis in Aorta descendens vorgebracht. Nach retrograder Klappenpassage wird dieser steife Draht pigtail-förmig vorgebogen und über einen Katheter in den Ventrikel vorgebracht. Über die Gegenseite erfolgt die Platzierung eines Pigtail-Katheters tief in die akoronare Tasche der Aortenklappe. Der vorbereitete und entlüftete Ballonkatheter wird wie bei TA-TAVI zur Vordilatation in der Aortenklappe platziert und unter Rapid Pacing aufgedehnt und die Klappe wird damit vordilatiert. Währenddessen erfolgt die Vorbereitung der Aortenprothese.

Die Prothese wird in einem speziellen Ladesystem komprimiert und auf den Einführkatheter montiert. Das Kathetersystem wird über den liegenden steifen Draht eingeführt und vorsichtig über den Aortenbogen in die Aortenklappe eingeführt. Die Kontrolle der Platzierung der Prothese erfolgt durch Angiografien mit Kontrastmittel über den in der Aortenwurzel liegenden Pigtail-Katheter. Durch Zurückziehen der über der zusammengefalteten Klappe liegenden Schutzhülle wird die Klappenprothese langsam freigesetzt und kann

dabei optimal positioniert werden. Bis vor dem endgültigen Freisetzen bleibt sie mit dem Einführsystem verbunden und kann so notfalls auch im entfalteten Zustand aus dem Aortenanulus in die Aorta und auch bis in die Schleuse zurückgezogen werden. Nach erfolgreicher Positionierung wird das Einführsystem entfernt und das Ergebnis mittels TEE und Angiografie begutachtet. Schließlich folgen die Entfernung der 18 F-Schleuse und der Verschluss der Punktionsstelle mit der vorgelegten Tabaksbeutelnaht oder mit dem Verschlusssystem. Dazu müssen bei 18 F zwei bis drei Nahtsysteme verwendet werden.

Es wird eine Drainage gelegt. Nach dem Wundverschluss erfolgt die Verlegung des Patienten zur Extubation auf die Intensivstation.

2.4.2 Mitralklappenerkrankungen

Mitralklappeninsuffizienz

■ **Pathophysiologie**

Mitralklappeninsuffizienz (MI) bedeutet eine Schlussunfähigkeit der Mitralklappe, die einen systolischen Rückstrom von Blut von der linken Herzkammer in den linken Vorhof zur Folge hat. Ursache einer akuten MI ist meist eine bakterielle Endokarditis mit Zerstörung von Segelteilen oder ein Abriss eines Papillarmuskels.

Die chronische MI wird häufig verursacht durch einen Mitralklappenprolaps. Dabei prolabieren Anteile der Mitralsegel in die linke Herzkammer. Bei der relativen bzw. funktionellen MI liegt die Ursache für die Schlussunfähigkeit der Mitralklappe in der Erweiterung des Klappenrings, wie es bei der dilatativen Kardiomyopathie vorkommen kann.

■ **Symptome**

Führende Symptome einer MI sind Belastungsdyspnoe und verminderte Leistungsfähigkeit. Als Folge der Volumen- und Druckbelastung des linken Vorhofs kommt es zunächst zur Lungenstauung mit Zeichen der Linksherzinsuffizienz, bei zunehmender Belastung des rechten Herzens auch zur Rechtsherzinsuffizienz.

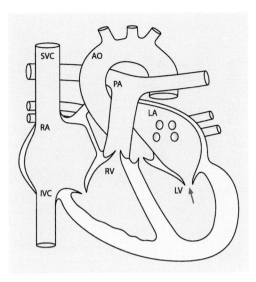

◘ Abb. 2.28 Mitralklappeninsuffizienz. Der Rückfluss des Blutstroms vom linken Ventrikel durch die undichte Mitralklappe in den linken Vorhof führt zu Dilatation und Hypertrophie der linken Herzkammer sowie zur Dilatation des linken Vorhofs (mit freundlicher Genehmigung der Firma Siemens) (Abkürzungen ◘ Abb. 2.20)

■ **Hämodynamik**

Das Blut strömt während der Systole durch die undichte Mitralklappe in den linken Vorhof zurück. Dadurch kommt es zur Dilatation des linken Vorhofs und zu einer Druckerhöhung in den Lungengefäßen. Das bedingt eine Hypertrophie und Dilatation der linken Herzkammer durch die Volumenbelastung (◘ Abb. 2.28). In späteren Stadien ist das HZV erniedrigt.

■ **Diagnose**

Sie erfolgt durch Auskultation, EKG, Röntgen, Echokardiografie, evtl. transösophageale Echokardiografie (TEE) und **Herzkatheteruntersuchung.** Bei der Rechtsherzkatheteruntersuchung werden die Druckwerte im kleinen Kreislauf und das HZV bestimmt. Die LV-Angiografie dient der Beurteilung des Schweregrades der MI und der Beurteilung von Größe und Funktion der linken Herzkammer (◘ Tab. 2.7). Bei bekannter KHK oder bei Vorliegen von Risikofaktoren wird im Rahmen der Herzkatheteruntersuchung auch eine Koronarangiografie durchgeführt.

◘ Tab. 2.7 Schweregrad-Skala zur Beurteilung der Mitralklappeninsuffizienz

Grad I	minimaler Kontrastmittelrückfluss in den linken Vorhof, keine komplette Anfärbung
Grad II	komplette Kontrastierung des LA nach mehreren Herzaktionen mit deutlich geringerer Kontrastmitteldichte im LA im Vergleich zum LV
Grad III	komplette und dichte Kontrastierung des LA, gleiche Kontrastmitteldichte wie im LV
Grad IV	sofortige und komplette Kontrastmittelanfärbung des LA innerhalb von 1–2 Herzaktionen, Zunahme der Kontrastierung mit jeder Herzaktion, Kontrastmitteldichte höher als im LV, systolischer Kontrastmittelreflux in die Lungenvenen

■ **Therapie**

Bei symptomatischen Patienten ist eine Therapie mit Diuretika und Vasodilatatoren sinnvoll. Die Indikation zur Mitralklappenrekonstruktion oder zum Mitralklappenersatz ist abhängig von der Symptomatik des Patienten, dem Schweregrad der MI sowie Größe und Funktion der linken Herzkammer.

Mitralklappenstenose

■ **Pathophysiologie**

Bei der Mitralklappenstenose (MS) handelt es sich um eine Verengung der Mitralklappenöffnung. Die Ursache ist häufig ein rheumatisches Fieber. Dieses führt zu entzündlichen Verwachsungen der Klappenränder. Etwa 50 % aller Mitralklappenfehler nach rheumatischem Fieber sind reine Stenosen, ca. 30 % der Fälle sind mit einer Mitralklappeninsuffizienz kombiniert.

■ **Symptome**

Die Patienten klagen häufig über Müdigkeit und Atemnot bei Belastung. In späteren Stadien kommt es auch zu Beinödemen. Häufig entwickelt sich mit der Zeit eine absolute Arrhythmie bei Vorhofflimmern. Dadurch besteht die Gefahr der Thrombenbildung im linken Vorhof, welche zu embolischen Komplikationen führen kann. Die Patienten haben im Verlauf häufig ein sogenanntes Mitralgesicht (Facies mitralis): gerötete Wangen infolge von Gefäßerweiterung sowie Lippenzyanose.

- **Hämodynamik**

Die Klappenöffnungsfläche der Mitralklappe (MÖF), die normalerweise 4–6 cm^2 beträgt, ist auf unter 2,5 cm^2 verringert. Es entsteht ein Druckgradient zwischen linkem Vorhof und linker Herzkammer. Dieser Druckunterschied führt zu einer kompensatorischen Druckerhöhung im linken Vorhof (LA). Der linke Vorhof nimmt an Größe zu (◘ Abb. 2.29). Es kommt zur Stauung im kleinen Kreislauf mit pulmonaler Hypertonie. Diese kann nach längerem Verlauf eine Rechtsherzinsuffizienz verursachen. Der enddiastolische Druck im linken Ventrikel bleibt normal. Bei Belastung kann das HZV nicht entsprechend den metabolischen Bedürfnissen gesteigert werden. In späteren Phasen ist das HZV bereits in Ruhe reduziert.

- **Diagnose**

Die Diagnosestellung erfolgt in aller Regel durch die Echokardiografie. Es werden Druckgradient und Klappenöffnungsfläche bestimmt. Bei einer **Herzkatheteruntersuchung** werden der Druckgradient zwischen linkem Vorhof und linker Herzkammer und die Mitralklappenöffnungsfläche nach der Gorlin-Formel bestimmt. Alternativ zum Druck im linken Vorhof kann der PCW-Druck von einer Rechtsherzkatheteruntersuchung eingesetzt werden. Auch hier werden, wie bei der MI, ebenfalls eine Koronarangiografie zur Erhebung des Koronarstatus und eine Ventrikulografie zur Beurteilung der Pumpfunktion der linken Herzkammer durchgeführt.

- **Therapie**

Die medikamentöse Therapie bei einer Mitralklappenstenose besteht aus Diuretika. Wenn Vorhofflimmern vorliegt, werden Digitalisglykoside eingesetzt. Bei symptomatischen Patienten muss eine perkutane Dilatation der Mitralstenose oder eine Operation mit offener

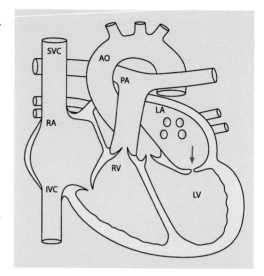

◘ **Abb. 2.29**   Mitralklappenstenose. Durch die verengte Klappe wird die Füllung des linken Ventrikels behindert, was zur Dilatation des linken Atriums führt (mit freundlicher Genehmigung der Firma Siemens) (Abkürzungen ◘ Abb. 2.20)

Kommissurotomie oder Mitralklappenersatz erwogen werden. Wenn eine Mitralklappe stark verkalkt ist oder eine begleitende Mitralklappeninsuffizienz vorliegt, ist eher die Indikation zum Mitralklappenersatz zu stellen. Die Indikation zur Operation ist abhängig von der klinischen Symptomatik, dem Schweregrad der Mitralklappenstenose und den bisher eingetretenen Komplikationen.

Perkutane transluminale Mitralklappenkommissurotomie

Die perkutane Valvuloplastie der Mitralklappe mit transseptaler Punktion (PTMV) wurde erstmalig von Inoue 1984 beschrieben und gilt heute aufgrund der guten Kurz- und Langzeitresultate als etabliertes interventionelles Verfahren. Es wird angewendet bei symptomatischen Patienten mit höher gradiger Mitralklappenstenose (Mitralöffnungsfläche ≤ 1,5 cm^2). Dabei soll die Klappe nicht verkalkt und die Mitralklappeninsuffizienz nur geringgradig (< Grad I–II) sein. Außerdem dürfen keine Thromben im linken Vorhof nachweisbar sein. Als wichtigste Voruntersuchung neben

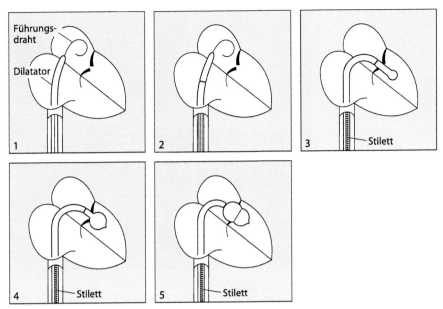

Abb. 2.30 Schematische Darstellung der perkutanen transluminalen Mitralklappenkommissurotomie nach Inoue (mit freundlicher Genehmigung der Firma Nicolai). **1** Nachdem der Führungsdraht im linken Vorhof platziert ist, wird die Punktionsstelle in der Leiste sowie das Septum mit dem Dilatator erweitert, **2** der Ballonkatheter wird mit dem im Ballon liegenden Ballonstrecker eingeführt, **3** der Ballon wird mithilfe des Stiletts in die Klappenebene gelegt, **4** der distale Teil des zweilumigen Ballons wird inflatiert, um diesen in der Klappenöffnung zu halten, **5** der Ballon wird vollständig inflatiert zur Erweiterung der Klappe

dem diagnostischen Herzkatheter gilt deshalb die TEE.

Bei der Methode nach Inoue wird zunächst vom rechten Vorhof aus eine transseptale Punktion durchgeführt. Anschließend erfolgt die Weitung der Punktionsstelle in der Leiste sowie der des Vorhofseptums mit einem 14 F-Dilatator. Darüber wird der vorbereitete doppellumige Ballonkatheter über einen liegenden, gebogenen Draht in den linken Vorhof geschoben. Nach Entfernen des Drahtes erfolgt das Vorschieben des Ballonkatheters durch die Mitralklappe in den linken Ventrikel. Nun wird der distale Teil des Ballons inflatiert und vorsichtig bis zum kammerseitigen Teil der Mitralklappe zurückgezogen. Dort erfolgt die zügige und komplette Inflation des Ballons (◨ Abb. 2.30 und ◨ Abb. 2.31).

Vor und nach Valvuloplastie werden der Gradient und die Klappenöffnungsfläche bestimmt. Ist das Ergebnis nach einmaliger Dehnung nicht zufriedenstellend, kann der

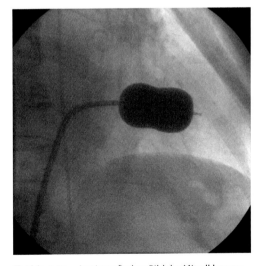

Abb. 2.31 Angiografisches Bild der Mitralklappenvalvuloplasie. Der vollständig inflatierte Ballon liegt in der Mitralklappe

2

■ **Abb. 2.32** Beispiel für ein interventionelles System zur Verringerung der Mitralinsuffizienz. **a.** Der clipführende Katheter, **b.** muss durch die Mitralklappe in den linken Ventrikel gebracht werden, dann können beide Mitralsegel mittig arretiert werden (mit freundlicher Genehmigung der Firma Abbott Vascular)

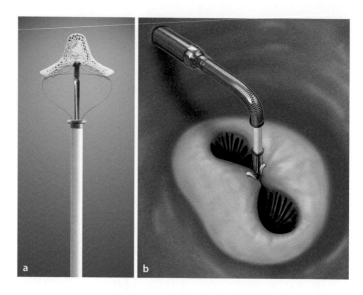

Vorgang mehrmals wiederholt werden. Insgesamt sind zwei venöse und eine arterielle Punktion notwendig. Am Ende der Prozedur erfolgt eine Angiografie des linken Ventrikels zum Ausschluss bzw. Nachweis einer Mitralklappeninsuffizienz. Mit dieser interventionellen Methode kann die Mitralklappe durchschnittlich um 1 cm^2 erweitert werden. Die Erfolgsrate liegt bei ca. 98 %. Schwere Komplikationen wie massive MI, ASD oder Perikardtamponade liegen unter 1 %. Die Restenoserate beträgt nach 3 Jahren etwa 5 %.

Perkutane Mitralklappenrekonstruktion

Die Mitralinsuffizienz (MI) ist die häufigste Form der Herzklappeninsuffizienz. Von einer klinisch signifikanten MI sind in Europa und den USA über acht Millionen Menschen betroffen. Die bisherige Standardtherapie bei hochgradiger MI besteht in der herzchirurgischen Mitralklappenrekonstruktion mit der Implantation eines Ringes und ggf. der Kürzung eines Segels zur Annäherung des posterioren und anterioren Mitralklappensegels. Einige Patienten mit sehr hohem Operationsrisiko konnten bisher nicht behandelt werden. Für solche Patienten werden derzeit neue, weniger invasive Operationstechniken entwickelt.

Seit 2008 steht auch ein kathetergestütztes, perkutanes Verfahren zur Therapie der MI zur Verfügung (Feldmann et al. 2009). Dieses Verfahren geht auf das chirurgische «Edge-to-Edge»-Verfahren nach Alfieri (Alfieri et al. 2001) zurück. Der Eingriff findet idealerweise im Hybrid-OP statt. Anwesend sind ein Anästhesie-Team zur Überwachung der Intubationsnarkose sowie das kardiologische Team, welches aus zwei Kardiologen und zwei Mitarbeitern des kardiologischen Assistenzpersonals besteht. Der Zugang erfolgt über die Vena femoralis. Nach transseptaler Punktion des Vorhofseptums werden, unter TEE-Kontrolle, mit einem Metallclip das vordere und hintere Mitralsegel in der Mitte miteinander verbunden, sodass sich diastolisch zwei kleinere Öffnungen ergeben (■ Abb. 2.32). Dazu wird der Clip im linken Vorhof platziert und auf die Mitralklappe zu bewegt. Der Clip wird geöffnet und innerhalb der Klappe an der Stelle ausgerichtet, an der die größte Undichtigkeit auftritt. Im Anschluss wird der Clip durch die Mitralklappe geführt und die Klappensegel gegriffen. Die Position wird mittels TEE kontrolliert und bei Bedarf korrigiert. Ist durch die Position des Clips die Klappenundichtigkeit verbessert, wird der Clip geschlossen und fixiert damit die Klappensegel in der Mitte der

Mitralis wie eine Brücke. Gegebenenfalls ist die Implantation mehrerer Clips erforderlich. Während der Systole werden das Prolabieren eines Segels verhindert und die Koadaptation der beiden Segel verbessert, was infolgedessen die Mitralinsuffizienz vermindert, selten auch ganz beseitigt. Die bisherigen Resultate zeigen, dass diese katheterbasierte Technik bei chirurgischen Hochrisikopatienten mit geeigneter Anatomie der MI eine Erweiterung der therapeutischen Möglichkeiten zusätzlich zur konventionellen Herzchirurgie darstellt (Frerker et al. 2009).

Die Entscheidung für eine konventionelle Operation oder eine perkutane Intervention sollte interdisziplinär von Kardiologen und Herzchirurgen getroffen werden. Die Durchführung erfolgt durch einen speziell dafür trainierten Kardiologen im Herzkatheterlabor mit speziellem, von der Herstellerfirma zur Verfügung gestelltem Clip-Applikations-Instrumentarium. Zusätzlich zur Röntgendurchleuchtung wird die transösophageale Echokardiografie benötigt, möglichst mit dreidimensionaler Bildgebung.

2.4.3 Pulmonalklappenstenose und Pulmonalklappen-valvuloplastie

Pulmonalklappenstenose

- Pathophysiologie

Die Pulmonalklappenstenose (PS) ist im Vergleich zur Mitral- und Aortenklappenstenose ein eher seltenes Krankheitsbild im Herzkatheterlabor. Dennoch ist ihr Anteil bei den angeborenen Vitien mit etwa 10 % hoch. Eine erworbene PS ist sehr selten. Die Pulmonalklappe selbst ist in den meisten Fällen eine normal geformte bikuspide oder trikuspide Klappe, die durch Verwachsungen oder Verkleben der Kommissuren unterschiedlich stark verengt ist. Die Pulmonalstenose kommt isoliert oder kombiniert mit Defekten der Vorhof- oder der Kammerscheidewand vor oder auch als Teil komplexer Herzfehlbildungen wie der Fallot-Tetralogie (angeborener Herzfehler mit Pulmonalstenose,

VSD, Dextroposition der Aorta und Hypertrophie des rechten Ventrikels).

- Symptome

Häufig sind die Patienten asymptomatisch. Erst bei höhergradiger Pulmonalklappenstenose, d. h. bei einem Druckgradienten ab etwa 50 mmHg, treten schnelle Ermüdbarkeit und Belastungsdyspnoe auf.

- Hämodynamik

Die PS verursacht einen Druckgradienten zwischen rechter Herzkammer und Pulmonalarterie. Durch die chronische Druckbelastung des rechten Ventrikels entwickelt sich eine konzentrische kompensierte Hypertrophie. Dadurch wird das HZV lange Zeit aufrechterhalten. Erst bei höher gradigen Stenosen ist das HZV bereits in Ruhe erniedrigt. Es kommt zu einem Anstieg der Herzfrequenz bei Abnahme des Schlagvolumens. Die Hypertrophie des RV mit Erhöhung des rechtsventrikulären Füllungsdrucks führt zur Dilatation des rechten Vorhofs. Der systolische Druckwert in der Pulmonalarterie ist erheblich niedriger als der systolische RV-Druck (◘ Abb. 2.33).

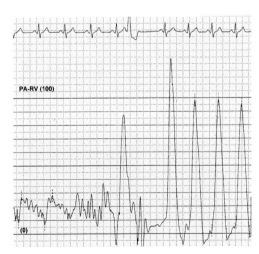

◘ **Abb. 2.33** Druckkurve bei Pulmonalklappenstenose. Der systolische Druck in der Pulmonalarterie (PA) beträgt 30 mmHg, der systolische Druck in der rechten Herzkammer (RV) liegt bei 100 mmHg (Gradient = 70 mmHg)

■ **Diagnose**

Sie erfolgt durch Auskultation, EKG, Röntgen und Echokardiografie. Die **Herzkatheteruntersuchung** ist nur selten zur Sicherung der Diagnose notwendig. Hierbei werden die venösen Drucke, der Druckgradient zwischen Pulmonalarterie und rechter Herzkammer und das HZV bestimmt. Aus den Messwerten wird nach der Gorlin-Formel die Klappenöffnungsfläche berechnet. Die stenosierte Pulmonalklappe kann meist nur mit einem endoffenen Katheter wie dem Multipurpose-Katheter, der zusammen mit einem geraden Führungsdraht vorgeschoben wird, überwunden werden. Durch die Dextrokardiografie ist die Beurteilung des rechten Ventrikels und der Pulmonalarterien möglich.

■ **Therapie**

Bei einem Druckgradienten bis 50 mmHg wird neben einer Endokarditisprohylaxe keine weitere Therapie empfohlen. Bei einem höheren Druckgradienten ist prinzipiell die Ballonvalvuloplastie die Methode der Wahl. Eine Operationsindikation ergibt sich, wenn die Valvuloplastie technisch nicht möglich ist oder eine Fehlbildung der Klappe vorliegt.

Pulmonalklappenvalvuloplastie

Die perkutane Ballonvalvuloplastie der Pulmonalklappe wurde 1982 zum ersten Mal beim Erwachsenen angewendet. Heute ist sie die Therapie der Wahl bei isolierten Pulmonalklappenstenosen mit einem Gradienten über 50 mmHg.

Man benötigt einen arteriellen Zugang zur Drucküberwachung und einen venösen Zugang mit einer 10 F-Schleuse für den Ballonkatheter. Über die rechte Vena femoralis wird der entlüftete Ballon in der Klappenebene platziert. Wie bei der PABV stehen unterschiedliche Ballontypen von verschiedenen Firmen zur Wahl. In der Regel werden bei Erwachsenen Ballondurchmesser zwischen 20 und 27 mm verwendet. Während der Inflation muss der Katheter von einer zweiten Person gegengehalten werden, damit dieser nicht in die Pulmonalarterie gleitet. Während der Prozedur kann es

vorübergehend zu Rhythmusstörungen und Blutdruckabfall kommen. Vor und nach Valvuloplastie wird der Druckgradient bestimmt und eine Dextrokardiografie durchgeführt. Ziel ist die Reduktion des Gradienten auf deutlich unter 50 mmHg. In etwa 90 % der Fälle beträgt der Gradient nach der Prozedur weniger als 35 mmHg.

Die Pulmonalklappenvalvuloplastie ist eine relativ einfache und sichere Methode. Komplikationen sind ausgesprochen selten und die Rezidivrate ist sehr gering.

2.4.4 **Hypertrophe obstruktive Kardiomyopathie und transkoronare Ablation der Septumhypertrophie**

Hypertrophe obstruktive Kardiomyopathie

■ **Pathophysiologie**

Die hypertrophe obstruktive Kardiomyopathie (HOCM) ist eine genetisch bedingte Herzmuskelerkrankung, bei der es zu einer Verdickung der Ventrikelmuskulatur, insbesondere des Kammerseptums kommt. Diese führt während der Systole zu einer Obstruktion, d. h. einer Behinderung des linksventrikulären Ausflusstraktes, weshalb diese Erkrankung auch als funktionelle Subaortenstenose bezeichnet wird. Zusätzlich zur Muskelverdickung findet sich meist eine systolische Bewegung des Mitralklappenapparates in den linksventrikulären Ausflusstrakt (SAM = systolic anterior movement). Einher geht häufig eine begleitende Mitralklappeninsuffizienz.

■ **Symptome**

Die Beschwerden der Patienten sind vielfältig. Am häufigsten sind Belastungsdyspnoe, Leistungsminderung, Müdigkeit, Schwindel und Tachykardien. Der Verlauf der Erkrankung ist progredient und die Lebenserwartung eingeschränkt. Als Folge maligner ventrikulärer Rhythmusstörungen kann es selbst bei initial beschwerdefreien Patienten zum plötzlichen Herztod kommen.

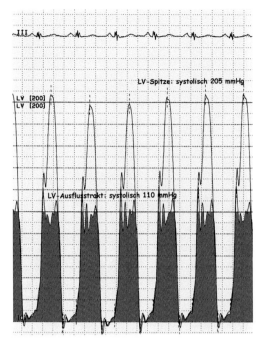

◻ Abb. 2.34 Simultane Druckregistrierung im linken Ventrikel bei HOCM. Der systolische LV-Druck in der Spitze beträgt 205 mmHg, der LV-Druck im Ausflusstrakt liegt bei 110 mmHg (Gradient = 95 mmHg)

▪ **Hämodynamik**

Kennzeichnend für die HOCM ist der Nachweis eines systolischen Druckgradienten im linksventrikulären Ausflusstrakt, der bis zu 190 mmHg betragen kann (◻ Abb. 2.34). Der Druckgradient ist abhängig von der Dynamik der Ventrikelkontraktion, weshalb er erheblich variieren kann. So kann es beispielsweise sein, dass in Ruhe keinerlei Gradient nachweisbar ist, er jedoch unter Belastungsbedingungen deutlich wird. Die Druckwerte im venösen Kreislauf sind meist erhöht. Als Folge der Dehnbarkeitsstörung kommt es zur Vergrößerung des linken Vorhofs.

▪ **Diagnose**

Die Diagnosestellung erfolgt durch Auskultation, EKG, Röntgenthorax, Echokardiografie und evtl. Magnetresonanztomografie (MRT). Bei der **Herzkatheteruntersuchung** wird durch simultane Druckregistrierung in der LV-Spitze und im Ausflusstrakt der intraventri-

kuläre Gradient festgestellt. In der Regel werden dabei zusätzlich zwei Provokationstests durchgeführt. Zum einen führt das bewusste Auslösen einer Extrasystole (ES) durch die verstärkte Kontraktion nach der ES zur Zunahme des Gradienten. Dies wird als Brockenbrough-Phänomen bezeichnet. Zum anderen nimmt beim Valsalva-Manöver, einem Pressdruckversuch, bei dem der Patient für ca. 10 Sekunden die Luft anhalten und in den Bauch pressen soll, durch die reduzierte linksventrikuläre Füllung die Obstruktion zu, wodurch der Gradient ebenfalls ansteigt.

▪ **Therapie**

Bei der Therapie stehen mehrere Möglichkeiten zur Verfügung. Eine medikamentöse Behandlung mit Betablockern und Kalziumantagonisten kann durch Beeinflussung des Kontraktionsablaufes die Obstruktion reduzieren und die Symptome lindern. Die Implantation eines Schrittmachers kann ebenfalls durch den veränderten Kontraktionsablauf im linken Ventrikel eine symptomatische Verbesserung erreichen. Bei dennoch nachweisbarem hohem intraventrikulärem Gradienten kann bei symptomatischen Patienten durch eine Myektomie das hypertrophe Septum chirurgisch reduziert werden. Daneben steht die transkoronare Ablation der Septumhypertrophie als alternative Methode zur Verfügung.

Transkoronare Ablation der Septumhypertrophie oder perkutane transluminale septale Myokardablation (PTSMA)

Die transkoronare Ablation der Septumhypertrophie (TASH) basiert auf Untersuchungen, die nachweisen konnten, dass bei Patienten mit HOCM durch passageren Verschluss des 1. Septalastes mithilfe eines Ballonkatheters der intraventrikuläre Druckgradient deutlich abnimmt. Bei der Septumablation, die 1995 erstmals von Sigwart beschrieben wurde, handelt es sich um eine selektive Injektion von 1–2 ml 96-%igem Ethanol in den das hypertrophierte Septum versorgenden Septalast. Dazu wird eine Koronarangiografie zur Darstellung und Wahl des Septalastes durchgeführt. Meist ist es der 1. Septalast des LAD/RIVA.

Anschließend wird mithilfe eines PTCA-Führungsdrahtes ein Ballonkatheter, in der Regel mit einem Durchmesser von 1,5 mm, im Septalast platziert und für etwa 10 Minuten inflatiert bei gleichzeitiger Registrierung des LV-Druckes. Nimmt der Druckgradient im Ausflusstrakt ab, wird das Ethanol durch das Lumen des aufgedehnten Ballonkatheters in den Septalast injiziert (◘ Abb. 2.35). Durch eine angiografische Kontrolle wird zuvor sichergestellt, dass es zu keinem Rückfluss durch den Ballonkatheter kommt. Vor und nach der Nekroseinduktion wird der Gradient durch simultane Druckregistrierung von LV-Spitze und Aorta bestimmt (z. B. mit einem doppellumigen Pigtail-Katheter).

Eine abschließende Kontrollangiografie der LCA bestätigt den Verschluss des Septalastes. Man benötigt zwei arterielle Zugänge, einen zur Druckmessung im LV und einen zur Platzierung des Ballonkatheters sowie einen venösen Zugang für eine Schrittmachersonde. Das Ziel der Septumablation ist eine deutliche Reduktion des Gradienten. Es kommt in einzelnen Fällen zu einem dauerhaften AV-Block III. Grades als Folge des septalen Infarktes, wodurch eine Schrittmacherimplantation notwendig wird. Insgesamt sind die Komplikations- und Rezidivraten gering bei einer deutlichen Verbesserung der Leistungsfähigkeit für den Patienten.

2.4.5 Endomyokardbiopsie bei entzündlicher Herzmuskelerkrankung

Eine entzündliche Herzmuskelerkrankung kann sowohl infektiöser als auch nicht infektiöser Ursache sein, wobei v. a. in Europa und Nordamerika mehr als die Hälfte der Fälle durch eine Infektion mit kardiotropen Bakterien oder Viren hervorgerufen wird. Häufig handelt es sich dabei um Parvoviren, Herpesviren, Enteroviren und Adenoviren. In den übrigen Fällen liegt eine autoimmune oder toxi-

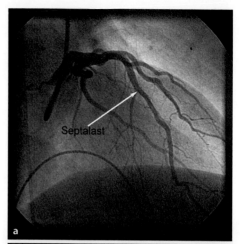

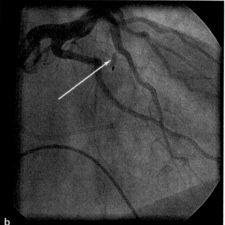

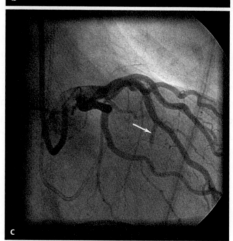

◘ **Abb. 2.35** Septalast des RIVA. (**a**) wird mit einem Ballonkatheter okkludiert (**b**), nach Injektion von Ethanol durch das Lumen des Ballons ist der Septalast verödet (**c**)

sche Genese zugrunde, wobei mit einer alternden Bevölkerung insbesondere die Amyloidose einen zunehmenden Stellenwert gewinnt.

Die Folgen einer Entzündung des Myokards können sehr unterschiedlich sein. Eine Ausheilung ist zwar die Regel, es kann aber auch zu einer Narbenbildung oder chronischen Entzündung kommen. Der Übergang einer akuten Myokarditis in eine dilatative Kardiomyopathie ist heute unbestritten und findet sich in bis zu 30 % der betroffenen Patienten (Kindermann et al. 2012). Der zuverlässige Nachweis für eine kardiale Entzündung ist nur durch eine Myokardbiopsie möglich (Kandolf 2004). Dazu werden in der Regel im linken und rechten Ventrikel Biopsien entnommen, wobei eine aktuelle Arbeit an über 1000 untersuchten Patienten keinen diagnostischen Vorteil gegenüber eine Biopsie aus dem linken Ventrikel alleine gezeigt hat (Yilmaz et al. 2010). Die histologische, molekularbiologische und immunhistochemische Aufarbeitung muss durch ein mit diesem Material erfahrenen Labor untersucht erfolgen.

Der häufigste Erreger, der derzeit in Myokardbiopsien gefunden wird, ist das Parvovirus B19 gefolgt vom humanen Herpesvirus. Die Therapie der Erkrankung erfolgt i. d. R. je nach deren Schweregrad zunächst konservativ. Eine ursächliche Therapie nach Sicherung der Diagnose einer entzündlichen Herzmuskelerkrankung durch eine Biopsie ist derzeit bei eosinophiler Myokarditis, Sarkoidose und Riesenzellmyokarditis gesichert. Eine immunmodulatorische Therapie kann den Patienten bisher nur im Rahmen von Studien angeboten werden. In Einzelfallberichten werden Therapien mit Immunglobulinen oder Interferon mit gutem Erfolg beschrieben. Bei Infektion mit Herpesviren kann eine Therapie mit Virustatika (z. B. Ganciclovir) erfolgreich sein. Die Standardtherapie besteht in der Behandlung der Herzinsuffizienz mit Betablockern und Kalziumantagonisten. Da die Myokardbiopsie noch keine etablierte Therapie zur Folge hat, wird sie nur in wenigen Herzkatheterlaboren durchgeführt; aktuell hat diese Untersuchungsmethode eher prospektiven Charakter.

Für die Durchführung einer Myokardbiopsie über den femoralen Zugang werden eine venöse und eine arterielle Schleuse, beide meist 7 F, gelegt. Zunächst wird ein Rechtsherzkatheter durchgeführt, um die Rechtsherzdrucke zu bestimmen. Wird mit der rechtsventrikulären Biopsie begonnen, platziert man zunächst eine überlange F 7-Schleuse, die meist gebogen ist, an der rechtsventrikulären Seite des interventrikulären Septums. Dort werden 6–8 Biopsien an verschiedenen Stellen durchgeführt und das entnommene Material in die bereitstehenden Biopsiebehälter überführt. Die linksventrikuläre Biopsie erfolgt über die arterielle Seite. Hier ist die Verwendung einer geraden Schleuse vorteilhaft, die über einen Pigtail-Katheter im linken Ventrikel positioniert wird. Meist weist die Sonde nach Passage der Aortenklappe in Richtung der Posterolateralwand, wo man in der Mitte oder im vorderen Abschnitt des Ventrikels Proben entnehmen kann. Zum Ausschluss einer Perforation wird abschließend noch eine echokardiografische Untersuchung durchgeführt.

Komplikationen der Myokardbiopsie sind selten und treten dann am ehesten bei der rechtsventrikulären Biopsie auf. Perikarderguss oder tödliche Komplikationen sind in weniger als 1 % der Fälle zu beobachten. Häufig sind Herzrhythmusstörungen, die aber in aller Regel ungefährlich sind und durch den Kontakt des Bioptoms mit dem Endokard zustande kommen.

In unserem Hause führen wir seit einiger Zeit die linksventrikulären Myokardbiopsien über die Arteria radialis durch (▶ Abschn. 3.2.2 Punktionsvarianten). Dazu verwenden wir einen schleusenlosen hydrophil beschichteten Führungskatheter (MP1, Eauth Cath©, ASAHI). Dieser verfügt über ein großes Innenlumen während das Außenlumen 6F entspricht. Mithilfe des mitgelieferten geraden Dilatators, der die Lücke zwischen Führungsdraht und Katheter schließt, wird dieser über die Arteria radialis bis in die Aorta ascendens geführt, um dann zur Aortenklappenpassage gegen einen 6F-Pigtail ausgetauscht zu werden. Nach Entfernung des Pigtails wird der Führungskatheter im

2

linken Ventrikel platziert und das Bioptom (5.4F, Maslanka) zur Entnahme der Biopsien eingeführt (Schäufele et al. 2015). Ein großer Vorteil der transradialen Myokardbiopsie im Vergleich zum Zugang über die Arteria femoralis besteht in den geringeren Blutungsrisiken sowie in der sofortigen Mobilisation der Patienten.

2.4.6 Persistierendes Foramen ovale, Vorhofseptumdekt und interventioneller Verschluss

Persistierendes Foramen ovale und Vorhofseptumdekt

■ Pathophysiologie

Das offene bzw. persistierende Foramen ovale (PFO) ist eine kulissenförmige Öffnung zwischen dem linksatrialen Septum primum und dem rechtsatrialen Septum secundum im Bereich der Fossa ovalis (■ Abb. 2.36). Im Fetalkreislauf dient das PFO als physiologische Verbindung für den Blutstrom vom rechten in den linken Vorhof, da der Kreislauf der noch nicht entfalteten Lunge umgangen werden muss. Nach der Geburt kommt es in der Regel zum funktionellen Verschluss. In etwa 25 % bleibt ein PFO erhalten.

Das PFO ist vom Vorhofseptumdefekt (ASD) abzugrenzen. Beim ASD findet sich ein echter Defekt der Vorhofscheidewand, weshalb ständig Blut aus dem linken Vorhof (höherer Druck) in den rechten Vorhof (niedrigerer Druck) gelangt. Die Folge eines solchen langjährigen Links-rechts-Shunts kann letztlich eine zunehmende Rechtsherzinsuffizienz durch die anhaltende Volumenbelastung des rechten Ventrikels sein. Der Vorhofseptumdefekt verursacht häufig bis ins Erwachsenenalter keine Symptome. Deshalb bleibt er oft lange unentdeckt. Beim PFO ist dagegen unter Ruhebedingungen meist kein Shunt nachzuweisen, nur bei bestimmten Belastungen (schweres Heben, Pressen, Valsalva-Manöver) kann es allerdings als Folge des Druckanstieges im rechten Vorhof zu einem kurzzeitigen Blut-

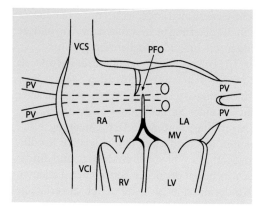

■ **Abb. 2.36**   Anatomische Lage des PFO (Pfeil). LA/RA = linker/rechter Vorhof, TV = Trikuspidalklappe, MV = Mitralklappe, PV = Pulmonalvene, VCI/VCS = untere/obere Hohlvene, LV/RV = linker/rechter Ventrikel (Erdmann und Riecker 1996)

übertritt vom rechten in den linken Vorhof kommen.

Der Verschluss eines PFO bzw. ASD soll den Übertritt von Emboliematerial (beispielsweise bei Bein- oder Beckenvenenthrombosen) in den linken Vorhof und damit in den arteriellen Blutkreislauf verhindern. Der Verschluss eines ASD gilt zusätzlich als indiziert, wenn das Verhältnis zwischen pulmonalem und systemischem Blutfluss 1,5:1 erreicht und/oder die rechten Herzhöhlen vergrößert sind (Bayard und Sievert 2006).

■ Symptome

Ein PFO für sich gesehen verursacht keinerlei Symptomatik. Bei Patienten mit sogenanntem kryptogenem, also unerklärlichem Schlaganfall kann es aber in bestimmten Situationen als Übertritt für gekreuzte oder paradoxe Embolien verantwortlich gemacht werden. Dies trifft vor allem dann zu, wenn sich in der transösophagealen Echokardiografie (TEE) ein spontaner Kontrastmittelübertritt sowie ein Vorhofseptumaneurysma, also eine Auslenkung um mehr als 10 mm, finden. Ein kryptogener Schlaganfall liegt dann vor, wenn der betroffene Patient keine anderen potenziellen Ursachen für eine arterielle Embolie aufweist. Aus heutiger Sicht kann die Indikation zum

Verschluss des PFO im Einzelfall gegeben sein, insbesondere dann, wenn alle drei o.g. Faktoren erfüllt sind (Carroll et al. 2013).

Ein ASD kann prinzipiell ebenfalls als Übertrittsort für paradoxe Embolien in Erscheinung treten, Wesentlich häufiger ist aber die sekundäre Symptomatik durch das Auftreten einer Rechtsherzinsuffizienz.

▪ Diagnose

Der Nachweis eines PFO/ASD erfolgt durch eine transösophageale Echokardiokardiografie (TEE). Zur weiteren Diagnostik gehören EKG und Langzeit-EKG, Doppler- und Duplexsonografie der hirnversorgenden Arterien sowie eine ausführliche Gerinnungsanalyse. Bei Vorliegen eines ASD sollte immer neben einer invasiven Shuntbestimmung und der Bestimmung des pulmonalarteriellen Widerstandes, mittel entsprechender bildgebender Verfahren wie Kardio MRT oder -CT, ein angeborenes Vitium, wie ein Sinus Venosus Defekt oder eine Fehleinmündung der oberen Hohlvene, ausgeschlossen werden, da dies erhebliche Auswirkungen auf die Therapie hat. Darüber hinaus kann ein ASD in einfacher, aber auch in multifenestrierter Form vorliegen.

▪ Therapie

Es gibt mehrere therapeutische Möglichkeiten, um das Rezidivrisiko von Schlaganfällen bei Patienten mit PFO/ASD zu senken:

- Medikamentös mit Thrombozytenaggregationshemmern bzw. Antikoagulation: Verschiedene Arbeiten haben belegt, dass Patienten trotz ASS- bzw. Marcumar-Therapie weiterhin als risikobehaftet gelten.
- Chirurgischer Verschluss: Dieser bietet den Vorteil, dass eine Langzeittherapie mit ASS bzw. Marcumar vermieden wird.
- Katheterinterventioneller Verschluss: Dieses Verfahren ist weniger invasiv, damit weniger belastend für den Patienten und macht einen kürzeren Krankenhausaufenthalt notwendig. Aus diesen Gründen hat sich das Verfahren in den letzten Jahren zunehmend als Therapie etablieren

können. Derzeit existieren allerdings noch keine direkten Vergleichszahlen zwischen den einzelnen Therapieformen.

Interventioneller Verschluss

Zur Durchführung des Verschlusses eines ASD im HK-Labor werden zusätzlich ein transösophageales Ultraschallgerät und ein Pulsoximeter benötigt. Der Patient wird sediert, z. B. mit einer kontinuierlichen Propofolinfusion oder Midazolam. Zusätzlich erfolgen die Lokalanästhesie der zu punktierenden Leiste sowie eine Rachenanästhesie vor Einführung der TEE-Sonde. Außerdem erhält der Patient eine Endokarditisprophylaxe (z. B. 2 g Cefazolin als Kurzinfusion).

Nach Zugang über die Leistenvene wird der ASD zunächst direkt sondiert, was meist am besten in der AP-Projektion gelingt. Hierzu empfiehlt sich ein Multipurposekatheter, der dann unter vorsichtiger Sondierung mit einem weichen Führungsdraht in einer der in das linke Atrium (LA) einmündenden Lungenvenen platziert wird. Dabei ist strikt darauf zu achten, dass das linke Vorhofohr (LAA) gemieden wird. Danach wird ein harter überlanger Draht eingeführt und ein Heparinbolus (gewichtsadaptiert zwischen 5 und 10000 I.E.) verabreicht. Zur Bestimmung der Größe des benötigten Verschlusssystems wird über den liegenden Draht ein Messballon genau im ASD platziert und dort inflatiert. Anschließend wird über den Draht eine 11 oder 12 F starke Schleuse bis in den linken Vorhof vorgeschoben. Darüber wird das zusammengefaltete Verschlusssystem (Schirmchen) eingeführt und unter Röntgen- und TEE-Kontrolle platziert.

Das zweiteilige Schirmchen besteht aus einem speziellen Metallgeflecht (Nitinol) mit einer Memoryfunktion. Es sitzt auf einem sehr stabilen Führungsdraht und wird zusammengefaltet durch die Schleuse eingeführt. Am Bestimmungsort entfaltet sich das Schirmchen nach Freigabe aus der Schleuse wieder zu seiner ursprünglichen Form (◘ Abb. 2.37). Im LA wird dazu der erste Schirmchenteil bei fixiertem Führungsdraht durch Zurückziehen der Schleu-

2

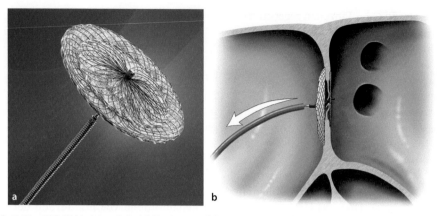

◘ **Abb. 2.37**   PFO-Okkluder. **a.** Beispiel für einen entfalteten PFO-Okkluder; **b.** Okkluder im PFO platziert mit Haltemechanismus (Delivery-System) (mit freundlicher Genehmigung der Firma AGA Medical)

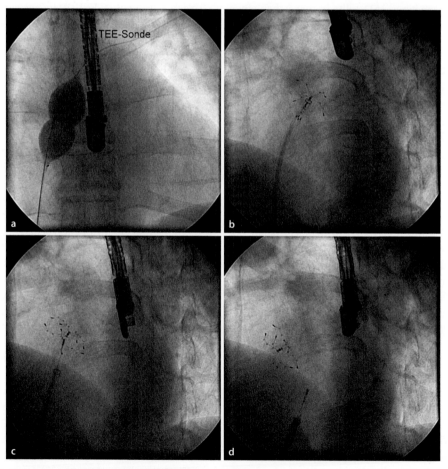

◘ **Abb. 2.38**   Okkluder-Implantation. **a** Zur Bestimmung der Größe wird der Ballon im ASD entfaltet; **b** die erste Hälfte des Schirmchens wird im linken Vorhof frei-gesetzt; **c** die zweite Hälfte des Schirmchens wird im rechten Vorhof entfaltet; **d** das Schirmchen ist vom Katheter abgelöst und damit implantiert

se freigegeben und vorsichtig an das intraatriale Septum zurückgezogen. Stellt sich ein deutlich wahrnehmbarer Widerstand ein, wird durch weiteres Zurückziehen der Schleuse der rechtsatriale Anteil freigegeben. Die Kontrolle des korrekten Sitzes erfolgt durch TEE und Röntgen in der LAO-25°-Projektion. Bis zu diesem Zeitpunkt kann das System noch vollständig geborgen und zurückgezogen werden, sollte es zu Problemen kommen. Erst nach nochmaliger Kontrolle durch Ultraschall und Röntgen wird das Schirmchen vom Haltemechanismus gelöst und ist implantiert (◘ Abb. 2.38).

Der Verschluss eines PFO erfolgt in vielen Schritten analog zum ASD-Verschluss. Da auf eine invasive Größenbestimmung mittels Messballon verzichtet werden kann, ist aber in den meisten Fällen, sofern eine sorgfältige Vordiagnostik durchgeführt wurde keine periprozedurale TEE-Kontrolle nötig.

Die Platzierung des Schirmchens erfolgt unter Durchleuchtungskontrolle analog zur Platzierung beim ASD-Verschluss. Dann erfolgt eine Darstellung der Kreislaufpassage, indem in der LAO-25°-Projektion ein 30 ml Bolus Kontrastmittel (KM) in 1:1 Verdünnung mit NaCl injiziert und gefilmt wird. Nach Anfärbung des rechten Vorhofes folgt eine kurze KM freie Phase, gefolgt von einer Anfärbung des linken Vorhofes, nachdem das Kontrastmittel die Lungenpassage absolviert hat. Bei korrektem Sitz kommt der PFO-Occluder parallel zum gut beurteilbaren Septum zur Darstellung. Ein geringfügiger Kontrastmittelübertritt kann toleriert werden, da dieser nach vollständiger Epithelisierung verschwindet.

Der Verzicht auf eine TEE und damit Sedierung führt zu einer erheblichen Erleichterung des Eingriffs.

2.4.7 Linkes Vorhofohr und interventioneller Verschluss

Linkes Vorhofohr (LAA)

■ Pathophysiologie

Das linksatriale Herzohr oder LAA (left atrial appendage) ist eine 2–4 cm lange, tubuläre

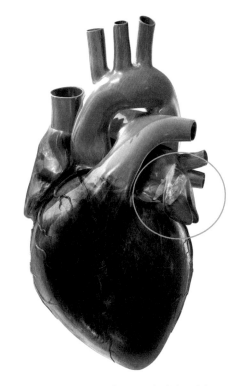

◘ **Abb. 2.39** Anatomische Lage des linksatrialen Herzohrs (mit freundlicher Genehmigung der Firma St. Jude Medical)

Struktur und eine Ausstülpung des linken Vorhofes. Es liegt neben dem Lungenarterienstamm (Truncus pulmonalis) und geht entwicklungsgeschichtlich auf den embryonalen Vorhof zurück. Das linke Herzohr ist der einzige Teil des linken Vorhofs, der auf der Ventralseite des Herzens zu sehen ist (◘ Abb. 2.39).

Das linksatriale Herzohr nimmt eine besondere Stellung in der Pathophysiologie des Schlaganfalls ein, wenn dieser ursächlich durch Vorhofflimmern ausgelöst wird. Man geht davon aus, dass 90 % der Thromboembolien ihren Ursprung im linken Herzohr haben. Vorhofflimmern ist die häufigste Herzrhythmusstörung und zeigt eine starke Altersabhängigkeit. In den entwickelten Ländern sind etwa 1,5 % der Bevölkerung betroffen. Der Anteil der Schlaganfälle in Folge in Vorhofflimmern steigt bei über 80-jährigen Menschen auf 23%.

Höchste Priorität bei der Behandlung von Vorhofflimmern hat die antiarrhythmische Therapie und die Thromboembolieprophylaxe. Dazu zählen die Therapie mit Vitamin-K-Antagonisten (Cumarine) sowie den oralen Xa-Antagonisten und Thrombinantagonisten. Trotzdem erhält ein hoher Anteil der für eine orale Antikoagulation geeigneten Patienten aufgrund zahlreicher Begleiterkrankungen und auch aus Furcht vor intrazerebralen Blutungen keine antikoagulatorische Therapie. Für diese Patienten kann der interventionelle Verschluss des linken Herzohrs eine Alternative sein (Reddy et al. 2014)

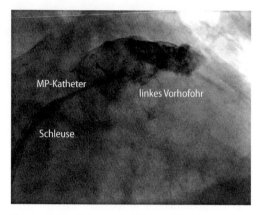

◘ **Abb. 2.40** Linkes Vorhofohr, Darstellung mit Kontrastmittel

■ **Voruntersuchungen**

Zur Klärung der Anatomie und Morphologie des Vorhofohrs sowie zum Thrombenausschluss ist eine transösophageale Echokardiografie (TEE) erforderlich.

Interventioneller Verschluss des LAA

Die vorbereitenden Maßnahmen zur Durchführung der Prozedur im HKL sind die gleichen wie beim ASD-Verschluss. Der Eingriff wird unter TEE-Kontrolle durchgeführt, der Patient wird sediert vorzugsweise mit einer kontinuierlichen Propofolinfusion und zusätzlich mit Pulsoximeter überwacht. Im Gegensatz zum ASD-Verschluss, bei dem ein 2D-TEE i. d. R. völlig ausreicht, ist für die Durchführung des LAA-Verschlusses eine 3D-TEE-Sonde von Vorteil. Dabei kommt es weniger auf die Darstellung der 3D-Rekonstruktion an, sondern vor allem auf die Möglichkeit der simultanen Darstellung zweier Ebenen. Dies ist nicht nur bei der Platzierung des Occluders, sondern insbesondere bei der transseptalen Punktion (s. u.) notwendig.

Des Weiteren erhält der Patient eine Antibiose als Kurzinfusion (z. B. 2 g Cefazolin) und gegebenenfalls einen Blasenkatheter. Es wird ein venöser und fakultativ ein arterieller 4F-Zugang benötigt. Die venöse Punktion erfolgt in der Vena femoralis communis rechts als Zugang für die transseptale Punktion (▶ Abschn. 3.2.2 Punktionsvarianten). Der arterielle

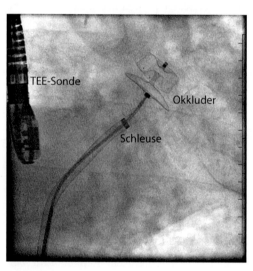

◘ **Abb. 2.41** Entfalteter LAA-Okkluder vor der Freisetzung

Zugang dient der Blutdruckkontrolle und kann bei Einlegen eines Pigtailkatheters auf die Aortenklappenebene als Landmarke dienen.

Nach der Punktion des Septums und Verabreichung von Heparin in therapeutischer Dosis (meist 1.000 IE/10kg/KG, Ziel-ACT 250s) erfolgt die Positionierung der eingewechselten Schleuse im Vorhofohr. Durch Injektion von Kontrastmittel über einen Multipurpose-Katheter (MP) wird das LAA sowohl in RAO20°/CRAN15° als auch in RAO20°/

CAUD15°-Projektion nach sorgfältiger Kalibrierung, meist über den MP, vermessen. Anschließend erfolgt die Vorbereitung des ausgewählten Okkludersystems; wichtig ist eine ausreichende Entlüftung des Systems. Das vorbereitete System wird über die Schleuse im LAA platziert und unter TEE- und Röntgenkontrolle entfaltet und nach sorgfältiger Lagekontrolle frei gesetzt. Es empfiehlt sich alle 30 Minuten eine ACT Kontrolle durchzuführen (◻ Abb. 2.40, ◻ Abb. 2.41).

2.5 Periphere Gefäßerkrankungen und Interventionsmöglichkeiten im HK-Labor

Aufgrund der großen Erfahrungen aus der Koronarangioplastie werden in einigen Herzkatheterlaboren auch weitere Gefäßerkrankungen interventionell behandelt.

2.5.1 Nierenarterienstenose

■ Pathophysiologie

Die Stenose einer Nierenarterie (NAST) kann die Funktion des gesamten Organismus stark beeinflussen, da die Nieren die wichtigsten Organe zur Regelung des Wasser- und Elektrolythaushaltes sind. Außerdem werden durch sie Endprodukte des Stoffwechsels und Fremdsubstanzen ausgeschieden. Wenn eine Nierenarterienstenose vorliegt, resultiert sehr häufig eine arterielle Hypertonie, die nicht gut auf eine medikamentöse Behandlung anspricht. Aufgrund der NAST entsteht ein Druckabfall in der betroffenen Niere, was zur Reninausschüttung und damit zur Blutdruckerhöhung führt. Im weiteren Verlauf kann es durch die mangelnde Durchblutung zur Nierenschrumpfung kommen. Ursachen für eine Nierenarterienstenose sind meist erworbene atherosklerotische Veränderungen. Seltener sind NAST durch eine fibromuskuläre Dysplasie.

■ Symptome

Eine Nierenarterienstenose äußert sich in manifester, medikamentös schlecht einstellbarer, arterieller Hypertonie und/oder Nierenfunktionseinschränkungen.

■ Diagnostik

Sie erfolgt durch Duplexsonografie ggf. MRT und Nierenszintigrafie. Zur besseren Bestimmung der Engstelle bzw. in unklaren Fällen ist die abdominelle Aortografie mit selektiver Nierenarteriendarstellung die entscheidende diagnostische Methode.

■ Therapie

Bei einer hämodynamisch relevanten NAST stehen prinzipiell zwei therapeutische Möglichkeiten zur Verfügung. Eine chirurgische Versorgung durch Anlage eines Bypasses wird heute seltener durchgeführt. Häufiger ist eine perkutane transluminale Angioplastie (PTA) der NAST die Therapie der Wahl.

Die Durchführung entspricht im Wesentlichen einer PTCA mit Stentimplantation. Über die Arteria femoralis wird ein spezieller renaler Führungskatheter (meist F 8, Länge 65 cm) im Ostium der zu dilatierenden Nierenarterie (NA) platziert. Über diesen wird ein Führungsdraht (es können PTCA-Führungsdrähte verwendet werden) in die NA distal der Stenose eingeführt. Nach Verabreichung eines Heparinbolus (meist 5000 I.E.) wird der Ballonkatheter (Durchmesser 4–8 mm, Länge meist 20 mm) in der Stenose platziert und aufgedehnt. In aller Regel wird anschließend ein vormontierter Stent (Durchmesser 4–9 mm, Länge ca. 18 mm) implantiert (◻ Abb. 2.42).

In etwa 50 % der Fälle wird eine Reduktion des Blutdruckes mit der Nieren-PTA erzielt. Die Rezidivrate liegt bei 10–15 % und damit erheblich niedriger als bei der PTCA. Das hängt im Wesentlichen mit dem größeren Gefäßdurchmesser zusammen. Eine medikamentöse Therapie mit ASS und Iscover nach PTA und Stentimplantation wird empfohlen.

2

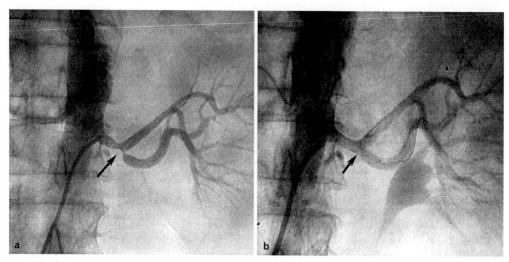

◘ **Abb. 2.42**   Nierenarterienstenose. **a.** Hochgradige NAST; **b.** nach PTA und Stentimplantation

2.5.2 **Stenose der Arteria carotis**

▪ **Pathophysiologie**

Jährlich erleiden in Deutschland etwa 300000 Menschen einen Schlaganfall. Diese akute Durchblutungsstörung des Gehirns führt in 15 % der Fälle zum Tod und ist damit die dritthäufigste Todesursache nach Herzinfarkt und Krebserkrankungen. Anzeichen eines drohenden Gefäßverschlusses ist oft die transitorisch ischämische Attacke (TIA), bei der sich die neurologischen Beschwerden innerhalb von 24 Stunden wieder vollständig zurückbilden. In 30 % der Fälle ist der Schlaganfall die Folge von Stenosen an den hirnversorgenden Arterien.

Die häufigste Ursache für Veränderungen an den extrakraniellen Hirnarterien ist mit 85 % die Atherosklerose. Davon können sowohl Arteria carotis communis als auch Arteria carotis externa und Arteria carotis interna betroffen sein (Buchwalsky 1999).

▪ **Symptome**

Zu den häufigsten Symptomen zählen Synkopen, Doppelbildsehen, Drehschwindelanfälle, Sprach-, Schluck- sowie Hörstörungen und Lähmung von Gliedmaßen (Hemiparese).

▪ **Diagnose**

Die Diagnose erfolgt mittels Duplexsonografie, Computertomogramm (CT) und Elektroenzephalogramm (EEG). Es wird ein neurologischer Befund sowie eine neurovaskuläre Anamnese erhoben.

▪ **Therapie**

Bei asymptomatischen Patienten mit nachgewiesenen Stenosen unter 70 % steht eine medikamentöse Therapie mit ASS, Iscover und evt. Marcumar im Vordergrund.

Symptomatische Patienten mit Stenosen über 70 % profitieren von einer operativen Behandlung. Die Standardmethode war bisher die Thrombendarteriektomie (TEA) mit operativer Ausschälung des Plaquematerials. Die Rate an schwerwiegenden Komplikationen wie Tod oder großer Insult lagen bei ca. 3 %. Mitte der 80er Jahre wurde die Methode der Carotis-PTA eingeführt. Jedoch durch das Auftreten von Schlaganfällen durch abgeschwemmtes Plaquematerial und Thromben sowie Rezidivraten von 50 % wurde diese Methode erheblich belastet.

Durch mehrere Änderungen des Verfahrens konnten entscheidende Fortschritte erzielt werden. Dazu gehört zunächst eine Vordehnung mittels eines unterdimensionierten

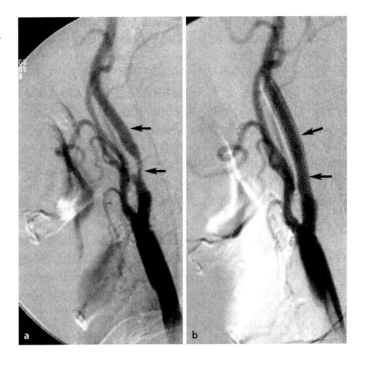

■ **Abb. 2.43** Hochgradige Stenose der Arteria carotis interna. **a** vor und **b** nach PTA mit Stentimplantation (Goldyn 2003)

Ballons. Anschließend wird ein Stent zur Abdeckung des Plaquematerials implantiert. In der Regel werden selbstexpandierende Stents verwendet. Diese können durch Druck von außen (zugeknöpftes Hemd, rasieren) nicht bleibend deformiert werden, im Gegensatz zu den früher verwendeten ballonexpandierenden Stents. Zur Vermeidung von zerebralen Embolien durch die Ablösung von Plaques oder Thrombenbildung während des Eingriffes werden Führungsdrahtsysteme mit Embolieschutzvorrichtungen verwendet. Diese Schirmchensysteme werden oberhalb der Stenose platziert und dort entfaltet. Dabei wird der Blutfluss erhalten und evtl. ablösendes Material wird im Schirmchen aufgefangen.

Das Vorgehen ist ähnlich wie bei der PTCA. Über eine F 8-Schleuse in der Arteria femoralis wird ein spezieller Führungskatheter (z. B. JR4 oder MP, F8) in der entsprechenden Arteria carotis communis deutlich unterhalb der Stenose platziert. Das Führungsdrahtsystem zum Embolieschutz wird eingeführt. Ein Führungsdraht, es können auch hier PTCA-Führungsdrähte verwendet werden, wird bis distal der Stenose geführt und über diesen ein Ballonkatheter (Koronarballon 4,0 mm) in der Stenose platziert und diese vordilatiert. Anschließend wird der selbstexpandierende Stent eingebracht und durch Zurückziehen der den Stent umgebenden Schutzhülle entfaltet (■ Abb. 2.43). Die medikamentöse Nachsorge besteht in der Therapie mit ASS und Iscover.

Die Rate der schweren Komplikationen bei den durch PTA behandelten Patienten liegt inzwischen nicht höher als bei den operativen Verfahren. Die Rezidivrate beträgt bei erfolgreicher Stentimplantation 2–3 %. Diese positiven Ergebnisse rechtfertigen es, die im Vergleich zur Operation schonendere Methode anzuwenden. Deshalb könnten in den kommenden Jahren auch zunehmend Carotis-PTA in kardiologischen Abteilungen durchgeführt werden.

2.5.3 Aortendissektion und Aortenaneurysma

■ **Pathophysiologie**

Manifeste Aortenerkrankungen sind relativ selten, sie tragen jedoch zu einer hohen kardiovaskulären Mortalität bei. Aortenerkrankungen können erblich sein, wie z. B. das Marfan-Syndrom (Erbkrankheit, die zu Veränderungen des Knochenaufbaus und der Muskulatur mit übermäßigem Längenwachstum der Extremitäten führt), die zur Ausbildung von thorakalen Aneurysmen und Dissektionen neigen. Erkrankungen der Aorta im Erwachsenenalter gehen meist auf atherosklerotische Wandveränderungen zurück. Die degenerativen Veränderungen können zu Einrissen der Gefäßinnenhaut führen. Risikofaktoren sind in erster Linie die arterielle Hypertonie sowie Rauchen und Hypercholesterinämie. Eine weitere Ursache sind Aortenrupturen durch Unfälle sowie entzündliche und Autoimmunerkrankungen, die zu einer Schwächung der Aortenwand führen können.

■ **Symptome**

Typisches Symptom einer Aortendissektion ist der reißende Thoraxschmerz, meist verbunden mit dem Gefühl der Todesangst. Dissektionen der Aorta können aber auch schmerzfrei auftreten. Häufig geraten diese Patienten in einen Schockzustand.

■ **Diagnose**

Für die Diagnose einer Aortendissektion werden verschiedene bildgebende Verfahren eingesetzt. Dazu gehören transösophageale Echokardiografie (TEE), kontrastmittelverstärkte Computertomograhie (CT) sowie Magnetresonanztomografie (MRT). Die Dissektion wird danach klassifiziert, ob Aorta ascendens und Aortenbogen mitbetroffen sind (De-Bakey- und Stanford-Klassifikation).

■ **Therapie**

Der Patient mit akuter Aortendissektion ist intensivpflichtig. Die Therapie richtet sich nach dem Krankheitsverlauf der verschiedenen Typen. In ganz bestimmten Fällen können Patienten mit einer Aortendissektion auch interventionell behandelt werden.

Indikationen für eine Aortenstentgraft-Implantation im HK-Labor sind Aortendissektionen, die nur die Aorta descendens betreffen, jedoch Komplikationen verursachen. Die Durchführung ist technisch aufwändig und wird in Zusammenarbeit von Kardiologen, Gefäßchirurgen und Anästhesisten durchgeführt. Der Eingriff erfolgt in Vollnarkose. Da ein Einführbesteck von 24 F benötigt wird, ist eine Freilegung der Arteria femoralis notwendig. Über einen liegenden Pigtail-Katheter wird ein speziell verstärkter Führungsdraht in der Aorta platziert, über den die Aortenprothese unter Durchleuchtung vorsichtig vorgeschoben

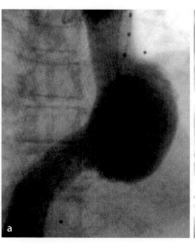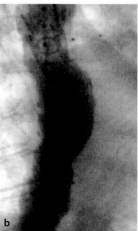

☐ **Abb. 2.44** Aortenaneurysma. **a** Aortenaneurysma; **b** nach Implantation einer Stentgraftprothese (Baumgart 2003)

und genau platziert wird. Vor der eigentlichen Implantation sollte der systemische Druck vorübergehend auf einen Mitteldruck von 40–50 mmHg durch vasoaktive Substanzen gesenkt werden. Dadurch wird die exakte Implantation erleichtert. Durch Zurückziehen der Schutzhülle wird der selbstexpandierende Stent entfaltet (◘ Abb. 2.44). Nach Beendigung und Entfernung der Einführbestecke wird die Arteria femoralis durch eine chirurgische Gefäßnaht verschlossen (Bauer 1998).

Eine Bewertung dieser Methode ist aufgrund der geringen Zahl behandelter Patienten bisher nicht möglich. Langzeitstudien müssen den Wert dieser Therapie im Vergleich zur Operation noch evaluieren.

2.6 Elektrophysiologie

Die elektrophysiologische Untersuchung (**EPU**) ermöglicht die genaue Beurteilung von Herzrhythmusstörungen hinsichtlich Ursache, Mechanismen, prognostischer Bedeutung und Therapiemöglichkeiten.

Die klinische Beurteilung von Herzrhythmusstörungen erfolgt üblicherweise zunächst mit Hilfe von EKG, Langzeit-EKG und Belastungs-EKG. Ist dadurch keine Klärung der Ursache der vermuteten oder bereits dokumentierten Herzrhythmusstörung möglich, besteht die Indikation zur invasiven elektrophysiologischen Untersuchung. Erste invasive Diagnoseverfahren gehen auf Scherlag und Damato zurück und wurden seit Anfang der 1980er Jahre zu Routineverfahren entwickelt. Diese Untersuchungsmethode ermöglichte erstmals nicht nur eine beschreibende Darstellung von Rhythmusstörungen (mit Oberflächen-EKG), sondern auch die Aufdeckung der zugrunde liegenden Mechanismen. Jene waren wiederum Grundlage für gezielte chirurgische Eingriffe am Herzen zur Behandlung von Herzrhythmusstörungen.

Das weit weniger invasive Behandlungsverfahren der **Katheterablation** wurde 1979 von Vedel zufällig entdeckt. Die Abkehr vom Gleichstrom und die Einführung des Hochfrequenzstroms als Energiequelle für die Katheterablation führten zu einer deutlichen Reduktion der Komplikationen. Dadurch sind heute weitgehend schmerzfreie und mit wenigen Komplikationen belastete therapeutische Eingriffe am Herzmuskelgewebe zur Behandlung von Herzrhythmusstörungen möglich. Die erste Abhandlung zur Hochfrequenzstromablation eines WPW-Syndroms wurde von M. Borggrefe 1980 veröffentlicht. K.-H. Kuck und W. Jackman etablierten die Katheterablation mittels Hochfrequenzstrom zur Therapie der ersten Wahl beim Wolff-Parkinson-White(WPW)-Syndrom.

Die EPU ist eine Untersuchung zum Studium des Reizleitungssystems, Auffinden des Entstehungsortes einer Arrhythmie und deren Diagnostik. Dazu werden im Allgemeinen drei sogenannte Stimulationskatheter an markante Stellen des Reizleitungssystems gelegt. Die Stimulationskatheter werden mit einer elektrophysiologischen Mess- und Stimulationseinheit verbunden und über diese wird das intrakardiale EKG abgeleitet (◘ Abb. 2.45). Dann werden elektrische Impulse (Stimulation) über die Katheter an bestimmte Orte des Reizleitungssystems abgegeben und zwar in einer definierten Programmfolge, um die Rhythmusstörung auszulösen und wieder zu beenden. Mit dieser Technik werden also der Ort der Entstehung sowie der Mechanismus der Rhythmusstörung geklärt, sodass die Therapie geplant werden kann.

Die Katheterablation ist eine Therapieform, bei der die pathologischen Strukturen (akzessorische Leitungsbahnen), die für eine Rhythmusstörung verantwortlich sind, verödet werden. Das Besondere ist: Man kann durch diese Maßnahme eine reale Heilung und nicht nur eine Besserung der Beschwerden herbeiführen. Der Erfolg der Ablation wird durch anschließende Stimulation überprüft, wobei die Rhythmusstörung im Erfolgsfall nicht mehr ausgelöst werden kann.

Schwerwiegende Komplikationen bei EPU und Ablation sind ausgesprochen selten. Bei der Ablation kann es aufgrund der Anwendung hochfrequenten Stroms zur Thrombusbildung kommen. Deshalb wird prophylaktisch intrave-

2

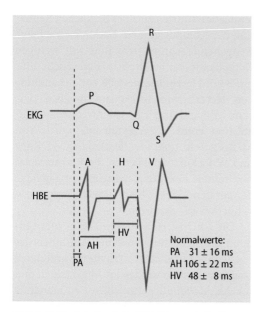

Normalwerte:
PA   31 ± 16 ms
AH 106 ± 22 ms
HV   48 ±   8 ms

◘ **Abb. 2.45**   Intrakardiales EKG. Schematische Darstellung eines HIS-Bündel-EKG (HBE) im Vergleich zur konventionellen Ableitung (EKG)

nös ein Heparinbolus und danach 3 Monate lang ASS oral verabreicht. In sehr seltenen Fällen können Perikardergüsse entstehen, die punktiert werden müssen. Bei 0,5 % der Patienten mit der sogenannten AV-Knoten-Tachykardie kommt es zur unabsichtlichen Zerstörung der AV-Überleitung (totaler AV-Block), woraufhin der Patient schrittmacherpflichtig wird.

Bei speziellen elektrophysiologischen Fragestellungen wie atriale oder ventrikuläre Tachykardien kommen sogenannte 3-D-Mapping-Systeme wie z. B. das Carto-System zum Einsatz. Diese Systeme erstellen auf magnetischer Basis ein farbkodiertes dreidimensionales Bild kardialer Aktivierungssequenzen.

2.6.1 Indikationen zur EPU

— Tachykardie mit **schmalem** Kammerkomplex (stets eine supraventrikuläre Tachykardie):
    — Atriale Tachykardie
    — AV-Knoten-Reentry-Tachykardie (AVRNT)

— Tachykardie bei WPW-Syndrom
— Sehr seltene Formen (Sinusknoten-Reentry-Tachykardie, permanente, junktionale Reentry-Tachykardie)
— Tachykardie mit **breitem** Kammerkomplex:
    — Alle supraventrikulären Tachykardien mit frequenzabhängigem Schenkelblock
    — Ventrikuläre Tachykardie (= Kammertachykardie)
    — Sonderform: antidrome Tachykardie bei WPW-Syndrom, Tachykardie bei Mahaim-Faser
    — Synkopen unklarer Genese

2.6.2 Indikationen zur Ablation

— AV-Knoten-Reentry-Tachykardie
— WPW-Syndrom
— Atriale Tachykardie und Kammertachykardie
— Vorhofflattern
— Vorhofflimmern (VHF)
— Sehr häufige monomorphe ventrikuläre Extasystolen (VES) (Bigeminus)

AVRNT und WPW-Syndrom können heute mit großer Zuverlässigkeit und Sicherheit durch Hochfrequenzablation (HF) dauerhaft beseitigt werden. Ebenfalls gute Erfolge lassen sich bei atrialen Tachykardien, bei Vorhofflattern und bei anhaltenden Kammertachykardien erzielen. Diese Rhythmusstörungen werden nur dann durch Ablation behandelt, wenn Medikamente nicht wirksam sind oder eine Unverträglichkeit dagegen besteht. Zunehmend wird jedoch schon frühzeitig eine Ablation in Erwägung gezogen, bevor viele Medikamente ausprobiert werden.

Das Vorhofflimmern ist die häufigste und klinisch relevanteste Herzrhythmusstörung. Die therapeutischen Bemühungen haben zum Ziel, thromboembolische Komplikationen zu verhindern (durch Einnahme von Marcumar) und darüber hinaus den Sinusrhythmus wieder herzustellen (durch Elektrokardioversion). Dies gelingt jedoch nur in weniger als 50 % der

Fälle. Prinzipiell ist VHF angesichts der bisherigen Erfahrungen mithilfe der Hochfrequenzablation heilbar. «Zum jetzigen Zeitpunkt ist es jedoch ein experimentelles Therapieverfahren, das nur hochsymptomatischen und konventionell nicht behandelbaren Patienten vorbehalten sein sollte.» (Kalusche 2000). Außerdem ist es ein sehr langwieriger, viele Stunden dauernder Eingriff, der durch die notwendige doppelte transseptale Punktion und Komplikationen wie atrio-ösophagiale Fisteln und prozedurassoziierte Thromboembolien oder Pulmonalvenenstenosen nicht ohne Risiko für den Patienten ist.

Literatur

Alfieri O, Maisano F, De Bonis M, Stefano PL (2001) The double-orifice technique in mitral valve repair: A simple solution for complex problems. J Thorac Cardiovasc Surg. 122:674-681

Athanasiadis A (2004) Koronarspasmen bei angiografisch normalen Koronararterien. Dtsch Med Wochenschr 129: 2657–2659

Bauer E (1998) Erfahrungen bei 100 konsekutiven ambulanten Koronarangiografien unter Verwendung der A. radialis als Zugang. Kardiologie Assistenz 4:12–14

Baumgart D., Thorakale Aortenstentimplantation. Kardiologie Assistenz 4/2003:12–14

Bayard Y, Sievert H (2006) Herz Kreislauf kompakt Herausgeber Vallbracht C, Kaltenbach M, Springer

Bonzel et al. (2008) Leitlinie Percutane Coronarintervention (PCI) Herausgeber DGK Clin Res Cardiol 97:513–547

Buchwalsky G (1999) Die Katheterintervention als Alternative zur Gefäßchirurgie bei Arteria-carotis-Stenosen. Kardiologie Assistenz 3:10–12

Carroll et al. (2013) Closure of patent foramen ovale versus medical therapy after cryptogenic stroke. N Engl J Med.; 368:1092-100

Cribier A et al. (2009) Technique of Transcatheter Aortic Valve Implantation with the Edwards-Sapien® Heart Valve Using the transfemoral Approach

Di Mario et al (2007) European perspective in the recanalisation of Chronic Total Occlusions (CTO): consensus document from the EuroCTO Club. Eurointervention 3:30-43

Erdmann E, Riecker G (1996) Klinische Kardiologie. Heidelberg: Springer

Favero et al (2010) Cardiac and Extracardiac Complications during CTO Interventions: Prevention and Management. Interv Cardiol 2:355-67

Feldmann T, Kar S, Rinaldi M, Fail P, Hermiller J (2009) Percutaneous mitral repair with the mitraclip system: safety and midterm durabiltiy in the intial everest cohort J Am Coll Cardiol. 54:686-694

Frerker Ch, Schäfer U, Schewell D, Krüger M (2009) Die perkutane Mitralklappenintervention – eine Alternative zur konventionelle Herzchirurgie Herz Heft 6 Number 6

Goldyn G L (2003) Praxishandbuch Angiographie. Steinkopff

Hamm CW (2004) Leitlinien Akutes Koronarsyndrom (ACS). Herausgeber DGK Z Kardiol 93: 72–90

Hochman et al. (2006) Occluded Artery Trial Investigators. Coronary Intervention for persistent occlusion after myocardial infarction N Engl J Med 355:2395-407

Kaltenbach M (1989) Kardiologie Information. Steinkopff

Kalusche D (2000) Vorhofflimmern: Heilung durch fokale Hochfrequenz-Katheterablation? Z Kardiol 89: 1141–1145

Kandolf R (2004) Virusätiologie der inflammatorischen Kardiomyopathie. Dtsch Med Wochenschr 129: 2187–2192

Kindermann et al. (2012) Update on myocarditis. J Am Coll Cardiol.; 59:779-92.

Kleindienst R (2006) Grundkurs EKG

Krakau I (1999) Das Herzkatheterbuch. Stuttgart: Thieme

Kuck et al. (2014) Qualitätskriterien zur Durchführung der transvaskulären Aortenklappenimplantation (TAVI) Positionspapier der DGK. Der Kardiologe

Laleg-Kirati et al. (2015) Hybrid Dynamical Systems, Chapter 13, Springer

Lapp H, Krakau I (2010) Das Herzkatheterbuch 3. Auflage. Stuttgart: Thieme

Lapp H, Krakau I (2014) Das Herzkatheterbuch 4. Auflage. Stuttgart: Thieme

Lederhuber H (2005) Basics Kardiolgie, Kapitel Grundlagen, Urban und Fischer

Liehn M, Middelanis-Neumann I, Steinmüller L, Döhler J R, (2007) Das OP-Handbuch. Heidelberg: Springer

Pijls N. H. J., B. de Bruyne B., Coronary Pressure, 2. edn., 2000, Kluwer Academic Publishers

Pschyrembel (2004) Klinisches Wörterbuch. 260. Auflage. Berlin: De Gruyter

Reddy et al. (2014) Percutaneous left atrial appendage closure vs warfarin for atrial fibrillation: a randomized clinical trial. JAMA; 312:1988-98

Reifart N (2008) The Euro CTO-Club Data Collection, Angioplasty Summit MD 2008

Robert-Bosch-Krankenhaus, EDV/IT-Service, Auerbachstr. 110, 70376 Stuttgart

Sechtem U (1996) Moderne intrakoronare Diagnostik. Kardiologie Assistenz 1:19–23

2

Schäufele et al. (2015) Transradial left ventricular endomyocardial biopsy: asessmant of safety and effiacacy Clin res Cardiol 104: 773-781

Schneider Ch (2005) Das EPU-Labor Kapitel 2. Steinkopff

Schuler et al. (2011) J Kardiol 18: 119-124

Sharma et al. (2016) Comparison of Characteristics and Complications in Men Versus Women Undergoing Chronic Total Occlusion Percutaneous Intervention. Am J Cardiol.

Silber et al. (2008) Leitlinie Medikamente freisetzende Koronarstents(DES) und Medikamente freisetzende Ballonkatheter (DEB): Aktualisierung des Positions-papiers der DGK Clin Res Cardiol 97:548–563

Strauß D, Architekturfotografie, Eberhardstr.14, 73354 Besigheim

Windecker et al. (2014) ESC/EATS guidelines on mycardial revascularization Eur Heart J 5:2541-2919

Yilmaz et al. (2010) Comparative evaluation of left and right ventricular endomyocardial biopsy: differences in complication rate and diagnostic performance. Circulation.;122:900-9

Praktischer Teil mit Arbeitsanleitungen

© Springer-Verlag GmbH Deutschland 2017
M. Winkhardt, *Das Herzkatheterlabor*
DOI 10.1007/978-3-662-54585-0_3

3.1   Die Untersuchung

3.1.1   Vorbereitung des Patienten

Das **Aufklärungsgespräch** und die **Einverständniserklärung** des Patienten sind notwendige Voraussetzungen jeder invasiven Diagnostik und Therapie. Das ärztliche Aufklärungsgespräch muss die medizinische Notwendigkeit des Eingriffs begründen. Der organisatorische sowie der Untersuchungsablauf sollen verständlich erklärt werden. Eine ausführliche Risikoaufklärung muss über alle nur denkbaren Risiken, Folgeschäden und mögliche Komplikationen informieren. Das Aufklärungsgespräch beinhaltet außerdem die Erörterung der Chancen und Risiken bei Unterlassung des Eingriffs sowie das Aufzeigen von alternativen Methoden. Für den jeweils vorgesehenen Eingriff stehen speziell angepasste Aufklärungsbogen zur Verfügung (z. B. Koronarangiografie, PTCA, Rechtsherzkatheter, elektrophysiologische Untersuchung).

Aufklärung und schriftliche Einverständniserklärung des Patienten müssen aus rechtlichen Gründen mindestens 24 Stunden vor dem Eingriff erfolgen. Eine Einwilligung auf dem Untersuchungstisch ist nicht akzeptabel und juristisch als Kunstfehler anfechtbar. Nur bei notfallmäßigen und vitalen Indikationen braucht die Zeitspanne nicht eingehalten und die Aufklärung kann auf das Nötigste beschränkt werden. Bei nicht ansprechbaren Patienten besteht eine mutmaßliche Einwilligung mit der Berechtigung, medizinische Maßnahmen im Interesse des Patienten zur Wiederherstellung der Gesundheit durchzuführen.

Je nach vorgesehener Untersuchung und den in den jeweiligen Herzkatheterlaboren bzw. Kliniken oder Praxen erstellten Handlungsrichtlinien und Erfahrungswerten werden unterschiedliche Maßnahmen und Voruntersuchungen durchgeführt. In jedem Falle sollten die nachstehenden Punkte beachtet werden.

■ **Anamnese und körperliche Untersuchung**

In der allgemeinen körperlichen Anamnese geht es um die Beurteilung des Risikos für die geplante invasive Diagnostik. Besondere Aufmerksamkeit kommt ausgewählten Erkrankungen zu:

- Chronische Niereninsuffizienz
- Diabetes mellitus
- Hyperthyreose
- Allergien (bekannte Kontrastmittelallergie)
- Gefäßerkrankungen (periphere arterielle Verschlusskrankheit)
- Arterielle Hypertonie
- Gerinnungsstörungen (Marcumar-Therapie)

Bei der speziellen kardialen Anamnese werden evtl. Vorbefunde von früheren Herzkatheteruntersuchungen oder Herzoperationen erfragt. Zur körperlichen Untersuchung gehören der Pulsstatus und die Feststellung einer evtl. kardiopulmonalen Insuffizienz oder Dekompensation.

■ **Voruntersuchungen**

Abhängig von der Diagnose sollten folgende Befunde vorliegen:

- Aktuelles EKG
- Aktuelles Labor (Gerinnungsstatus: INR < 1,5, Thrombozyten, Serumelektrolyte, Kalium, Blutbild, Kreatinin, CK, TNI, Hepatitisserologie, Schilddrüsenwerte, evtl. HIV)
- Evtl. Belastungs-EKG
- Evtl. Myokardszintigrafie oder Stressechokardiografie
- Evtl. Röntgen-Thorax-Aufnahme
- Evtl. Echokardiografie (transthorakal, transösophageal)
- Evtl. Magnetresonanztomografie

■ **Vorbereitung zur Untersuchung**

Eine Prämedikation zur Herzkatheteruntersuchung (HKU) ist in der Regel nicht notwendig. Eine leichte Sedierung (z. B. 1 mg Lorazepam p.o.) kann hingegen bei sehr unruhigen oder ängstlichen Patienten hilfreich sein. Bei Schilddrüsenerkrankungen, Niereninsuffizienz und Allergien (Kontrastmittel) sind spezielle Vorbereitungsmaßnahmen erforderlich (▶ Abschn. 3.4.2).

Je nach vorgesehener Punktionsstelle muss eine großzügige und gründliche Rasur erfolgen. Bei geplanter Femoralispunktion sollen **beide** Leisten, bei geplanter Brachialispunktion **beide** Arme im Bereich der Ellenbeuge rasiert sein. Ist die Punktion der Arteria radialis vorgesehen, müssen **beide** Unterarme bis zum Handgelenk rasiert sein. Es ist bei geplanter Radialis- oder Brachialispunktion auch sinnvoll, die Leisten zu rasieren, denn aus hygienischen und auch aus Sterilitätsgründen gebietet sich dieses Vorgehen, falls die Punktion über den Arm bzw. das Handgelenk nicht erfolgreich ist und auf die Leiste ausgewichen werden muss. Wenn bei Wechsel der Punktionsstelle erst noch rasiert und desinfiziert werden muss, ist die Einhaltung der Sterilität nur durch ein komplett neues Abdecken des Patienten gegeben.

Die Patienten zur HKU müssen nicht nüchtern sein. Eine Zufuhr von Flüssigkeit ist in jedem Fall sinnvoll, vor allem für Patienten, die erst am Nachmittag untersucht werden. Die Einnahme der ärztlich verordneten Medikamente (Koronartherapeutika, antihypertensive Dauermedikation) erfolgt in der Regel auch am Untersuchungstag.

Das Legen einer venösen Verweilkanüle an Arm oder Handrücken ist zweckmäßig, um im Notfall einen Zugang zur Verabreichung von Medikamenten zur Verfügung zu haben. Die Patienten sollten kein Make-up tragen, die Fingernägel dürfen nicht lackiert sein und es muss bekannt sein, ob eine Zahnprothese getragen wird.

3.1.2 Vorbereitung des Untersuchungsraumes

Bevor der Patient den Untersuchungsraum betritt, wird dieser vorbereitet. Dazu gehören Einschalten und Überprüfung auf Funktionstüchtigkeit von

- Röntgenanlage,
- Registrier- und Überwachungseinheit,
- Defibrillator und
- Blutgasanalysegerät.

Der Druckwandler wird vorbereitet und luftfrei durchgespült (z. B. 500 ml NaCl + 5000 I.E. Heparin). Die Kontrastmittelhochdruckspritze wird eingeschaltet und nach dem Selbsttest des Gerätes der Kolben mit Kontrastmittel gefüllt. Der Notfallwagen sowie die Notfallmedikamente werden auf Vollständigkeit geprüft.

Es kann sinnvoll sein, Notfallmedikamente wie:

- Antiarrhythmikum (z. B. Lidocain),
- Parasympatholytikum (z. B. Atropin),
- Sedativa (z. B. Diazepam) oder
- evtl. Antihypotonikum (z. B. Epinephrin)

auf einem Medikamententablett bereitzuhalten, um im Notfall eine Zeitverzögerung zu vermeiden.

Es ist wichtig, nach Durchsicht der Patientenakte den Untersuchungsablauf zu planen: Dabei wird festgelegt, was genau untersucht werden soll, welches Material benötigt wird und in welcher Reihenfolge der Eingriff erfolgen soll.

3.1.3 Versorgung des Patienten während der Untersuchung

Der Patient kommt mit OP-Hemd bekleidet in den Untersuchungsraum. Die notwendigen Unterlagen werden mitgebracht oder liegen schon vor (z. B. bei ambulanter Untersuchung). Dazu gehören:

- Komplette Patientenakte mit allen Befunden
- Einverständniserklärung
- Evtl. vorhandene CD, Filme von Voruntersuchungen
- Evtl. vorhandene OP-Berichte (z. B. bei Z. n. Bypassoperation)

Der Patient wird möglichst bequem auf dem Untersuchungstisch gelagert und entsprechend der vorgesehenen Untersuchung vorbereitet und abgedeckt. Der sterile Instrumententisch wird gerichtet.

Eine Herzkatheteruntersuchung ist für jeden Patienten eine besondere Stresssituation.

Die Angst vor der bevorstehenden Untersuchung kann zu den unterschiedlichsten Reaktionen führen. Von bewusster Gelassenheit bis zur offenen Panik, von skeptischen Fragen bis zu völliger Ergebenheit sind alle Verhaltensweisen möglich. Deshalb ist es besonders wichtig, den Patienten als Menschen nicht zu vernachlässigen und den Behandlungsablauf so angenehm wie möglich zu gestalten. Zu Beginn der Untersuchung sollten sich die direkt an der Untersuchung beteiligten Personen dem Patienten namentlich vorstellen. Während der Vorbereitungen verhelfen oft ein paar aufmunternde Worte zur Entspannung.

Bevor die Untersuchung beginnt, ist es sinnvoll, den Patienten kurz in folgende Dinge einzuweisen:

- Wird die Untersuchung über Arteria femoralis durchgeführt, sollten die Arme hinter dem Kopf verschränkt liegen. Wenn dies im Verlauf sehr unbequem oder schmerzhaft wird, soll der Patient sich melden, damit Abhilfe geschaffen werden kann. In keinem Fall dürfen die Arme selbstständig nach unten bewegt werden, um die Sterilität nicht zu gefährden.
- Bei der Darstellung der Koronararterien muss der Patient tief einatmen (Zwerchfell wird nach unten gedrückt) und die Luft während der Aufnahme anhalten, um eine gute Bildqualität zu erhalten. Beim Zugang über die Arteria radialis soll der Patient nur flach atmen, da der Katheter aufgrund des anders gearteten Verlaufs nicht so stabil im Koronarostium sitzt und durch tiefes Atmen dislozieren kann.
- Durch die Gabe von größeren Kontrastmittelmengen (Lävokardiografie) entsteht ein kurzfristiges Hitzegefühl, das durch den ganzen Körper geht. Manche Patienten haben auch das Gefühl, dass Urin abgeht. Dies ist aber nicht der Fall.
- Treten während der Untersuchung Beschwerden vor allem im Sinne einer Angina pectoris oder auch Schmerzen anderer Art auf, soll der Patient dies unverzüglich artikulieren.

Im Verlauf der Untersuchung sollte der Patient jeweils über den weiteren Ablauf informiert werden, damit er weiß, was mit ihm geschieht und dass er mit einbezogen wird.

Während der gesamten Untersuchung muss der Patient genau beobachtet werden hinsichtlich:

- EKG
- Blutdruck
- Pulsfrequenz
- Atmung
- Hautveränderungen
- Auftretender Beschwerden (auch eventuelle Seh- und Sprechstörungen wegen Apoplexie beachten!)

3.1.4 Nachsorge

Nach beendeter Untersuchung wird der Patient, in der Regel nach Entfernung der Schleuse und Anlegen des Verbandes, entweder auf die nachsorgende Station oder bei ambulanter Untersuchung häufig in den ambulanten Überwachungsbereich des HK-Labors verlegt. Patienten, bei denen Komplikationen aufgetreten sind, Patienten mit stark gerinnungshemmender Therapie (z. B. Thrombolyse) oder Patienten, die als Notfall (frischer Infarkt) behandelt wurden, sind überwachungspflichtig und werden auf die IMC (=intermediate care)-Station verlegt.

Zur **Überwachung** der Patienten nach Herzkatheter gehören folgende Parameter:

- Regelmäßige Kontrolle von Blutdruck und Herzfrequenz
- Kontrolle bezüglich verzögert auftretender allergischer Reaktionen auf Kontrastmittel
- Beobachtung der Punktionsstelle auf evtl. Nachblutung und/oder Bildung eines Hämatoms
- Kontrolle der Fußpulse
- Allgemeine Krankenbeobachtung (Atmung, Hautveränderungen, Gefühlsstörungen, Beschwerden des Patienten)

Der Patient muss informiert werden, wie er sich weiterhin verhalten soll. Je nach Art der Untersuchung und Zugangsweg und je nachdem, ob diese ambulant oder stationär durchgeführt wurde, hat der Patient eine bestimmte Zeit strenge Bettruhe und soll gleich Flüssigkeit zu sich nehmen (zur schnellen Verdünnung und Ausscheidung des verabreichten Kontrastmittels). Bei erfolgter Punktion der Leiste muss das punktierte Bein gestreckt gehalten werden und der Sitzwinkel soll 40° nicht überschreiten.

Im Normalfall, bei elektiven Eingriffen, kann der Patient nach einem ärztlichen Abschlussgespräch über das weitere Vorgehen entweder am gleichen oder am folgenden Tag entlassen werden.

3.2 Diagnostik und Koronarinterventionen

3.2.1 Durchführung einer Koronarangiografie

Im Folgenden wird beispielhaft der Untersuchungsablauf einer Koronarangiografie mit Lävokardiografie nach der Judkins-Technik über die Arteria femoralis dargestellt. Die Röntgenanlage ist eine monoplane digitale

Card-Anlage mit Archivierung der Filmaufnahmen in das PACS. Der Patient wird nach der Untersuchung mit einem Druckverband versorgt. Die Angaben beziehen sich auf die im Robert-Bosch-Krankenhaus übliche Vorgehensweise.

Material
- Steriler Instrumententisch (◘ Abb. 3.1)
- Sterile Abdeckung für Instrumententisch
- Sterile Abdeckung für Patienten (Angiografietuch mit 2 Löchern in der Leistenregion)
- Schale mit Spüllösung (500 ml NaCl + 5000 I.E. Heparin)
- Punktionskanüle
- Führungsdraht (z. B. 180 cm lang, «J» 3 mm, 0.035 Inch Durchmesser, teflonbeschichtet)
- 10- und 20-ml-Einwegspritzen
- Hahnenbank mit zwei Anschlüssen für Druckmessung und Kontrastmittelinjektion
- 10-ml-Kontrastmittelspritze für Hahnenbank, Infusionssystem für Kontrastmittel
- Verlängerungsschlauch für Druckanschluss mit Dreiwegehahn

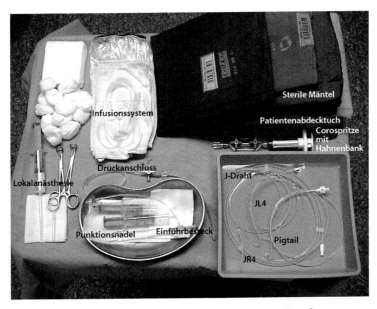

◘ **Abb. 3.1** Beispiel für einen vorbereiteten Instrumententisch zur Koronarangiografie

- Hochdruckschlauch für Kontrastmittelgabe über Hochdruckspritze
- Kanülen
- Tupfer und Kompressen
- Plastiküberzüge für Bleiglasfenster und Bildverstärker
- Einführbesteck (in der Regel 5 F)
- Katheterset bestehend aus:
  - Diagnostikkatheter Pigtail für die Darstellung des linken Ventrikels mit Kontrastmittel
  - Diagnostikkatheter Judkins rechts 4 für die Darstellung der rechten Koronararterie (RCA)
  - Diagnostikkatheter Judkins links 4 für die Darstellung der linken Koronararterie (LCA)
- Lokalanästhetikum (z. B. 15 ml Scandicain® 1 %)
- Nierenschale (zur Aufbewahrung des Kleinmaterials während der Untersuchung und zum Abspritzen des Blutes)
- 2 sterile Mäntel, sterile Handschuhe

Außerdem werden benötigt:
- Spüllösung für Druckanschluss (z. B. 250 ml NaCl 0,9% mit 5000 I.E. Heparin) mit Infusionssystem
- Kontrastmittel für Hahnenbank (z. B. 100-ml-Flasche)
- Kontrastmittel für Hochdruckspritze (Fertigkolben in Hochdruckspritze einsetzen), mit sterilem Hochdruckschlauch verbinden

Vorbereiten des Patienten
- Möglichst bequeme Lagerung des Patienten auf dem Untersuchungstisch
- Extremitäten-EKG anlegen
- Evtl. Bleimatte zum Schutz der Keimdrüsen unterlegen
- Kontrolle der Rasur, Leistendesinfektion beidseits
- Ausmessen des rechten Vorhofes (Herzhöhe) mithilfe der Schublehre und Druckabnehmer einstellen
- Peripheren Zugang (Venenverweilkanüle) mit physiologischer NaCl-Lösung durchspülen

- Patienten steril abdecken, sobald das Desinfektionsmittel trocken ist
- Pulse in den Leisten tasten, die 2 Ausschnitte des Abdecktuches zentral über die Leistenpulse legen, Abdecktuch fest drücken

Vorbereiten der Arbeitsmittel
- Bildverstärker (BV) und Bleiglasfenster steril einpacken
- Druckverlängerung mit Druckabnehmer verbinden und mit NaCl-Lösung durchspülen bzw. füllen, Druckabnehmer auf Nullposition stellen, der Nullabgleich wird an der Registriereinheit durchgeführt
- Kontrastmittelinfusion anschließen und mit der Hahnenbank verbinden
- Einführbesteck und Kathetermaterial mit NaCl/Heparinlösung durchspülen

Vorgehensweise Die Beschreibung des Untersuchungsablaufes umfasst den Gesamtablauf. Dabei wird nicht unterschieden, welche Tätigkeiten vom untersuchenden Arzt und welche vom Assistenzpersonal ausgeführt werden, u. a. auch, weil in jeder Klinik/Praxis die Arbeitsaufteilung variiert.

- **Punktion**
Nachdem die Arteria femoralis (in der Regel in der rechten Leiste) ertastet ist, wird das Lokalanästhetikum verabreicht. Nach einer Einwirkzeit erfolgt die Punktion der Arteria femoralis ca. 1–2 cm unterhalb des Leistenbandes und die Einführung des Führungsdrahts in das Gefäß durch die Punktionskanüle. Der Führungsdraht muss sich ganz leicht und ohne Widerstand im Gefäß bewegen lassen. Nach Entfernen der Punktionskanüle wird das Einführbesteck (Schleuse) über den Führungsdraht ins Gefäß geschoben und der Mandrin entfernt. Die Schleuse wird nun über den Seitenarm (sideport) gespült und mit dem Druckanschluss verbunden.

- **Druckmessung in der Arteria femoralis**
Der Sideport der Einführschleuse wird mit dem Druckanschluss verbunden, durchgespült, die

auf dem Überwachungsmonitor erscheinende Druckkurve als Ausgangswert registriert und ausgedruckt.

- **Einführen des Pigtail-Katheters**

Über den noch liegenden Führungsdraht wird der Katheter unter Röntgendurchleuchtung vorgeschoben: Arteria femoralis, Bifurkation, Aorta descendens, Aortenbogen, Aorta ascendens, Aortenklappe, linker Ventrikel. Nach Entfernung des Drahts wird der Katheter mit dem Druckanschluss verbunden und gespült.

- **Druckmessung im linken Ventrikel**

Die auf dem Überwachungsmonitor erscheinende Druckkurve wird registriert und ausgedruckt (der Pigtail soll so platziert sein, dass keine Rhythmusstörungen ausgelöst werden, um den tatsächlichen Druckwert registrieren zu können).

- **Vorbereitung der Hochdruckspritze**

Nach dem (luftfreien!) Anschluss des Druckschlauchs der mit Kontrastmittel gefüllten Hochdruckspritze an den Pigtail-Katheter wird auf die gewünschte Menge und Flussgeschwindigkeit (Flow) eingestellt.

- **Einstellen der Röntgenröhre**

In die gewünschte Angulation (meist RAO 30 und LAO 60) (► Abschn. 6.3).

- **Durchführen der Lävokardiografie**

Durch Auslösen der Aufnahmetaste wird die Filmaufnahme gestartet und gleichzeitig das Kontrastmittel in den linken Ventrikel injiziert. Der Patient verspürt eine kurzzeitige Hitzewallung, die durch den ganzen Körper geht und nach einigen Sekunden wieder verschwindet.

Eichung der Aufnahme zur späteren Volumenbestimmung des linken Ventrikels mit der sog. Eichkugel: Diese wird nach der Angiografie exakt an derselben Stelle platziert und dokumentiert, an der sich das Herz während der LV-Angiografie befand (gleicher Fokus-BV-Abstand, identische Tischhöhe).

- **Druckregistrierung der Rückzugskurve**

Der Pigtail-Katheter wird wieder mit dem Druckanschluss verbunden, gespült und aus dem linken Ventrikel durch die Aortenklappe in die Aorta zurückgezogen. Dieser Übergang wird zum Ausschluss einer Aortenstenose dokumentiert.

- **Wechsel des Katheters über den Draht**

Der Führungsdraht wird in den Pigtail-Katheter eingeführt, über den dann der Katheter entfernt wird, während der Führungsdraht in der Aorta liegen bleibt. Der Katheter für die RCA (Judkins rechts 4) wird danach über den Führungsdraht bis über den Aortenbogen geschoben, der Führungsdraht entfernt und der Katheter an den Rotationsadapter der Hahnenbank angeschlossen. Nachdem das System aspiriert und gespült worden ist, erfolgt die Kontrolle des Drucks an der Katheterspitze auf dem Überwachungsmonitor. Der Katheter wird im Uhrzeigersinn leicht gedreht und vorgeschoben. Liegt der Katheter im Ostium des rechten Herzkranzgefäßes, muss vor Darstellung des Gefäßes der Druck kontrolliert und dokumentiert werden.

- **Einstellung der Röntgenröhre**

In die gewünschten Angulationen (z. B. LAO 40, RAO 35, LAO 90).

- **Injektion von Kontrastmittel**

In die RCA mit gleichzeitiger Dokumentation der Aufnahme auf die Festplatte der Röntgenanlage.

- **Wechsel des Katheters**

Die Einführung des Judkins links 4 für die LCA erfolgt über den Draht wie bei der RCA. Der Katheter wird leicht vorgeschoben, sodass die Sekundärbiegung des Katheters auf der Aortenklappe aufliegt. Nach leichtem Rückzug schnappt der Katheter in das LCA-Ostium; die Druckkontrolle erfolgt wie bei der RCA.

- **Einstellung der Röntgenröhre**

In die gewünschten Angulationen (z. B. LAO 45/25 cranial, RAO 35, RAO 30/30 cranial, RAO 20/30 caudal, LAO 90).

- ■ **Injektion von Kontrastmittel**

In die LCA mit gleichzeitiger Dokumentation der Aufnahme auf die Festplatte der Röntgenanlage.

- ■ **Abschluss der Untersuchung**

Sind alle Gefäßdarstellungen erfolgt, wird der Katheter, evtl. mit Hilfe des Führungsdrahtes, entfernt.

Nachbereitung
- ▬ Material vom Patienten entfernen und entsorgen
- ▬ EKG-Elektroden entfernen
- ▬ Patienten mit liegender Schleuse und Abdecktuch vom Untersuchungstisch ins Bett (mithilfe eines Rollbrettes) umlagern
- ▬ Verbandmaterial bereit legen: Tupfer, Kompressen, Druckverband

- ■ **Nachsorge des Patienten**

Die Schleuse wird im Vorbereitungsraum entfernt. Dabei wird die Leistenarterie ca. 2 cm oberhalb der Punktionsstelle komprimiert (die Arterie muss gut tastbar sein), bis die Blutung steht. Der Druckverband wird angelegt und der Sandsack auf den Verband im Bereich der Punktionsstelle aufgelegt. Der Patient hat einige Stunden Bettruhe, der Verband wird am Abend oder am nächsten Morgen auf Station entfernt. Abdrückzeit, evtl. Hämatombildung, Medikamentengabe oder evtl. auftretende Probleme werden auf dem Verlaufsprotokoll für die nachsorgende Station dokumentiert.

- ■ **Dokumentation**

Während der Untersuchung wird ein genaues Verlaufsprotokoll erstellt mit Angabe von Personal, verwendetem Material, Medikamenten, Röntgendaten (Durchleuchtungszeit, Flächendosisprodukt), Kontrastmittelmengen sowie der Registrierung von Druckkurven und Druckwerten. In der Nachverarbeitung wird vom linken Ventrikel die Ejektionsfraktion (EF) berechnet. Der Untersucher erstellt den ärztlichen Befund. Die Filmaufnahmen werden automatisch in das hauseigene PACS übertra-

gen. Die Leistungserfassung und Qualitätssicherung erfolgt möglichst zeitnah.

3.2.2 Punktionsvarianten und Druckverband

Punktionsvarianten

Bei der Durchführung einer Koronarangiografie gibt es verschiedene Möglichkeiten zur Punktion der Arterie.

- ■ **Judkins-Technik**

Eine häufig angewendete Technik ist die Punktion der **Arteria femoralis** nach der Judkins-Methode. Vor und nach Lokalanästhesie orientiert sich der Untersucher über den Arterienverlauf durch Palpation. Die Punktionsstelle muss unterhalb des Leistenbandes liegen, die Punktionsrichtung darf nicht zu steil gewählt werden. Es wird die direkte Punktion der Arteria femoralis angestrebt unter Vermeidung einer Irritation bzw. Verletzung der dorsalen Arterienwand. Nach erfolgter Punktion wird der weiche, gebogene Führungsdraht bis in Höhe der Aortenbifurkation vorgeschoben. Nach Entfernung der Punktionsnadel wird eine Schleuse mit Seitenarm über den liegenden Draht eingeführt (◘ Abb. 3.2).

In gleicher Weise wie oben beschrieben kann die rechte und linke **Arteria brachialis** punktiert werden. Nach Beendigung der Untersuchung wird die Schleuse entfernt und ein Druckverband angelegt. Hier sollte auch eine Bettruhe des Patienten von einigen Stunden eingehalten werden.

Mit der Judkins-Technik können ebenfalls die **Vena femoralis** sowie die **Vena mediana cubiti** (Armvene) punktiert werden. Nach Entfernung der Schleuse wird ein Druckverband angelegt und der Patient hält einige (meist 3–4) Stunden Bettruhe.

Eine weitere, inzwischen zunehmend verbreitete Möglichkeit zur arteriellen Punktion der Arterie ist der Zugang über die rechte oder linke **Arteria radialis.** Nach Setzen einer Hautquaddel mit 1–2 ml Lokalanästhetikum wird die Arteria radialis einen Querfinger breit proximal des

◘ Abb. 3.2 Schematische Darstellung der arteriellen Punktion. **a** die Punktionskanüle wird in die Arterie geschoben, bis pulsierendes Blut austritt; **b** der Führungsdraht wird durch die liegende Kanüle in die Arterie vorgeschoben; **c** die Kanüle wird unter Kompression der Arterie zurückgezogen; **d** über den liegenden Draht wird die Schleuse mit innenliegendem Dilatator eingeführt; **e** der Dilatator wird entfernt und der Katheter kann durch die Schleuse in die Arterie eingeführt werden (Lapp-Krakau 2010, mit freundlicher Genehmigung des Thieme Verlages)

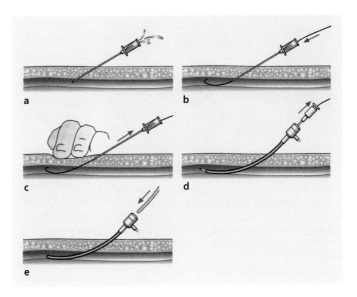

Prozessus styloideus im 45° Winkel punktiert. Dabei werden zwei grundsätzliche Punktionsarten unterschieden. Im ersten Fall wird die Arterie mit Hilfe einer Stahlnadel so punktiert, dass nur die Vorderwand des Gefäßes perforiert wird. Bei gutem Blutrückfluss wird dann ein weicher Führungsdraht ohne Widerstand vorgeschoben. Die Punktionsnadel wird entfernt und die gewählte Schleuse wird in Seldinger-Technik über den liegenden Draht eingeführt.

Bei der zweiten Variante erfolgt die Punktion mit einem speziellen aus einem äußeren PTFE-Schlauch und einer inneren Stahlnadel bestehenden Punktionssystem (◘ Abb. 4.1). Bei der Punktion wird zunächst die Vorderseite der Arterie punktiert, wobei die sichere Lage im Gefäß dadurch angezeigt wird, dass sich die am hinteren Ende der Punktionsnadel befindliche Indikatorkammer mit Blut füllt. Das System wird dann weiter vorgeschoben, bis auch die Hinterwand des Gefäßes perforiert wird und der Blutfluss in der Indikatorkammer zum Stehen kommt. Dann wird die innere Stahlnadel entfernt und der PTFE-Schlauch solange vorsichtig zurückgezogen, bis ein deutlicher Blutrückstrom ausstritt. Jetzt wird ein hydrophil beschichteter Draht eingeführt, der PTFE Schlauch entfernt und die gewählte Schleuse entsprechend aufgefädelt und vorgeschoben.

Aufgrund des im Vergleich zur Arteria femoralis deutlich kleineren Kalibers der Arteria radialis sollten spezielle Radialisschleusen verwendet werden. Diese liegen in unterschiedlichen Längen von 7–15 cm vor und laufen spitzer zu als die Femoralisschleusen. Insbesondere sind sie aber hydrophil beschichtet, was das Einführen erheblich atraumatischer macht und zu einem geringeren Auftreten von Radialisverschlüssen führen soll.

Zur Verhinderung von Spasmen der Arteria radialis wird Verapamil (2,5 mg auf 10 ml NaCl) schnell über den Seitenarm der Schleuse injiziert, welches ein kurzes Wärmegefühl im Arm erzeugt. Danach kann die Untersuchung analog zum transfemoralen Zugang erfolgen.

Die Nachversorgung nach dem Entfernen der Schleuse besteht im Anlegen eines punktuellen Druckverbandes, beispielsweise mit einer pneumatischen Radialisdruckmanschette, die mithilfe einer speziellen Spritze geblockt wird (◘ Abb. 3.3). Dabei wird eine definierte Menge Luft (z. B. 12 ml) durch die Spritze in das Kissen der Manschette gefüllt. Die Entfernung der Manschette erfolgt durch passives Ablassen der Luft mit derselben Spritze meist nach etwa 4 Stunden. Als Kontraindikation gelten die fehlende Arterienpulsation sowie eine terminale Niereninsuffizienz. Bei einem Verschluss

3

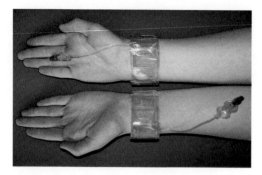

⬛ **Abb. 3.3**   Beispiel für eine Druckmanschette nach Radialispunktion. Das Kompressionsband muss am rechten und linken Handgelenk unterschiedlich angelegt werden, um jeweils gezielt die Arteria radialis zu komprimieren (mit freundlicher Genehmigung der Firma Terumo)

der Arteria radialis, welcher in der Regel asymptomatisch ist und in ca. 3–10 % der Fälle auftreten kann, steht das Gefäß dann nicht mehr zur Anlage eines Dialyseshunts zur Verfügung. Ein negativer **Allen-Test** (eine nach E. A. Allen benannte Funktionsprüfung des Kollateralkreislaufes Arcus palmaris bei organischen Durchblutungsstörungen) wird heute nicht mehr als Kontraindikation angesehen und dessen Durchführung nicht mehr routinemäßig empfohlen.

Der beschriebene Zugang ist besonders für ambulante Untersuchungen geeignet, da die Patienten sofort nach Untersuchungsende mobilisiert und nach 3–4 Stunden entlassen werden können. Aufgrund der Gefäßanatomie sollten nur maximal 7 F-Katheter verwendet werden. Insgesamt kommt es zu weniger Gefäßkomplikationen als beim Zugang über die Arteria brachialis. Da die Arteria radialis kein Endstromgebiet versorgt, hat auch ein Gefäßverschluss keine größeren Folgen für die Blutversorgung der Hand im Gegensatz zu einem solchen bei der Arteria brachialis und femoralis. Kommt es hier zu einem Gefäßverschluss, besteht die Gefahr der Minderdurchblutung für den gesamten Unterarm. Die Blutungsrisiken sind bei der Radialispunktion im Vergleich zur Femoralispunktion erheblich geringer, deshalb ist der Radialiszugang vor allem auch bei Patienten mit akutem Infarkt der

Zugang der Wahl. Insgesamt löst der Zugang über die Arteria radialis zunehmend den Femoraliszugang aufgrund der vielen Vorteile ab. Auch sehr adipöse Patienten sowie Patienten mit Bandscheibenleiden, die kaum auf dem Rücken liegen können, profitieren von dieser Punktionsart. Außerdem können auch Patienten mit INR-Werten > 1,5 auf diese Art untersucht werden.

▪ **Sones-Technik**

Diese Technik war bis in die 1980er Jahre weit verbreitet, wurde aber (bis auf vereinzelte Ausnahmen) von der Judkins-Technik aufgrund der geringeren Komplikationsrate verdrängt (⬛ Abb. 3.4). Heute wird sie kaum noch angewendet und wird hier nur der Vollständigkeit halber erwähnt. Nach Lokalanästhesie wird die **Arteria brachialis rechts** in der Ellenbeuge stumpf freigelegt. Vor Eröffnung der Arterie wird eine Tabaksbeutelnaht gelegt. Nach Inzision der Arterie erfolgt die Injektion eines Heparinbolus in den peripheren Abschnitt der Arteria brachialis. Der nach Sones 1959 entwickelte Katheter wird in die Arterienöffnung eingeführt und unter Druckkontrolle vorgeschoben. Mit diesem Katheter werden Ventrikulografie und Koronarangiografie durchgeführt. Nach Abschluss der Untersuchung werden die Inzision mithilfe der vorher gelegten Tabaksbeutelnaht verschlossen und die Operationswunde mit 1–2 subkutanen und 2–3 Hautnähten wieder geschlossen. Es wird ein leichter Verband angelegt, der Patient soll den rechten Arm ca. 4 Stunden nicht beugen.

▪ **Transseptale Punktion**

Bei dieser Punktionsart wird die Vorhofscheidewand vom rechten Vorhof aus punktiert, sodass ein Katheter durch das Septum vom rechten in den linken Vorhof eingeführt werden kann. Heute wird die transseptale Punktion wieder häufiger angewendet. Bis vor ca. 20 Jahren wurde sie regelhaft bei der Diagnostik von Aortenklappenstenosen zur Bestimmung des Gradienten eingesetzt, wenn die retrograde Passage der verengten Klappe nicht gelang. Das ist heute nicht mehr erforderlich,

○ **Abb. 3.4** Zugänge für eine Herzkatheteruntersuchung. punktiert = arterielle Zugänge, gestrichelt = venöse Zugänge (mit freundlicher Genehmigung von Thieme Compliance)

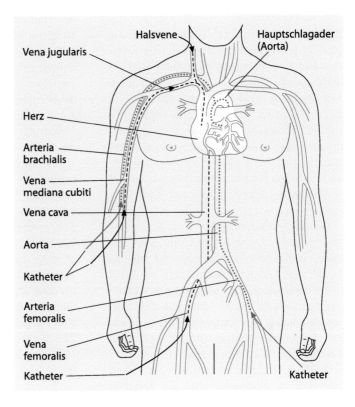

da durch die Echokardiografie in fast allen Fällen eine ausreichende Bestimmung des Gradienten erfolgen kann.

Notwendig ist eine transseptale Punktion zur Durchführung einer Mitralklappenvalvuloplastie, einer perkutanen Mitralklappenrekonstruktion (▶ Abschn. 2.4.2), zur Implantation eines LAA-Okkluders (▶ Abschn. 2.4.7) sowie bei der interventionellen Behandlung (Ablation) von bestimmten Rhythmusstörungen. Dazu gehören eine seltenere Form des Wolff-Parkinson-White(WPW)-Syndroms, bei der die zu behandelnde (abladierende) Stelle im linken Vorhof liegt, sowie die Pulmonalvenenablation zur Therapie von Vorhofflimmern. Für Letztere ist eine doppelte transseptale Punktion notwendig.

Bei dieser Technik wird die **Vena femoralis** rechts punktiert und über einen Führungsdraht eine spezielle gebogene lange Schleuse (dem ursprünglich verwendeten Brockenbrough-Katheter nachempfunden) in der Vena cava superior platziert. Die Punktionsstelle des interatrialen Septums soll die Fossa ovalis sein. In die Schleuse wird die transseptale Punktionsnadel eingeführt. Sie ist ca. 70 cm lang und weist eine leicht gebogene Spitze auf. Während des ganzen Vorgangs wird der Druck über die Nadel gemessen, wodurch der Drucksprung zwischen rechtem und linkem Vorhof sichtbar ist. Wenn die Punktion des linken Vorhofes erfolgt ist, wird die Nadel ca. 1 cm über die Katheterspitze vorgeschoben. Danach wird die Schleuse unter Druckkontrolle in den linken Vorhof vorgeschoben und die Nadel kann entfernt werden. Nach erfolgreicher Punktion wird ein Heparinbolus verabreicht.

Druckverband und Alternativen

Immer noch kommt häufig der transfemorale Zugang nach Judkins bei diagnostischen und interventionellen Linksherzkatheteruntersuchungen zur Anwendung. Zum Verschluss dieser arteriellen Punktionsstelle existieren verschiedene Methoden.

3

■ **Druckverband**

Die ursprüngliche und immer noch sehr häufig verwendete Methode ist die manuelle Kompression bis zur primären Blutstillung und das anschließende Anlegen eines Druckverbandes. Diese Methode wird bei diagnostischen und interventionellen Verfahren angewendet. In unserem Hause haben wir aufgrund langjähriger Praxis eine große Expertise und verzeichnen auch bei größeren Punktionsstellen, wie z. B. nach Rotablationsangioplastien mit 8 F-Systemen, keine Zunahme der Komplikationen.

Grundvoraussetzung ist eine gute «Abdrücktechnik». Diese beginnt mit dem Einstellen der Betthöhe des Patienten: Sie muss so gewählt sein, dass der Ausführende seine Arme auf der Abdrückstelle gerade ausstrecken kann, um eine möglichst entspannte Haltung einnehmen zu können. Vor Entfernung der Schleuse wird die Arterie getastet und zwar ca. 2 cm oberhalb der Punktionsstelle. Dann wird die Schleuse entfernt, indem mit der linken Hand (rechte Femoralarterie) die ertastete Arterie komprimiert und mit der rechten Hand die Schleuse zügig herausgezogen wird und die Einstichstelle mit 2 Tupfern ebenfalls komprimiert wird. Wichtig ist die effektive Kompression der Arterie oberhalb der Einstichstelle.

Der Zeitraum bis zur Blutstillung ist abhängig von der Größe der Punktionsstelle und der verabreichten Antikoagulation während des Eingriffs. Meist liegt sie zwischen 15 und 30 Minuten. Danach wird ein Kompressionsverband mittels eines vorgefertigten Einmalkompressionsverbandes angelegt, die es von verschiedenen Anbietern gibt. Der Verband soll fest sein, aber nicht abschnüren. Ein aufgelegter Sandsack dient der Verstärkung der Kompression und auch als Erinnerung für den Patienten, das punktierte Bein gerade zu halten. Der Druckverband verbleibt meist für etwa 12 Stunden. Die Patienten haben einige Stunden Bettruhe.

■ Vorteile dieser Methode sind einmal die genaue «Dosierung» der Kompression, die unverzügliche Erkennung von entstehenden Hämatomen und deren Entgegenwirken sowie einem intensiveren Patientenkontakt. Nicht zu unterschätzen ist die entspannende Wirkung des Gesprächs zwischen Patient und abdrückendem Mitarbeiter, das sich in der Regel während des Komprimierens ergibt. Es kann manche Unklarheit beseitigen und zum Verständnis der Untersuchung bzw. deren Ergebnisse beitragen. Des Weiteren erkennt man unverzüglich, ob der Patient Beschwerden bekommt, von vagalen Reaktionen bis hin zu Angina-pectoris-Beschwerden und Kontrastmittelreaktionen.

■ Ein Nachteil mag die Personalbindung sein, der durch gute Organisation jedoch ausgeglichen werden kann. Wenn Kompression und Anlegen des Druckverbandes vom Assistenzpersonal durchgeführt werden, kann der Untersucher in dieser Zeit den ärztlichen Befund schreiben. Dieser ist dann zeitgleich mit dem Patienten auf der nachsorgenden Station.

■ **FemoStop®-System**

Dieses System wurde 1992 als erste Alternative zur manuellen Kompression und zum Druckverband eingeführt und wird ebenfalls nach diagnostischen und interventionellen Herzkatheteruntersuchungen angewendet. Es besteht aus einem Fixierband und einem Kompressionsbügel mit durchsichtigem aufblasbarem Luftkissen, an welches ein Manometer mit einem Dreiwegehahn über einen Verbindungsschlauch angeschlossen ist. Das Fixierband wird in Höhe der Punktionsstelle unter dem Gesäß des Patienten durch- und die Bandenden in die seitlich angebrachten Schlitze des Kompressionsbügels eingeführt. Danach wird das Band so straff gezogen, dass das mit dem Kompressionsbügel verbundene Luftkissen bei liegender Schleuse ca. 2 cm oberhalb der Punktionsstelle liegt und der Andruckring des Luftkissens fest auf der Hautoberfläche anliegt. Dann wird unter visueller Kontrolle der Einstichstelle die Schleuse durch das durchsichtige Luftkissen, dessen Druck gleichzeitig rasch erhöht wird, entfernt. Das Luftkissen

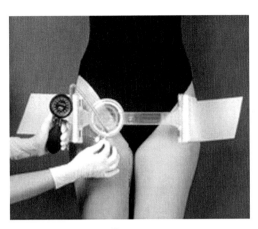

wird ca. 30 mmHg über dem aktuellen systolischen Blutdruckwert aufgepumpt und für ca. 25 Minuten konstant gelassen. Danach wird durch kurzzeitige Reduktion des Druckes in ca. fünfminütigem Abstand überprüft, ob eine Blutstillung eingetreten ist. Ist dies der Fall, kann entweder das System entfernt und ein Druckverband angelegt werden oder das System verbleibt anstelle des Druckverbandes. Der Patient kann auf die nachsorgende Station verlegt werden. Die Zeiten für Bettruhe und Verbleiben des Druckverbandes bzw. FemoStop®-System entsprechen denen der konventionellen Methode (■ Abb. 3.5).

— Vorteile dieser Methode: Sie ist u. U. weniger personalintensiv, man hat weniger Blutkontakt und der Kompressionsdruck kann relativ standardisiert und damit vergleichbar gehalten werden.

— Nachteil sind etwas häufiger vorkommende vagale Reaktionen. Außerdem ist diese Methode bei manifestierten Hämatomen z. B. durch Punktion nicht sinnvoll. Größere Leisteneinblutungen bedingen – bei gleichem Luftkissendruck – einen geringeren Druck auf die Femoralarterie.

▪ Verschlusssysteme

Seit einiger Zeit sind verschiedene Verschlusssysteme auf dem Markt, z. B. vaskuläre Nahtsysteme, wie das **Proglide®-System**. Sie

können zum Verschließen von Punktionsstellen in der Arteria femoralis verwendet werden. Diese Systeme enthalten das absorbierbare Nahtmaterial mit Nadeln sowie ein Fadenmesser und einen Knotenschieber. Nach Entfernen der Schleuse über einen Führungsdraht wird das Nahtsystem über den liegenden Draht in die Arterie eingeführt. Mit den Nadeln wird das Gefäß umstochen und die an die Hautoberfläche zurückgezogenen Fäden können verknotet werden. Mithilfe des Knotenschiebers wird der Knoten wieder an die Arterienaußenwand geschoben.

Zu beachten ist, dass dieses Verschlusssystem nur angewendet werden darf, wenn die Vorderwand der Arterie punktiert wurde, die Punktionsstelle sich unterhalb des Leistenbandes und über der Bifurkation der Arteria femoralis befindet. Deshalb sollte ein Angiogramm der Arteria femoralis durchgeführt werden, auch um das Platzieren des Nahtfadens an der Rückwand und das mögliche Ligieren von Vorder- und Rückwand der Arteria femoralis zu vermeiden.

Ein weiteres häufig verwendetes Verschlusssystem ist das **AngioSeal®**. Dieses einfach anzuwendende Verfahren, das bereits seit 1996 vertrieben wird, besteht aus drei absorbierbaren Teilen, einem kleinen Anker, einem Kollagenschwamm und einem Faden. Nachdem die Schleuse mithilfe eines Führungsdrahtes entfernt worden ist, wird der Anker durch ein Kanülensystem über den liegenden Draht in die Arterie eingeführt und dort an die Innenwand der Arterie gezogen, um das Punktionsloch abzudichten. Der Kollagenschwamm liegt auf der Außenseite der Arterie. Anker und Kollagen werden mit einem Faden zusammengezogen und bilden einen dichten Verschluss. Das Material wird innerhalb von 60–90 Tagen vom Körper absorbiert. Erst nach Ablauf dieser Zeit sollte die Arterie an derselben Stelle punktiert werden.

Es empfiehlt sich, zusätzlich zum Verschlusssystem einen Druckverband anzulegen, der nach einigen Stunden entfernt werden kann. Der Patient hat in dieser Zeit Bettruhe einzuhalten.

3

- Vorteil dieser Methoden ist die kürzere Liegezeit für die Patienten. Dadurch kann u. U. der stationäre oder ambulante Aufenthalt verkürzt werden.
- Ein Nachteil sind die nicht unerheblichen Kosten für diese Systeme.

3.2.3 Arbeitsanleitungen für diagnostische Untersuchungen

Die im Folgenden beschriebenen Arbeitsanleitungen können nur beispielhaft sein und lehnen sich an den Ablauf in unserem Hause an. Dies gilt ebenso für die Anleitungen zu Koronarinterventionen sowie für die elektrophysiologischen Untersuchungen.

Rechtsherzkatheter und Bestimmung des Herzzeitvolumens (HZV)

▪▪ Rechtsherzkatheter

Material Wenn zusätzlich zum Linksherz- auch ein Rechtsherzkatheter geplant ist, bieten sich je nach Fragestellung der Untersuchung verschiedene Materialzusammenstellungen (Sets) an (❏ Tab. 3.1).

Vorbereitung des Materials
- Katheter mit sämtlichen Anschlüssen in heparinisiertem NaCl spülen und bei Set 1 und 2 Ballon auf Dichtigkeit prüfen
- Evtl. Verbindungsschlauch für Druckanschluss mit heparinisierter NaCl-Lösung durchspülen
- Evtl. Kontrolle des Nullpunktes und der Vorhofhöhe (Herzhöhe) des Patienten

▪ Vorgehensweise

Nach Punktion der Vena femoralis und Einbringen der Schleuse wird der verwendete Katheter unter Röntgendurchleuchtung vorgeschoben: Vena femoralis, Vena cava inferior, rechter Vorhof (RA), rechter Ventrikel (RV), Pulmonalarterie (PA), Lungenkapillare (PCW). Danach wird der Katheter mit dem Druckschlauch verbunden (distales Ende bei Swan-Ganz-Katheter) und gespült.

❏ **Tab. 3.1**	Materialzusammenstellungen (Sets) für die Rechtsherzkatheteruntersuchung
Set 1	(historisch, wird heute kaum noch verwendet) Einführbesteck 8 F, Swan-Ganz-Katheter, 2 Dreiwegehähne, Einwegspritzen für Sauerstoffsättigungen, Temperaturanschluss für Messcomputer (beispielsweise der HZV-Messcomputer der Fa. Baxter; hier müssen Größe und Gewicht des Patienten in den Messcomputer eingegeben werden), Adapter, 10-ml-Einwegspritze, 50 ml NaCl 0,9% (optimal 4°C), steriles Tuch
Set 2	Einführbesteck 5 F, Wedge-Pressure-Katheter, Dreiwegehahn, 2 × 2-ml-Einwegspritzen für Sauerstoffsättigungen
Set 3	Einführbesteck 5 F, Multipurposekatheter, Dreiwegehahn, Einwegspritzen

Die Drucke werden schrittweise beim Zurückziehen des Katheters gemessen und nach jeweiligem Messort: PCW, Rückzug PCW-PA, PA, Rückzug PA-RV, RV, RV diastolisch, Rückzug RV-RA, RA dokumentiert (beim Schreiben der Druckkurven Druckskala an die jeweiligen Werte anpassen). Die Bestimmung der Sauerstoffsättigungen erfolgt durch Blutabnahme in der Pulmonalarterie und in der Arteria femoralis.

Bei **Shuntvitien**, wie ASD (Vorhofseptumdefekt) und VSD (Ventrikelseptumdefekt), werden zusätzliche Sauerstoffsättigungen bestimmt: RV und RA, VCS (Vena cava superior), VCI (Vena cava inferior), evtl. LA (linker Vorhof).

▪▪ Bestimmung des HZV

Es kommen geregelt zwei Methoden zum Einsatz:

▪ 1. Thermodilutionsmethode

Der Katheter (es muss ein Swan-Ganz-Katheter verwendet werden) liegt mit dem distalen Ende (gelb) in der PA. Der Anschluss des HZV-Geräts erfolgt, indem ein Kabel mit dem Thermistorstecker des Katheters verbunden und das zweite Kabel mit dem Adapter an das proximale Ende (blau) des Katheters angeschlossen wird. Die unsterilen Kabel werden in dem vorher ausgebreiteten Tuch abgelegt und eingeschlagen. Wenn die Starttaste auf dem HZV-Gerät gedrückt ist (akustisches Signal), werden 10 ml kalte NaCl-Lösung zügig in das proximale Lumen injiziert.

Der am distalen Ende angebrachte Thermistor gibt die Temperaturerniedrigung pro Zeiteinheit in der Arteria pulmonalis an. Das HZV-Gerät errechnet unter Einbeziehung von Größe und Gewicht des Patienten (zur Ermittlung der Körperoberfläche = KOF) das HZV in 1/min (Grundlage: kalte NaCl-Lösung passiert den Thermistor umso schneller, je größer das HZV ist). In der Regel werden mehrere Messungen durchgeführt und der Mittelwert errechnet (▶ Abschn. 5.1.3).

- ▪ **2. Ficksches-Prinzip: Computermessung**
Man benötigt folgende Daten: Sauerstoffsättigungswerte der Pulmonalarterie und der Arteria femoralis, den Hb-Wert (aus Laborbefund nehmen), Sauerstoffkonstante (wird errechnet aus Größe, Gewicht und Geschlecht des Patienten und ist in der Regel in der Registriereinheit vorgegeben) (▶ Abschn. 5.1.3).

Aorten- und Mitralklappenerkrankungen

▪▪ **Aorten-/Mitralklappenstenose**
Ziel der Untersuchung ist die Bestimmung des Gradienten und der Klappenöffnungsfläche, darüber hinaus die Beurteilung einer evtl. vorliegenden KHK und der linksventrikulären Funktion sowie die Bestimmung der Druckverhältnisse im Lungenkreislauf einschließlich der Messung des Herzzeitvolumens.

Material Zusätzlich zu Koronarangiografie und Rechtsherzkatheter benötigt man einen zweiten Druckanschluss (d. h. einen Druckaufnehmer), ein Infusionssystem und einen Druckschlauch.

Vorgehensweise Links- und Rechtsherzkatheter werden kombiniert: Punktion der Arteria und Vena femoralis meist in der rechten Leiste, Durchführung des Rechtsherzkatheters mit Abnahme von Sauerstoffsättigungen in der Pulmonalarterie und Arteria femoralis sowie Bestimmung des HZV.

▪▪ **Aortenklappenstenose**
Zur Feststellung des Schweregrads der verengten Aortenklappe muss diese überwunden werden, damit die Bestimmung der Druckwerte vor und hinter der Herzklappe erfolgen kann.

Zum Sondieren der Aortenklappe kann ein weicher, gerader (beschichteter) Führungsdraht (160 oder 260 cm) hilfreich sein, der dann auch zum Austausch der Katheter benutzt wird. Anstelle des normalerweise verwendeten Pigtail-Katheters sind Koronarkatheter unterschiedlicher Konfigurationen, wie z. B. AL2, AL3, Feldmann 2, geeignet.

Nach Passage der Aortenklappe erfolgt die simultane Messung der Druckwerte im linken Ventrikel und in der Aorta. Dabei muss für beide Drucke der gleiche Messbereich angewählt sein. Anstelle des Aortendrucks ist ersatzweise die Registrierung des Druckes der Arteria femoralis über den Seitenarm der Schleuse möglich, um eine zweite arterielle Punktion zu vermeiden. Dazu muss die Schleuse 1 F größer sein als der darin liegende Katheter. Für eine exakte Gradientenbestimmung der Aortenklappe kann auch ein sogenannter Doppellumen-Pigtail (▶ Abschn. 4.1.3) verwendet werden. Dieser verfügt über zwei Lumen zur Druckmessung. Zum einen an der Katheterspitze im linken Ventrikel und in der Aorta ascendens mit einem Messstellenabstand von 7 cm bei 6F.

Durch die gewonnenen Druckwerte können der Gradient sowie die Klappenöffnungsfläche (KÖF) bestimmt werden. Die Berechnung erfolgt in der Regel durch die Registriereinheit (Formeln zur Berechnung ▶ Abschn. 5.1.5 und 5.1.6). Nach Kontrastmitteldarstellung des linken Ventrikels erfolgt die Registrierung der Rückzugskurve LV-Aorta (◻ Abb. 3.6).

Kann die Aortenklappe retrograd nicht passiert werden, ist in seltenen Fällen eine

◘ Abb. 3.6 Rückzugskurve von LV-Aorta bei Aortenklappen-stenose. Der systolische (peak-to-peak) Gradient beträgt 90 mmHg

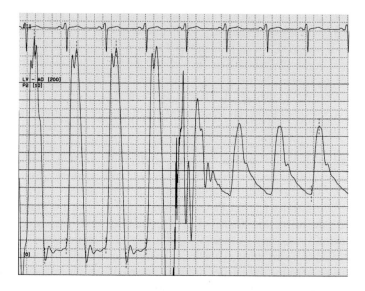

transseptale Punktion notwendig (► Abschn. 3.2.2), z. B. wenn das Echokardiogramm keine klare Aussage zur Höhe des Gradienten bzw. der Klappenöffnungsfläche machen kann. Bei der Darstellung der Koronargefäße sind in der Regel Katheter mit größeren Konfigurationen nötig (JR5, JL5, AL3), da bei Aortenvitien der Aortenbogen häufig erweitert ist.

■■ **Mitralklappenstenose**

Die Bestimmung des Schweregrads der Mitralklappenstenose erfordert die Feststellung der Druckwerte auf beiden Seiten der Herzklappe, d. h., man benötigt die Druckwerte des linken Ventrikels (LV) und des linken Vorhofes (LA). Da man den linksatrialen Druck nur durch transseptale Punktion erhält, dient der Pulmonalkapillardruck (PCWP) als Äquivalent zum LA-Druck. Dazu werden der Pigtail-Katheter im linken Ventrikel und der verwendete Rechtsherzkatheter in der Lungenkapillare (PCW) platziert und es erfolgt die simultane Messung von LV- und PCW-Druck (◘ Abb. 3.7). Dabei ist wiederum darauf zu achten, dass beide Drucke im gleichen Bereich registriert werden. Der Gradient sowie die KÖF werden, wie bei der Aortenklappenstenose beschrieben, errechnet (► Abschn. 5.1.5 und 5.1.6). Die anschließende Darstellung der beiden Koronarien erfolgt in üblicher Weise.

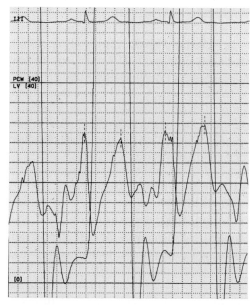

◘ Abb. 3.7 Simultane Druckregistrierung des diastolischen LV-Druckes und des PCWP bei Mitralklappenstenose. Der planimetrisch errechnete Gradient beträgt 16 mmHg

■■ **Aorten-/Mitralklappeninsuffizienz**

Ziel der Untersuchung ist die Bestimmung des Schweregrades der Insuffizienz und darüber hinaus die Beurteilung einer evtl. vorliegenden KHK sowie der linksventrikulären Funktion, des Weiteren die Feststellung der Druckverhältnisse im Lungenkreislauf einschließlich der Messung des Herzzeitvolumens.

Material Wie bei Koronarangiografie und Rechtsherzkatheter.

Vorgehensweise Kombination aus Links- und Rechtsherzkatheter: Punktion der Arteria femoralis und der Vena femoralis meist in der rechten Leiste, Durchführung des Rechtsherzkatheters mit Abnahme von Sauerstoffsättigungen in Pulmonalarterie und Arteria femoralis sowie Bestimmung des HZV.

Bei der Darstellung der Koronargefäße sind in der Regel Katheter mit größeren Konfigurationen nötig (JR5, JL5, AL3), da bei Aortenvitien der Aortenbogen häufig erweitert ist.

▪▪ Aortenklappeninsuffizienz

Zusätzlich zur LV-Angiografie wird eine Aortenangiografie zur Quantifizierung der Herzklappeninsuffizienz durchgeführt. Dazu wird der Pigtail-Katheter ca. 2 cm oberhalb der Aortenklappe platziert. Die Darstellung erfolgt meist in RAO-30°-Angulation (◘ Abb. 3.8). Häufig ergänzt man noch eine Angiografie des Aortenbogens, der meist dilatiert ist. Die verwendete Angulation liegt zwischen LAO 40° und LAO 60°.

▪▪ Mitralklappeninsuffizienz

Zur Quantifizierung der insuffizienten Mitralklappe erfolgt eine Angiografie des linken Ventrikels mit einem Pigtail-Katheter. Bei der Einstellung der Röntgenröhre ist darauf zu achten, dass auch der linke Vorhof aufgenommen wird, um den Kontrastmittelrückfluss vom linken Ventrikel durch die undichte Herzklappe in den linken Vorhof zu dokumentieren (◘ Abb. 3.9).

Hypertrophe obstruktive Kardiomyopathie (HOCM)

Ziel ist die Bestimmung des intraventrikulären Gradienten und einer evtl. vorliegenden KHK.

Material Zusätzlich zur Koronarangiografie benötigt man einen zweiten Druckanschluss, d. h. einen Druckabnehmer, ein Infusionssys-

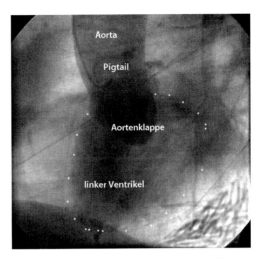

◘ **Abb. 3.8** Aortografie in RAO 30° bei Aortenklappeninsuffizienz. Reflux des Kontrastmittels durch die undichte Aortenklappe in den linken Ventrikel

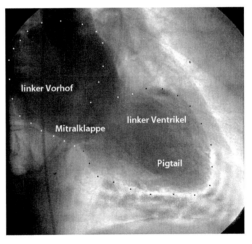

◘ **Abb. 3.9** LV-Angiografie in RAO 30° bei schwerer Mitralklappeninsuffizienz. Reflux des Kontrastmittels durch die undichte Mitralklappe in den linken Vorhof

tem und einen Druckschlauch, zwei 5 F-Schleusen (insgesamt sind drei Zugänge erforderlich: einmal venös, zweimal arteriell), 1 Multipurposekatheter (MP), Einwegspritzen für Sauerstoffsättigungen.

Vorgehensweise Punktion der Vena und Arteria femoralis rechts und der Arteria femoralis links, Durchführung des Rechtsherzkatheters mit Abnahme von Sauerstoffsättigungen in der Pulmonalarterie und Arteria femoralis sowie Bestimmung des HZV nach Fick.

Der MP wird aus der venösen Schleuse entfernt und nach sorgfältiger Spülung durch die arterielle Schleuse in der Spitze des linken Ventrikels platziert. Nach erneuter Spülung des Katheters erfolgt die Registrierung des LV-Druckes. Anschließend wird der Pigtail-Katheter durch die zweite arterielle Schleuse im linken Ventrikel direkt hinter der Aortenklappe (Ausflusstrakt) platziert.

Die Drucke werden in folgender Weise registriert:

- Simultane Druckregistrierung der beiden LV-Drucke (▶ Abb. 2.32)
- Auslösen möglichst einer Extrasystole (Brockenbrough-Phänomen) mit gleichzeitiger simultaner Druckmessung beider LV-Drucke (auf identische Messbereiche achten)
- Evtl. simultane Druckmessung beider LV-Drucke bei Valsalva-Manöver
- Langsamer Rückzug des MP-Katheters aus der LV-Spitze in die Aorta

Bei der anschließenden LV-Angiografie ist auf die Einschnürung des linken Ventrikels zu achten (◘ Abb. 3.10). Die Darstellung der beiden Koronararterien erfolgt in üblicher Weise.

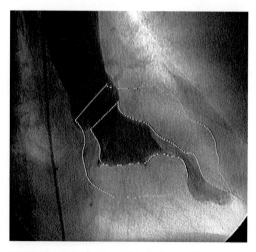

◘ **Abb. 3.10** LV-Angiografie bei mittventrikulärer HOCM. Systolische Einschnürung (Pfeil) und ausgeprägte LV-Hypertrophie

3.2.4 Arbeitsanleitungen für Koronarinterventionen

Perkutane transluminale Koronarangioplastie (PTCA)

Material für den sterilen Instrumententisch
- Sterile Abdeckung für Instrumententisch
- Sterile Abdeckung für Patienten (Angiografietuch mit 2 Löchern in der Leistenregion)
- Schale mit Spüllösung (500 ml NaCl + 5000 I.E. Heparin)
- Punktionskanüle
- Führungsdraht (z. B. 180 cm lang, «J» 3 mm, 0.035 Inches Durchmesser, teflonbeschichtet)
- 10-ml- und 20-ml-Einwegspritzen, Kanülen
- Hahnenbank mit zwei Anschlüssen für Druckmessung und Kontrastmittelinjektion
- 10-ml-Kontrastmittelspritze für Hahnenbank, Infusionssystem für Kontrastmittel
- Kontrastmittel (z. B. 200-ml-Flasche)
- Verlängerungsschlauch für Druckanschluss mit Dreiwegehahn
- Tupfer und Kompressen
- Plastiküberzüge für Bleiglasfenster und Bildverstärker
- Lokalanästhetikum (z. B. 15 ml Scandicain® 1 %)
- Nierenschale (zur Aufbewahrung des Kleinmaterials während der Intervention und zum Abspritzen des Blutes)
- 2 sterile Mäntel, sterile Handschuhe
- Hämostatischer Y-Konnektor + Torquer (Drehhilfe) + Einführhilfe und Indeflator (Dilatationsspritze), in der Regel als Set verpackt
- Meist 5 F- oder 6 F-Schleuse, selten 7F oder 8 F
- Evtl. Verlängerungsschlauch als Verbindung zwischen Y-Konnektor und Hahnenbank
- Einwegspritzen für Heparin und Glyzerolnitrat
- Gewünschter Führungskatheter
- Gewünschter PTCA-Führungsdraht

- Gewünschter Ballonkatheter
- Evtl. 6 F-Schleuse, Schrittmacherelektrode, Einmaltuch, externer Schrittmacher (unsteril)

PTCA-Material vorbereiten Den seitlichen Anschluss des Y-Konnektors an den Verlängerungsschlauch anschließen und diesen mit der Hahnenbank verbinden. Der Indeflator wird mit Kontrastmittel und physiologischer Kochsalzlösung 1:1 gefüllt und entlüftet.

Vorgehensweise Die Vorgehensweise ist bis zur Druckmessung in der Arteria femoralis die gleiche wie bei der Koronarangiografie. Der Führungskatheter (FK) wird über den noch liegenden J-Führungsdraht bis **vor** das Ostium des gewünschten Herzkranzgefäßes geschoben. Danach wird der J-Führungsdraht entfernt. Der hämostatische Y-Konnektor wird mit dem FK verbunden und das System gespült. Nach Intubation des Gefäßes erfolgen die intrakoronare Gabe von Glyzerolnitrat und anschließend die Injektion des Kontrastmittels mit gleichzeitiger Dokumentation der Aufnahme (◘ Abb. 3.11b). So wird die Ausgangssituation des zu dilatierenden Gefäßes in zwei nach Möglichkeit orthogonalen Angulationen festgehalten.

Es wird ein Heparinbolus von 5000–10000 I.E. injiziert (ACT < 250–300 s). Der gewünschte Führungsdraht (FD) wird entsprechend dem Gefäßverlauf an der Spitze vorsichtig entweder mit den Fingerspitzen oder mithilfe der Einführhilfe vorgebogen. Über die Spitze des FD wird die Einführhilfe geschoben und beides durch das geöffnete hämostatische Ventil in den FK eingeführt. Der Torquer wird nun von hinten auf den FD gefädelt und festgedreht. Er dient als Drehgriff. Anschließend wird der FD durch die zu dilatierende Stenose distal ins Gefäß geführt und platziert. Die Einführhilfe und der Torquer werden nun vom FD entfernt. Der distale, d. h. der freiliegende Teil des FD, wird mit einem feuchten Tupfer (physiologische NaCl mit Heparin) gründlich abgewischt.

Nun wird der angereichte Ballonkatheter (BK) mit der Dilatationsspritze verbunden und **entlüftet.** Dazu gibt man durch Aspiration des Indeflators Unterdruck auf den Ballonkatheter, durch anschließendes Umlegen des Zweiwegehahns am Indeflator erfolgt die Abgabe der abgezogenen Luft nach außen.

Anschließend wird der BK von hinten auf den FD aufgefädelt (bei dem meist verwendeten Monorailsystem verläuft der FD ca. 25 cm

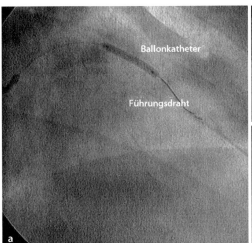
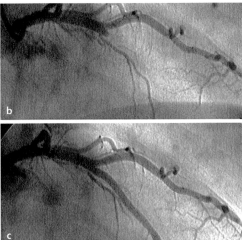

◘ **Abb. 3.11**   PTCA einer verschlossenen Vorderwandarterie (LAD/RIVA). **a** der Führungsdraht hat den Verschluss passiert und der eingebrachte Ballon ist in der Verschlussstelle inflatiert, **b** verschlossener LAD/RIVA, **c** wiedereröffnetes Gefäß

3

durch den BK, tritt dann aus dem BK heraus und verläuft von da an parallel zum BK). Sobald der FD bei der Auffädelung hinten aus dem BK heraustritt, wird er mit zwei Fingern fixiert, um ein mögliches Verrutschen der FD-Spitze zu verhindern. Dann wird der BK durch das geöffnete hämostatische Ventil in den FK geführt und in der Stenose platziert und durch eine Angiografie erfolgt die Kontrolle der korrekten Lage.

Es erfolgt die Inflation des Ballons in der Stenose (◘ Abb. 3.11a) durch Einstellen des gewünschten Druckes auf dem Manometer des Indeflators. Nach einer bestimmten Zeit (von einigen Sekunden bis zu mehreren Minuten) wird der Ballon mit einem definierten Druck deflatiert. Meist sind mehrfache Dilatationen nötig. Um Koronarspasmen vorzubeugen, kann man nach einer Inflation Glyzerolnitrat i.c. injizieren.

Nach erfolgter PTCA werden Kontrollangiografien des Gefäßes zur Dokumentation des Ergebnisses der Dilatation durchgeführt (◘ Abb. 3.11c). Die Schleuse wird entweder gleich entfernt oder entsprechend des ACT-Wertes (> 250 s) später. **Activated Clotting Time** (ACT) ist ein Test zur Überprüfung der Heparinwirkung: Es wird die aktivierte Gerinnungszeit (in Sekunden) bestimmt, d. h. die Zeit, in der frisches Blut in Anwesenheit eines Kontaktaktivators wie Kieselerde gerinnt. Der Patient muss danach einige Stunden Bettruhe einhalten.

Intrakoronare Stentimplantation

Material   Wie bei der PTCA, **zusätzlich** Stentsystem, d. h., auf einem Ballonkatheter ist der Stent vormontiert.

Vorgehensweise   Wie bei der PTCA; entweder wird mit einem konventionellen Ballonkatheter vordilatiert und, wenn notwendig, ein Stent implantiert oder der Stent wird primär ohne Vordilatation implantiert (primary stenting).

Der angereichte BK mit montiertem Stent wird an den Indeflator angeschlossen und **nicht** entlüftet. Er wird über den FD in die Stenose

eingeführt. Nach sorgfältiger Platzierung durch Kontrollangiografien wird der Ballon für ca. 10–20 Sekunden mit dem gewünschten Druck inflatiert. Der Ballon wird deflatiert und der Stent damit implantiert. Jetzt wird der BK entlüftet und erneut im Stent inflatiert. In der Regel werden nun höhere Drucke verwendet.

Die Nachsorge des Patienten verläuft wie bei der PTCA. Zusätzlich erhält der Patient in der Regel 600 mg Clopidogrel, bevor er auf Station verlegt wird.

Rotablationsangioplastie (Rotablator™-System)

Material   Wie bei der Koronarangiografie, aber ohne Koronarkatheter und Schleuse.

Zusätzlich:

- 7- oder 8 F-Schleuse (arteriell) und 6 F-Schleuse (venös)
- Gewünschter 7 F- oder 8 F-Führungskatheter (FK)
- Einwegspritzen für Heparin und Glyzerolnitrat
- Spüllösung für das Rotablationssystem: 500 ml physiologische NaCl-Lösung + 5000 I.E. Heparin + 5 mg Verapamil + 1 mg Glyzerolnitrat
- Infusionssystem und Druckmanschette (Manometerdruck 250 mmHg)
- Hämostatischer Y-Konnektor
- Verlängerungsschlauch
- Rotablationssystem (◘ Abb. 3.12) bestehend aus den 4 Elementen:
  1. Führungsdraht für Rotablator (FDR) 0.009 Inches, 300 cm, mit Clip und Einführhilfe
  2. Rotablatorvortrieb (Advancer)
  3. Rota-Link™-Katheter (Bohrkopf)
  4. Steuerkonsolensystem mit Steuerkonsole, Fußpedal und Druckluftversorgung (10-bar-Druckanschluss)
- Bei Rotablation der RCA: Schrittmacherelektrode, Einmaltuch, externer Schrittmacher

Vorgehensweise   Die Vorgehensweise ist bis zur Druckmessung in der Arteria femoralis identisch mit jener bei der Koronarangiografie.

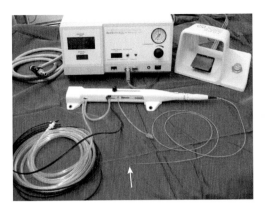

Die Platzierung des FK erfolgt wie bei der
PTCA.

Es wird ein Heparinbolus von meist
10000 I.E. injiziert. Die Einführung des FDR
erfolgt ebenfalls wie bei der PTCA distal in das
vorgesehene Gefäß. Dann wird der gewählte
Rotablatorbohrkopf mit dem Advancer (und
angeschlossenem Spülsystem) verbunden und
gut durchgespült. Nach Anschluss des Systems
an die vorher überprüfte Steuerkonsole wird
ein Probelauf mit niedrigster und mit höchster
Umdrehung durchgeführt.

Der Bohrkopf wird über den FDR vor der
Stenose platziert (Over-the-wire-System, ▶ Abschn. 4.2.3). Die Umdrehungsgeschwindigkeit
des Bohrers wird durch den Fußschalter eingestellt und ist der jeweiligen Bohrkopfgröße
angepasst (145000–190000 U/min). Es sind
meist jeweils 2–5 Bohrkopfpassagen mit
mindestens 2 Bohrköpfen verschiedener Größe
nötig. Während der gesamten Prozedur muss
die Spülflüssigkeit im System zirkulieren. Sie ist
zur Kühlung und Schmierung der beweglichen
Teile des Advancers sowie zur Unterstützung
des Abflusses des abgefrästen Materials in die
Peripherie des Gefäßes notwendig. In der Regel
wird im Anschluss eine PTCA mit Stentimplantation durchgeführt. Regelmäßige ACT-
Kontrollen sollten beachtet werden.

Die Nachsorge des Patienten bei komplika-
tionslosem Verlauf verläuft wie bei der PTCA.
Durch die Verwendung einer größeren arteriellen Schleuse besteht eine höhere Gefahr
von Blutungskomplikationen. Deshalb sind
eine besondere Überwachung auf der nachsorgenden Station sowie eine längere Bettruhe
vonnöten. Bei ausgeprägten Gefäßspasmen
oder verzögertem Koronarfluss ist eine vorübergehende intensivpflichtige Überwachung
mit intravenöser Heparin- und Nitratgabe angezeigt.

3.3   Elektrophysiologie

3.3.1   Durchführung einer elektro-physiologischen Unter-suchung und Ablation

Die elektrophysiologische Untersuchung
(EPU) ist ein Eingriff, der häufig mehrere Stunden dauert und für den Patienten eine große
psychische Anspannung bedeutet. Deshalb ist
es hier ganz besonders wichtig, eine vertrauens-
volle Atmosphäre für den Patienten zu schaf-
fen. Außerdem sollte eine möglichst bequeme
Lagerung des Patienten z. B. durch eine zusätzliche Schaumstoffauflage, eine Gelmatte oder
Knierolle und Keilkissen gewährleistet sein.

▪▪ **Vorbereitungen und Material**
Vorbereitung des Untersuchungsraums
▬ Bereitstellen und Vorbereiten der elektro-
physiologischen Registrier-, Stimulations-
und Ablationseinheiten
▬ Prüfen des Defibrillators für synchronen
und asynchronen Betrieb
▬ Bereitstellen und Prüfen eines externen
Herzschrittmachers
▬ Vorbereiten der Notfallmedikamente:
 ▬ Antiarrhythmikum (z. B. Lidocain)
 ▬ Parasympatholytikum (z. B. Atropin)
 ▬ Antihypotonikum (z. B. Epinephrin)
 ▬ Sedativa (z. B. Diazepam)
 ▬ Kurznarkotika (z. B. Etomidat)

Material für den sterilen Instrumententisch
(◘ Abb. 3.13)
▬ Sterile Abdeckung für Instrumententisch
▬ Sterile Abdeckung für Patienten

3

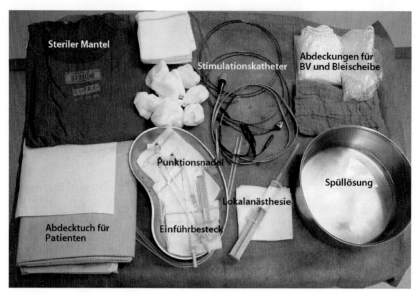

◼ Abb. 3.13   Beispiel für einen vorbereiteten Instrumententisch zur EPU

— Einführbestecke (venöse Schleusen)
— Einmalspritzen, Kanülen
— Punktionsnadel
— Schale mit heparinisierter 0,9-%iger NaCl-Lösung
— Lokalanästhetikum (z. B. 15 ml Scandicain® 1%)
— Steriler Mantel und sterile Handschuhe
— Sterile Abdeckung für Bildverstärker und Bleiglasscheibe
— Bei Ablation: 5000 I.E. Heparin
— Bereitstellung der Stimulations- und Ablationskatheter mit entsprechenden Adaptern

Kontrolle der Patientenunterlagen
— Unterschriebene Einverständniserklärungen
— Komplette Krankenakte mit:
  — Aktuellem EKG
  — Echokardiogramm
  — Röntgenthorax
  — Elektrophysiologischen Vorbefunden
  — Aktuellen Laborwerten (Blutbild, Gerinnung)

Vorbereitung des Patienten
— Möglichst bequeme Lagerung des Patienten auf dem Untersuchungstisch
— Bleimatte zum Schutz der Keimdrüsen
— Kontrolle des peripheren Zugangs (Venenverweilkanüle mit physiologischer NaCl-Lösung spülen)
— 12-Kanal-EKG anschließen
— Wenn eine Ablation vorgesehen ist: Neutralelektrode platzieren
— Leistendesinfektion
— Sterile Abdeckung des Patienten

▪▪ Vorgehensweise
Diagnostische EPU   Nach Verabreichung des Lokalanästhetikums werden in der Regel 2–3 Schleusen in die Vena femoralis rechts gelegt. Darüber erfolgt die Platzierung der entsprechenden Stimulationskatheter an den zu untersuchenden Stellen des Reizleitungssystems unter Röntgenkontrolle. Anschließend werden diese Katheter mit den Adaptern über das Konnektorpult mit der Registriereinheit verbunden. Auf dem EKG-Monitor sind Brustwand- und Extremitätenableitungen sowie intrakardiale EKG-Ableitungen zu sehen. Dann wird das Reizleitungssystem an verschiedenen

Orten durch Abgabe elektrischer Impulse nach einer je nach Krankheitsbild definierten Programmfolge unter ständiger Beobachtung der intrakardialen EKG-Ableitungen stimuliert. Ziel ist es, die Rhythmusstörungen bzw. die Tachykardie auszulösen und wieder zu beenden.

Ablation Nach erfolgreicher Auslösung einer Tachykardie kann je nach Krankheitsbild eine Ablation (d. h. eine Verödung der für die Rhythmusstörungen verantwortlichen pathologischen Strukturen) angeschlossen werden. Dazu wird der entsprechende Ablationskatheter eingeführt und an der zu abladierenden Stelle platziert. Dann wird der Katheter an die Ablationseinheit angeschlossen sowie ein Heparinbolus verabreicht.

Über einen Fußschalter aktiviert der Untersucher das Ablationsgerät, woraufhin es zu einer temperaturgesteuerten Energieabgabe über die Katheterspitze kommt. Diese beträgt pro Anwendung in der Regel maximal 50 W über 30–60 Sekunden. Der Patient spürt bei dieser Behandlung gelegentlich Unbehagen, manchmal ein leichtes Brennen oder geringfügige Schmerzen im Brustkorb. Nach erfolgter Ablation, die häufig mehrfache Wiederholungen der Stromabgabe erfordert, wird durch erneute Stimulation überprüft (mit einer Abschlusskontrolle nach einer Pause von 10–20 Minuten), ob die Rhythmusstörung noch ausgelöst werden kann. Ist dies nicht der Fall, war die Verödung erfolgreich.

Nachsorge des Patienten Die Schleusen werden entfernt, die Punktionsstellen komprimiert und ein Druckverband nach Stillstand der Blutung angelegt. Der Patient hat einige Stunden Bettruhe. Bei Bedarf wird eine Herzultraschalluntersuchung durchgeführt.

3.3.2 Kurzanleitungen für übliche elektrophysiologische Interventionen

Die nachfolgenden Arbeitsanweisungen wurden zusammengestellt von Dr. B. Hauer, ehemals RBK Stuttgart.

▪▪ Kammertachykardie

EPU dient in aller Regel als rein diagnostische Untersuchung:
- Venöse Punktion
- Maximal 2 Schleusen (6 F)
- 2- und 4-poliger Stimulationskatheter + Adapter,
- Bei chronischem Vorhofflimmern: nur 1 Schleuse + Adapter
- Zeitbedarf: etwa 1 Stunde

▪▪ AV-Knoten-Reentrytachykardie

EPU meist mit Ablation:
- Venöse Punktion
- Meist 3 Schleusen (2 6 F und 1 7 F)
- Zunächst 2- und 4-poliger Stimulationskatheter + Adapter
- Später dann Ablationskatheter + Adapter
- Zeitbedarf: etwa 1 Stunde

▪▪ WPW-Syndrom

EPU meist mit Ablation:
- Oft rein venöse Punktion
- Bei etwa zwei Drittel der Patienten zusätzlich arterielle Punktion
- Anzahl der Schleusen und Stimulationskatheter je nach Ausprägung des WPW-Syndroms im Ruhe-EKG
- Zeitbedarf: etwa 1–2 Stunden

▪▪ Vorhofflattern

Nur Ablation:
- Venöse Punktion
- 3 Schleusen (2 6 F und 1 7 F)
- 1 Orbiterkatheter (small oder large je nach Patient) + 3 Adapter
- 1 Koronarsinuskatheter
- 1 Ablationskatheter (8 mm-Tip) + Adapter
- Zeitbedarf: etwa 3 Stunden

▪▪ Interne Kardioversion

- Venöse Punktion
- 1 8 F-Schleuse, 1 Alert-Katheter + 1 Adapter
- Zeitbedarf: etwa 30 Minuten

▪▪ Abklärung von Synkopen

- Venöse Punktion
- 3 Schleusen (6 F)

- 2 4-polige Stimulationskatheter + Adapter
- 1 2-poliger Stimulationskatheter
- Zeitbedarf etwa 30 Minuten

3.4   Komplikationsmanagement

Bei **jeder** Herzkatheteruntersuchung kann es zu Komplikationen und Zwischenfällen kommen. Deshalb ist auch bei jeder Untersuchung größte Konzentration aller Beteiligten vonnöten. Eine gute Ausrüstung des HK-Labors sowie gut ausgebildetes Assistenzpersonal sollten Voraussetzung sein. Im Folgenden werden die häufigsten Komplikationen dargestellt.

■■ **Kontrastmittelzwischenfall**

Es können zwei Schweregrade unterschieden werden:

- Es besteht eine leichte Unverträglichkeit mit Niesen, Brechreiz, Hitzegefühl, Rötung und Schwellung der Haut und Schleimhäute, Juckreiz und Quaddelbildung.
  Die nach Angiografien auftretende Übelkeit mit Brechreiz oder auch Hitzegefühl sind nicht zwingend Zeichen einer Kontrastmittelallergie.
  Behandlung: Antihistaminikum (z. B. Fenistil®) und meistens Kortison (z. B. 250 mg Urbason®), evtl. NaCl-Infusion, Sedativa (z. B. Diazepam®), Metoclopramid (Paspertin®)
- Die zweite Stufe ist eine schwere Allgemeinreaktion bis hin zum anaphylaktischen Schock mit Kreislaufstillstand. Diese Reaktion erfolgt oft plötzlich und ohne Vorzeichen:
  - Generalisiertes Exanthem (Hautrötung und -schwellung)
  - Tachykardie
  - Blutdruckabfall
  - Schweißausbruch
  - Schüttelfrost
  - Angstgefühl
  - Dyspnoe
  - Bronchospasmus
  - Bewusstlosigkeit

Behandlung: Je nach Schweregrad Kortisongabe bis 1 g und Antihistaminikagabe (z. B. Fenistil® und Ranitic®). Bei Schocksymptomatik und Atembeschwerden erfolgen:

- Intubation
- Volumensubstitution
- Gabe von Adrenalin (z. B. Suprarenin®)

Durch Blutdruck- und EKG-Überwachung können auch hiermit verbundene Rhythmusstörungen wie Kammerflimmern (= Defibrillation) schnell erkannt und behandelt werden.

Durch die Verbesserung der Kontrastmittel und deren Verträglichkeit sind schwere Kontrastmittelzwischenfälle mittlerweile sehr selten.

■■ **Lungenödem**

Bei schwerer Linksherzinsuffizienz kann es während der Untersuchung zum Lungenödem kommen. Meist wird es durch Volumenbelastung ausgelöst (z. B. Kontrastmittelgabe). Der Patient fängt an zu hüsteln, wird unruhig und kurzatmig; die Lunge sollte auf Rasselgeräusche abgehört werden. Weitere, fortschreitende Symptome sind Husten mit schaumigem und rötlichem Auswurf und laut hörbares Rasseln.

Behandlung: O^2-Nasensonde (4–6 l/min), Diuretikum (z. B. Lasix® i.v.), Vasodilatatoren (z. B. Nitrospray oder Perlinganit®). In schweren Fällen ist eine Intubation erforderlich. Durch Blutdruck- und EKG-Überwachung können auch hiermit verbundene Rhythmusstörungen schnell erkannt und behandelt werden.

■■ **Herzrhythmusstörungen**

Hierzu gehören tachykarde und bradykarde Arrhythmien, die wie folgt behandelt werden:

- Supraventrikuläre Tachykardie (schneller Vorhofrhythmus): Verapamil (z. B. Isoptin® i.v.), evtl. Kardioversion
- Kammertachykardie (Frequenz um 200/min): Amiodaron (z. B. Cordarex® i.v.), evtl. Kardioversion
- Kammerflattern oder Kammerflimmern: Defibrillation, Lidocain (z. B. Xylocain® i.v.), Diazepam (Valium® i.v.)

- Sinusbradykardie, AV-Block III: Atropin i.v., evtl. Schrittmachertherapie
- Asystolie: Reanimation, Schrittmacher

■■ Vasovagale Reaktion

Bei der Punktion oder beim Abdrücken bzw. Entfernen der Schleuse kommt es zu Blutdruck- und Frequenzabfall.

Behandlung: Atropin i.v. und Volumengabe, z. B. NaCl-Infusion.

■■ Katheterinduzierte Komplikationen

Komplikationen können auch durch den Katheter selbst entstehen. Dies können Koronarkatheter, Stimulationskatheter einer elektrophysiologischen Untersuchung oder auch alle sogenannten Rechtsherzkatheter sein.

- Dazu gehört die **Perforation des Herzmuskels** mit der Gefahr einer anschließenden Herztamponade. Ggf. muss eine Perikardpunktion (► Abschn. 3.4.3) durchgeführt werden.
- Es kann auch zu **Dissektion oder Perforation der Gefäßwand** kommen, die zu Aneurysmen oder Blutungen führen. Dies kann u. U. eine umgehende chirurgische Behandlung erfordern.
- Durch **Kontrastmittelinjektionen in die Herzwand** oder **durch Injektion von Luft in ein Herzkranzgefäß** können infarktähnliche Beschwerden entstehen, die sich durch EKG-Veränderungen sowie Rhythmusstörungen oder Druckabfall äußern können, meist aber reversibel sind.

■■ Thromboembolische Komplikationen

Als thromboembolische Komplikationen kommen Hirnembolien und Herzinfarkte durch abgeschwemmte Thromben oder abgelöste Plaques vor.

3.4.1 Reanimationszubehör

Außer den Notfallmedikamenten (► Abschn. 3.4.2) sollen in jedem Herzkatheterlabor folgende Geräte und Gegenstände zur Verfügung stehen:

- 1 Defibrillator
- 1 Beatmungsbeutel mit Gesichtsmaske
- 1 standardisierter Notfallwagen mit Intubationsbesteck (Laryngoskop, Guedel-Tuben verschiedener Größen)
- Sauerstoffanschluss am Untersuchungstisch
- Sauerstoffmasken, Nasensonden
- Absaugvorrichtung
- Einwegspritzen (2, 5, 10, 20 ml), 50 ml-Perfusorspritzen mit Zuleitung
- Kanülen verschiedener Größe, Venenverweilkanülen verschiedener Größen
- Infusionssysteme
- Infusionsständer
- Perfusoren
- Blutdruckmessgerät und Stethoskop
- Schrittmacheraggregate und -elektroden

3.4.2 Medikamente

Kontrastmittel

Das am häufigsten verwendete Medikament im HK-Labor ist ohne Zweifel das Röntgenkontrastmittel. Zum Einsatz kommen wasserlösliche jodhaltige Kontrastmittel, die über die Nieren wieder ausgeschieden werden. Sie gehören entweder zur Gruppe der ionischen oder der nichtionischen Kontrastmittel. Die ionischen Verbindungen sind schlechter verträglich, u. a. wegen ihrer hohen Osmolalität. Die nichtionischen Kontrastmittel sind wasserlöslicher und haben eine geringere Osmolalität. Aufgrund der wesentlich besseren Verträglichkeit werden für die Koronarangiografie fast ausschließlich nichtionische Kontrastmittel verwendet.

Dennoch kann es zu Unverträglichkeiten bis hin zur Kontrastmittelallergie kommen. Patienten, bei denen Allergien bekannt sind (z. B. Heuschnupfen, Medikamentenallergie) oder die bei früheren Kontrastmittelgaben mit Unverträglichkeiten reagiert haben, erhalten eine Prophylaxe mit H_1- und H_2-Antagonisten, wie z. B. 8 mg Fenistil® und 100 mg Ranitic®. Bei bekannter Kontrastmittelallergie wird zusätzlich Kortison verabreicht. Besteht der

3

Verdacht auf eine Schilddrüsenfunktionsstörung oder ist eine Hyperthyreose bekannt, ist eine Verabreichung von Perchlorat (Irenat®) vor und nach der Herzkatheteruntersuchung (HKU) notwendig. In vielen Kliniken wird Perchlorat jedem Patienten vor HKU mit Kontrastmittelgabe verabreicht. Besteht eine Nierenfunktionsstörung, sollte in jedem Fall eine Vor- und Nachwässerung durchgeführt sowie u. U. eine Hämodialyse nach HKU in Erwägung gezogen werden. Bei Diabetikern, die ein metforminhaltiges Präparat einnehmen, ist dieses jeweils 24 Stunden vor und nach Kontrastmittelgabe abzusetzen.

Ein wichtiger Aspekt für eine gute Kontrastgebung ist der Jodgehalt. Dieser sollte mindestens 300 mg Jod/ml betragen, optimal sind 370 mg Jod/ml. Da Kontrastmittel eine hohe, temperaturabhängige Viskosität besitzen, ist es sinnvoll, eine Erwärmung auf Körpertemperatur vorzunehmen (Wärmeschrank, Heizmanschette an der Kontrastmittelhochdruckspritze). Das erleichtert die Injektion und verbessert die Verträglichkeit für den Patienten.

Medikamentenliste

Hier soll ohne Anspruch auf Vollständigkeit eine Übersicht der im HK-Labor üblicherweise verwendeten Medikamente gegeben werden. Bei der Anordnung der Medikamente im Untersuchungsraum ist auf Übersichtlichkeit zu achten, um den schnellen Zugriff für alle Beteiligten zu ermöglichen (alphabetische Reihenfolge). Ebenso müssen Lagerungshinweise (Kühlschrank?) und Verfallsdaten beachtet werden.

■ ■ **Analgetika**

Wirkstoffe:

▬ **Fentanylcitrat**
  ▬ Anwendung: zur Schmerzbehandlung, als analgetische Komponente bei Anästhesien mit endotrachealer Intubation und Beatmung
  ▬ Medikament: **Fentanyl**®(ratiopharm)
  ▬ Dosis: 1 Ampulle 0,1mg/2ml
  ▬ Verabreichungsform: i.v. oder i.m.
  ▬ **Achtung:** Betäubungsmittel(BTM)-Rezept

▬ **Morphin-HCl**
  ▬ Anwendung: starke und stärkste Schmerzen
  ▬ Medikament: **Morphin**® Injektionslösung
  ▬ Dosis: 1 Ampulle = 10 mg/1 ml, 5–10 mg i.v.
  ▬ **Achtung:** Betäubungsmittel(BTM)-Rezept

▬ **Pethidinhydrochlorid**
  ▬ Anwendung: bei starken Schmerzen
  ▬ Medikament: **Dolantin**®
  ▬ Dosis: 1 Ampulle. 1 ml/50 mg
  ▬ Verabreichungsform: s.c., i.m., langsame i.v.-Anwendung
  ▬ **Achtung**: Betäubungsmittel(BTM)-Rezept

■ ■ **Antiallergika**

Wirkstoff:

▬ **Dimetindenmaleat**
  ▬ Anwendung: Kontrastmittelallergie als Prämedikation zusammen mit H_2-Rezeptor-Antagonisten
  ▬ Medikament: **Fenistil**® Injektionslösung
  ▬ Dosis: 1 Ampulle = 4 mg/4 ml, in der Regel 8 mg i.v.

■ ■ **Antiarrhythmika**

Wirkstoffe:

▬ **Adenosin**
  ▬ Anwendung: Rhythmusstörung wie AV-Reentry-Tachykardien
  ▬ Medikament: **Adrekar**® Injektionslösung
  ▬ Dosis: 1 Ampulle = 6 mg/2 ml i.v.

▬ **Amiodaron-HCl**
  ▬ Anwendung: ventrikuläre Herzrhythmusstörungen
  ▬ Medikament: **Cordarex**® Injektionslösung
  ▬ Dosis: 1 Ampulle = 150 mg/3 ml i.v.

▬ **Ajmalin**
  ▬ Anwendung: supraventrikuläre und ventrikuläre Tachykardie, anhaltende Kammertachykardie, supraventrikuläre und ventrikuläre Extrasystolen
  ▬ Medikament: **Gilurytmal**® Injektionslösung

- Dosis: 1 Ampulle = 50 mg/10 ml langsam i.v.
- **Lidocain-HCl**
  - Anwendung: Kammerarrhythmien und Tachykardien
  - Medikament: **Xylocain**® Injektionslösung
  - Dosis: 1 Ampulle = 100 mg/5 ml i.v.
- **Orciprenalinsulfat**
  - Anwendung: Bradykardie, Antidot bei Überdosierung von Betablockern
  - Medikament: **Alupent**® Injektionslösung
  - Dosis: 1 Ampulle = 0,5 mg/1 ml, langsam i.v. injizieren
- **Verapamil**
  - Anwendung: Tachykardien, Vorhofflimmern und -flattern mit hoher Kammerfrequenz, hypertensive Krisen
  - Medikament: **Isoptin**® Injektionslösung
  - Dosis: 1 Ampulle = 5 mg/2 ml i.v.

■ ■ **Antibiotika**
Wirkstoff:
- **Cefazolin**
  - Anwendung: perioperative Prophylaxe bei erhöhter Infektionsgefahr (z. B. Herzschrittmacher-Implantation)
  - Medikament: **Cefacolin**®
  - Dosis: 2 g Trockensubstanz (in Durchstechflasche) in 100 ml Injektionslösung (isotonische Natriumchlorid Lösung oder 5 %ige Glukose-Lösung) zur i.v.-Infusion

■ ■ **Antidota (Benzodiazepin-Antagonist)**
Wirkstoff:
- **Flumazenil**
  - Anwendung: Aufhebung einer Benzodiazepin-Sedierung/Überdosierung, Beendigung einer Benzodiazepin-Narkose (z. B. Dormicum)
  - Medikament: **Flumacenil**®, **Anexate**®
  - Dosis: 1 Ampulle 0,5 mg (0,1 mg/ml)

■ ■ **Antifibrinolytika**
Wirkstoff:
- **Protamin-HCl**
  - Anwendung: Inaktivierung von Heparin
  - Medikament: **Protamin 100 roche**® Injektionslösung
  - Dosis: 1 Ampulle = 5 ml, 1 ml inaktiviert 1000 I.E. Heparin, i.v.

■ ■ **Antihypertonika**
Wirkstoffe:
- **Clonidin-HCl**
  - Anwendung: leichte bis schwere Hypertonie
  - Medikament: **Catapresan**® Injektionslösung
  - Dosis: 1 Ampulle = 0,15 mg/1 ml, 1:10 mit NaCl verdünnen, langsam i.v. injizieren
- **Nifedipin**
  - Anwendung: KHK, Angina pectoris, Hypertonie, Koronargefäßspasmen
  - Medikament: **Adalat**® Kapseln
  - Dosis: 1 Kapsel = 10 mg oral
- **Metoprololtartrat**
  - Anwendung: Herzrhythmusstörungen, Tachyarrhythmien, Akutbehandlung bei Herzinfarkt
  - Medikament: **Beloc**® Injektionslösung
  - Dosis: 1 Ampulle = 5 mg/5 ml, in der Regel 5–10 mg i.v.
  - **Achtung:** langsam injizieren (1 mg/min)

■ ■ **Antihypotonika = Katecholamine**
Wirkstoffe:
- **Norepinephrin-HCl = Noradrenalin**
  - Anwendung: verschiedene Schockformen, zur Blutdruckstabilisierung
  - Medikament: **Arterenol**® Injektionslösung
  - Dosis: 1 Ampulle = 1 mg/1 ml i.v.
- **Epinephrin-HCl = Adrenalin**
  - Anwendung: Kreislaufkollaps, allergische Reaktionen
  - Medikament: **Suprarenin**® Injektionslösung
  - Dosis: 1 Ampulle = 1 mg/1 ml, 1:10 mit NaCl verdünnen

3

- **Dopamin-HCl**
  - Anwendung: Schockzustände, schwere Hypotension, drohende Schockzustände
  - Medikament: Dopamin 200
  - Dosis: 1 Ampulle = 200 mg/10 ml, nur verdünnt in geeigneter Infusionslösung anzuwenden

- **▪▪ Antikoagulanzien**
  Wirkstoff:
- **Heparin-Natrium-Injektionslösung**
  - Anwendung: Prophylaxe und Therapie von Thrombosen und Embolien
  - Medikament: **Heparin**-Injektionslösung
  - Dosis: Durchstechflasche z. B. mit 250000 I.E./10 ml, 2 ml = 5000 I.E.

- **▪▪ Diuretika**
  Wirkstoff:
- **Furosemid**
  - Anwendung: kardiale Ödeme, Hypertonie, akute Herzinsuffizienz, insbesondere bei Lungenödem
  - Medikament: **Lasix**® Injektionslösung
  - Dosis: 1 Ampulle = 20 mg/2 ml i.v.

- **▪▪ GPIIb/IIIa-Antagonisten**
  Wirkstoffe:
- **Abciximab**
  - Der Wirkstoff ist das Fab-Fragment eines monoklonalen Antikörpers gegen den GPIIb/IIIa-Rezeptor von Thrombozyten. Er ist ein Glykoprotein-IIb/IIIa-Inhibitor
  - Anwendung: zusätzlich zur Anwendung von Heparin und ASS zur Vermeidung von ischämischen kardialen Komplikationen bei Hochrisikopatienten, bei denen eine PTCA durchgeführt wird
  - Medikament: **Reo-Pro**® Infusionslösung
  - Dosis: Durchstechflasche mit 10 mg/5 ml, Bolusinjektion vor Beginn der PTCA: 0,25 mg/kg i.v. oder i.c., anschließend Erhaltungsinfusionsrate von 10 µg/min über 12 h
  - **Achtung:** sterile Filtration

- **Tirofiban**
  - Anwendung: Prävention eines drohenden Myokardinfarktes, instabiler Angina pectoris, Nicht-Q-Wellen-Infarkt, bei denen die letzte Episode von Brustschmerzen während der letzten 12 Stunden auftrat und EKG-Veränderungen und/oder erhöhte Myokardenzyme vorliegen
  - Medikament: **Aggrastat**® Infusionslösung
  - Dosis: Initiale Infusionsrate von 0,4 µg/kg/min für 30 min Erhaltungsinfusionsrate von 0,1 µg/kg/min; die empfohlene Behandlungsdauer beträgt mindestens 48 h

- **▪▪ Hypnotika/Sedativa und Narkosemittel**
  Wirkstoffe:
- **Midazolam**
  - Anwendung: Prämedikation, Narkoseeinleitung
  - Medikament: **Dormicum**® Injektionslösung
  - Dosis: 1 Ampulle = 15 mg/3 ml oder 5 mg/1 ml, 1 mg als Initialdosis langsam i.v. injizieren
- **Propofol**
  - Anwendung: Einleitung und Aufrechterhaltung einer Allgemeinanästhesie, Sedierung von beatmeten Patienten
  - Medikament: **Propofol 1 % Fresenius**®
  - Dosis: 1 Ampulle = 10 mg/20 ml i.v.
- **Etomidat**
  - Anwendung: Kurznarkose
  - Medikament: **Etomidat**® Injektionslösung
  - Dosis: 1 Ampulle = 20 mg/20 ml i.v.

- **▪▪ Infusionslösungen**
  Wirkstoffe:
- **Kalziumchlorid-Dihydrat, Kaliumchlorid, Magnesiumchlorid-Hexahydrat, Natriumchlorid, Natriumlaktat-Lösung, Kalziumchlorid, Magnesiumchlorid, Natriumlaktat**
  - Anwendung:
    - zum Flüssigkeits- und Elektrolytersatz bei ausgeglichenem Säuren-Basen-Haushalt

– bei leichter Übersäuerung des Blutes (Azidose)
– zur Behebung des Flüssigkeitsmangels bei normal oder zu niedrig konzentriertem Blutplasma (isotone oder hypotone Dehydratation)
– zur kurzfristigen Auffüllung des Gefäßsystems nach Blutverlusten
– als Trägerlösung für geeignete Zusätze und Medikamente
 — Medikament: **Sterofundin ISO Ecoflac Plus**®
 — Dosis: 250 ml, 500 ml, 1000 ml als i.v. Infusion
— **Polystärke, HES**
 — Anwendung: Therapie und Prophylaxe von Volumenmangel
 — Medikament: **Plasmasteril**® Infusionslösung
 — Dosis: 500 ml als i.v. Infusion
— **Natriumchlorid**
 — Anwendung: Flüssigkeitsersatz bei Hypotonie
 — Medikament: **Isotonische Kochsalzlösung 0,9-%ige Infusion**
 — Dosis: 500 oder 1000 ml als i.v.-Infusion
— **Natriumhydrogenkarbonat**
 — Anwendung: metabolische Azidosen
 — Medikament: **Natriumhydrogenkarbonat 8,4 %ige Infusion**
 — Dosis: Infusionsflasche = 8,4 g/100 ml i.v.

■■ **Koronarmittel (Kalziumantagonist)**
Wirkstoff:
— **Verapamilchlorid**
 — Anwendung: koronare Herzkrankheit bei vasospastischer Angina pectoris (Prinzmetal-Angina), gefäßerweiternd, Antiarrhythmikum
 — Medikament: **Verapamil**®, **Isoptin**®
 — Dosis: 1 Ampulle = 5 mg/2ml Verapamilhydrochlorid.Magen-Darm-Mittel

■■ **Koronarmittel (Vasodilatatoren)**
Wirkstoffe:
— **Glyzerolnitrat**
 — Anwendung: Angina pectoris, akuter Myokardinfarkt, katheterinduzierte Koronarspasmen
 — Medikament: **Nitrolingual-Spray**®
 — Dosis: 1 Flasche = 14,2 g, 1 Sprühstoß (Hub) $\cong$ 48 mg, in der Regel 1–2 Hübe sublingual
— **Glyzerolnitrat**
 — Anwendung: Angina pectoris, akuter Myokardinfarkt, kontrollierte Hypotension, katheterinduzierte Koronarspasmen
 — Medikament: **Perlinganit**® Injektionslösung
 — Dosis: 1 Ampulle = 10 mg/10 ml, 1:10 ml mit NaCl verdünnen (1 ml $\cong$ 0,1 mg) zur i.c. Injektion Durchstechflasche = 50 mg/50 ml als i.v.-Infusion 2–8 mg/h

■■ **Kortikoide**
Wirkstoff:
— **Methylprednisolon**
 — Anwendung: akut lebensbedrohliche Zustände wie allergischer Schock, Kontrastmittelallergie
 — Medikament: **Urbason**® Trockensubstanz und Lösungsmittel
 — Dosis: 1 Trockenampulle = 250 mg in 5 ml aqua. dest. auflösen oder 1 Trockenampulle = 1000 mg in 10 ml aqua. dest. auflösen, i.v.

■■ **Lokalanästhetika**
Wirkstoff:
— **Mepivacain-HCl**
 — Anwendung: Infiltrationsanästhesie
 — Medikament: **Scandicain**® Injektionslösung
 — Dosis: Durchstechflasche = 500 mg/50 ml, in der Regel 15 ml s.c.

3

● ■ **Magen-Darm-Mittel**

Wirkstoffe:

▬ **Ranitic-HCl**
  – Anwendung: als Prophylaxe bei V. a. Kontrastmittelallergie in Kombination mit H_1-Antagonisten
  – Medikament: **Ranitic**® Injektionslösung
  – Dosis: 1 Ampulle = 50 mg/5 ml, in der Regel 100 mg i.v.
▬ **Metoclopramid-HCl**
  – Anwendung: Übelkeit, Erbrechen, Arzneimittelunverträglichkeit
  – Medikament: **Paspertin**® Injektionslösung
  – Dosis: 1 Ampulle = 10 mg/2 ml i.v.

● ■ **Parasympathikolytika**

Wirkstoffe:

▬ **Atropin**
  – Anwendung: Bradykardien
  – Medikament: **Atropinsulfat**® Injektionslösung
  – Dosis: 1 Ampulle = 0,5 mg/1 ml i.v., in der Regel 1 g i.v.
  – **Achtung:** nicht zusammen mit Adrenalin und Noradrenalin verwenden, Vorsicht bei Patienten mit Glaukom, Hyperthyreose, Herzinsuffizienz, Mitralklappenstenose
▬ **Glycopyrroniumbromid**
  – Anwendung: Herabsetzung des Speichelflusses, z. B. zur Einführung der TEE-Sonde
  – Medikament: **Robinul**®
  – Dosis: 1 Ampulle 0,2 mg/ml
  – Empfohlene Dosierung 0,2–0,4 mg vor Anästhesieeinleitung zur Prämedikation

● ■ **Sedativa**

Wirkstoffe:

▬ **Diazepam**
  – Anwendung: akute und chronische Spannungs- und Angstzustände, vor chirurgischen und diagnostischen Eingriffen
  – Medikament: **Diazepam ratiopharm**® Injektionslösung, **Valium**® Injektionslösung

  – Dosis: 1 Ampulle = 10 mg/2 ml, in der Regel 1–2 ml i.v.
  – **Achtung:** kein heparinisiertes NaCl zum Spülen verwenden!
▬ **Lorazepam**
  – Anwendung: symptomatische Kurzzeitbehandlung von Angst- und Erregungszuständen, Sedierung vor diagnostischen und operativen Eingriffen
  – Medikament: **Tavor**® **Expidet** lyphilisierte Plättchen
  – Dosis: 1 Plättchen = 1 mg sublingual

● ■ **Thrombozytenaggregationshemmer**

Wirkstoffe:

▬ **Azetylsalizylsäure**
  – Anwendung: Verminderung von Thrombosen und Embolien
  – Medikament: **Aspisol**® Trockensubstanz
  – Dosis: 1 Ampulle = 500 mg Trockensubstanz mit 5 ml Wasser für Injektionszwecke auflösen, i.v.
▬ **Clopidogrel**
  – Anwendung: zur Verhinderung von Thromben bei Atherosklerose, im HK-Labor: nach Stentimplantation
  – Medikament: **Iscover**® Tabletten, **Plavix**® Tabletten
  – Dosis: 1 Tablette = 75 mg, Erstdosis 600 mg, Erhaltungsdosis 1 Tablette/d
▬ **Ticagrelor**
  – Anwendung: zur Behandlung des akuten Koronarsyndroms, zur Verhinderung eines Herzinfarkts, im HK-Labor: nach Stentimplantation
  – Medikament: **Brilique**®
  – Dosis: 1 Filmtablette = 90 mg
  – Dosis: 1 Tablette = 90 mg, Erstdosis: 180 mg, Erhaltungsdosis 1 Tablette/d

3.4.3 Perikardpunktion

Falls es zu einer Perforation des Herzmuskels während einer Herzkatheteruntersuchung kommt, sollte für eine Punktion des Perikards ein vorbereitetes Set zur Verfügung stehen.

Material

- Lange Spezialkanüle zur Punktion
- J-Draht (z. B. 150 cm, 0,035″)
- 7-F-Dilatator
- 7-F-Pigtail (65 cm)
- Mehrere 50-ml-Spritzen (z. B. Perfusor-spritzen)
- 1 Abflusssystem mit Beutel
- Steriles Lochtuch
- Verbandmaterial
- Lokalanästhetikum (z. B. Scandicain® 1 %)
- Nahtmaterial
- Wenn nicht schon vorhanden: arterielle Schleuse (z. B. 6 F),
- Verlängerungsschlauch für Druckan-schluss

Notfallmedikamente bereithalten, insbesondere Analgetika (z. B. Morphium®). Zusätzliche **Kontrolle durch Röntgendurchleuchtung** und **Echokardiografie.**

Vorgehensweise Nach Desinfektion und steriler Abdeckung der Punktionsstelle (◻ Abb. 3.14) erfolgt die Lokalanästhesie und Punktion des Perikards. Der Pigtail-Katheter wird in die Perikardhöhle über den liegenden J-Draht eingeführt, nachdem mit dem Dilatator vorgedehnt wurde. Die richtige Position des Katheters wird mit Echokardiografie und Röntgendurchleuchtung kontrolliert. Die 50 ml-Spritze wird über den Dreiwegehahn mit dem

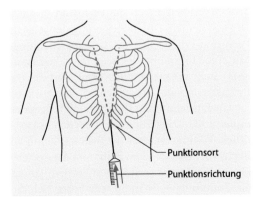

◻ **Abb. 3.14** Punktionsstelle für Perikardpunktion (Lapp-Krakau 2010, mit freundlicher Genehmigung des Thieme Verlages)

Abflusssystem verbunden. Die Flüssigkeit aus dem Perikard wird mithilfe der 50 ml-Spritze über den Pigtail abgezogen und in den Abflussbeutel überführt. Die abgezogene Flüssigkeit muss für evtl. **Laboruntersuchungen** aufbewahrt werden.

Die Kontrolle des arteriellen Druckes erfolgt über die liegende bzw. noch zu legende Schleuse. Wenn die Flüssigkeit vollständig abgezogen ist und sich der Patient in einem stabilen Zustand befindet, wird die arterielle Schleuse sowie der Pigtail-Katheter (verbleibt in der Perikardhöhle) angenäht. Der Patient ist intensivpflichtig.

3.4.4 Intraaortale Ballonpumpe

Die intraaortale Ballonpumpe (IABP) ist eine vorübergehende mechanische Kreislaufunterstützung bei Linksherzversagen, das eine ungenügende Koronarperfusion sowie ein vermindertes Herzzeitvolumen zur Folge hat. Die Therapie mit der IABP soll das Gleichgewicht zwischen myokardialer Sauerstoffversorgung und -bedarf wiederherstellen, indem der Perfusionsdruck erhöht und das HZV gesteigert wird.

Hauptsächliche **Indikationen** für den Einsatz einer IABP im HK-Labor sind der kardiogene Schock nach akutem Myokardinfarkt oder eine Überbrückungsmaßnahme zur aortokoronaren Bypassoperation bei misslungener PTCA (Hauptstammdissektion, Gefäßverschluss). In den meisten Fällen reicht die Verabreichung von Medikamenten wie Vasodilatatoren, Diuretika, Infusionen oder Sauerstoffgabe aus, um die Patienten in der kritischen Phase zu unterstützen. Kann damit jedoch keine hämodynamische Stabilität erreicht werden, ist eine IABP-Therapie ratsam.

Kontraindiziert ist die IABP-Therapie bei höhergradiger Aortenklappeninsuffizienz, Aortenaneurysma, Aortendissektion und schwerer peripherer arterieller Verschlusskrankheit.

Bau und Funktionsweise Das System besteht aus einem Polyurethanballon (◻ Abb. 3.15), der

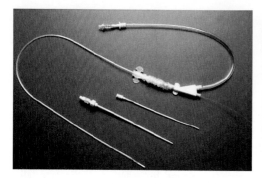

◻ **Abb. 3.15**   Intraaortaler Ballonkatheter (mit freundlicher Genehmigung der Firma Maquet)

auf einen Katheter montiert ist, und einem externen Steuergerät (◻ Abb. 3.16) mit einer Pumpe.

Der Ballonkatheter wird perkutan über die Arteria femoralis zwischen dem Abgang von Arteria subclavia und Arteria renalis in der Aorta platziert. Anschließend wird er mit der Pumpe des Steuergerätes verbunden. Die mit Helium angefüllte Pumpe inflatiert und entleert den Ballon. Während der Diastole wird der Ballon maximal aufgeblasen (◻ Abb. 3.17) und in der Systole komplett entlüftet (intraaortale Gegenpulsation) (◻ Abb. 3.18). Dadurch wird der diastolische Aortendruck vor dem Ballon erhöht (Augmentation), was zu einer Steigerung der Koronarperfusion führt. Nach Entlüftung des Ballons kurz vor Beginn der Systole fließt das Blut rasch ab, dadurch nimmt der systolische Aortendruck ab und entlastet damit den linken Ventrikel, was zu einer Zunahme des HZV führt (◻ Abb. 3.19). Verwendet werden für Erwachsene Ballone in drei verschiedenen Größen, die auf die Körpergröße abgestimmt sind.

Zusätzlich zur Verringerung des myokardialen Sauerstoffverbrauchs können folgende mit der Gegenpulsation verbundene Auswirkungen beobachtet werden:

- Abnahme der Herzfrequenz
- Zunahme des HZV
- Abnahme des systemischen Gefäßwiderstandes
- Abnahme des linksventrikulären enddiastolischen Drucks bzw. des pulmonalen Kapillarverschlussdrucks (PCW)
- Zunahme des arteriellen Mitteldrucks

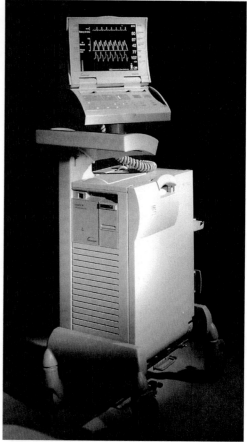

◻ **Abb. 3.16**   Steuergerät der IABP (mit freundlicher Genehmigung der Firma Maquet)

Durch die Zunahme des arteriellen Mitteldrucks verbessert sich die Perfusion in allen Organsystemen. Durch Steigerung der renalen Perfusion erhöht sich die Urinausscheidung. Mit einer Erhöhung der zerebralen Perfusion lässt sich normalerweise eine verbesserte Bewusstseinslage beobachten.

Die Einstellung der Pumpe erfolgt entweder mittels EKG-Triggerung oder über den Aortendruck. Wichtig ist, dass die Balloninflation zu Beginn der Diastole zum Zeitpunkt des Aortenklappenschlusses erfolgt; außerdem muss die Entlüftung vollständig sein, bevor sich die Aortenklappe öffnet. Bei schwerem Schock wird eine 1:1-Triggerung gewählt, d. h., bei jeder Herzaktion erfolgen Inflation und

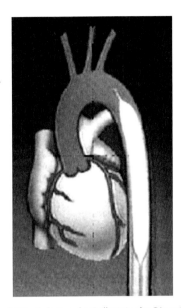

Abb. 3.17 Inflation des Ballons in der Diastole. Wenn der linke Ventrikel entspannt ist und die Koronarien sich mit sauerstoffreichem Blut füllen, wird der Ballon aufgeblasen. So erhöht sich der Druck, der das Blut in den Koronarkreislauf transportiert, und steigert sich die Sauerstoffversorgung des Myokards (mit freundlicher Genehmigung der Firma Maquet)

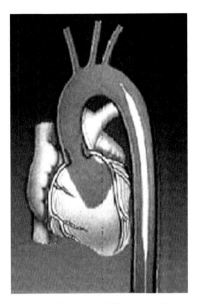

Abb. 3.18 Deflation des Ballons in der Systole. Kurz bevor der linke Ventrikel kontrahiert, wird der Ballon schlagartig leergesaugt. Dies verringert den Druck, gegen den das Herz arbeiten muss, und damit die systolische Wandspannung des linken Ventrikels. Durch diese Druckverringerung wird die Entleerung erleichtert und damit eine Steigerung des HZV und eine Abnahme des myokardialen Sauerstoffverbrauchs erreicht; es resultiert eine Reduzierung des enddiastolischen und systolischen Aortendruckes (mit freundlicher Genehmigung der Firma Maquet)

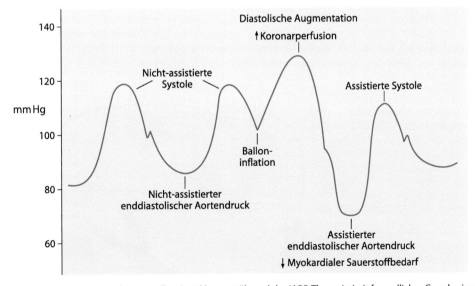

Abb. 3.19 Veränderung der arteriellen Druckkurve während der IABP-Therapie (mit freundlicher Genehmigung der Firma Maquet)

Deflation des Ballons. Stabilisiert sich der Kreislauf des Patienten, sollte bald mit der Entwöhnung (weaning) begonnen und das Verhältnis von Gegenpulsation und Normalschlag von 1:2 über 1:3 usw. verändert werden.

Die Anwendung der IABP-Therapie ist trotz verbesserter Systeme nicht ohne Risiko und **Komplikationen**. Dazu gehören im Wesentlichen Extremitätenischämien durch Thrombenbildung, Perforationen und Dissektionen der Aorta sowie Blutungen im Bereich der Punktionsstelle.

Die Betreuung von Patienten mit der IABP erfolgt auf der Intensivstation und erfordert spezielle Fachkenntnisse. Dazu gehören neben der umfangreichen Krankenbeobachtung spezielle Pflegemaßnahmen sowie die Überwachung des Gerätes. Die Dauer der Therapie ist abhängig von hämodynamischen Kriterien wie Herzindex und PCW-Druck. Bei Patienten im kardiogenen Schock nach Myokardinfarkt verbleibt die IABP meist für 2–3 Tage, bei mechanischen Komplikationen (Gefäßdissektion nach PTCA) bis zur ACB-Operation.

3.4.5 Impella-Pumpe

Bei der Impella-Pumpe handelt es sich wie bei IABP um ein vorübergehendes Herzunterstützungssystem für Patienten im kardiogenen Schock. Während die intraaortale Ballonpumpe bereits seit 1967 zur Anwendung kommt, wurde Anfang der 2000er Jahre die Impella-Pumpe entwickelt. Sie ist derzeit das kleinste perkutane linksventrikuläre Unterstützungssystem weltweit. Im Unterschied zur IABP wird bei der Impella-Pumpe aktiv Blut aus dem linken Ventrikel in die Aorta befördert. Dieser aktive Vorwärtsfluss beeinflusst den systemischen Aortendruck und führt zu einem Anstieg des mittleren arteriellen Blutdruckes und damit zu einer Verbesserung der Gesamtherzleistung. Ein weiteres mögliches Einsatzgebiet ist die gezielte Implantation während einer Hochrisiko-PTCA.

Kontraindikationen für die Impella-Pumpe sind Thromben im linken Ventrikel sowie eine mechanische Aortenklappe. Bedingt kontraindiziert ist eine Implantation bei höhergradiger Aortenstenose bzw. Aorteninsuffizienz sowie bei einer peripheren arteriellen Verschlusskrankheit. Es stehen 2 Varianten zur Verfügung: eine Pumpe, die max. 2,5 l/min (Impella®2.5) zusätzlich in die Aorta transportiert und über ein Schleusensystem perkutan im Herzkatheterlabor implantiert wird, sowie eine Pumpe, die max. 5 l/min transportiert. Diese wird gefäßchirurgisch implantiert.

Bau und Funktionsweise   Das Impella®2.5-System besteht aus einem mehrlumigen Katheter mit Mikroaxialpumpe sowie Steuerkonsole und einem Spülsystem für die Pumpe. Der Katheter (◘ Abb. 3.20) besteht am distalen Ende aus einem 6F-Pigtail, welcher zur Stabili-

◘ **Abb. 3.20**   Impella-Katheter (mit freundlicher Genehmigung der Firma Abiomed)

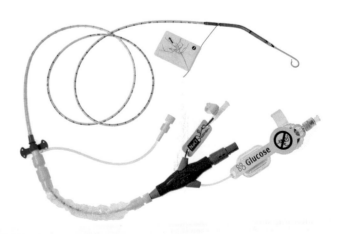

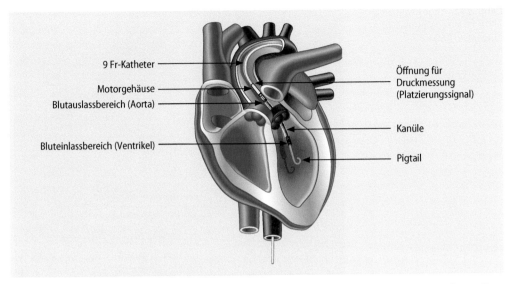

9 Fr-Katheter

Motorgehäuse

Blutauslassbereich (Aorta)

Bluteinlassbereich (Ventrikel)

Öffnung für
Druckmessung
(Platzierungssignal)

Kanüle

Pigtail

◘ Abb. 3.21   Lage der Impella-Pumpe im linken Ventrikel (mit freundlicher Genehmigung der Firma Abiomed)

sierung in der richtigen Position im linken Ventrikel dient. Die 12F-Kanüle besteht aus einem spiralförmig gewundenen Schaft mit einer 45°-Biegung. Zwischen dem Pigtail und der Kanüle befindet sich die Eintrittsöffnung für das Blut. Am proximalen Ende der Kanüle befindet sich die Austrittsöffnung für das angesaugte Blut. Der Durchmesser des Gehäuses mit dem Motor beträgt ebenfalls 12F, an dessen Ende sich die Öffnung zur Drucküberwachung befindet. Das distale, außerhalb des Patienten befindliche Ende des Impella-Katheters besteht aus einem Lumen für die Spülung, einem Lumen für die Druckmessung und einem Elektrokabel für die Steuerkonsole. Am Ende des Katheters befindet sich die Repositionierungseinheit, die aus einer Schleuse, Fixierringen und einer Kontaminationsschutzhülle um den Katheter besteht. Mittels der Schleuse und den Fixierringen wird die Pumpe positioniert und fixiert.

Vor Implantation wird das komplette System zusammengebaut, befüllt und auf korrekte Funktion getestet. Der Impella-Katheter wird über die Arteria femoralis eingeführt. Zunächst wird eine 7F-Schleuse platziert, die in mehreren Schritten durch eine 13F-Schleuse ersetzt wird. Darüber wird die Impella-Pumpe unter Röntgenkontrolle mithilfe eines Drahtes in den linken Ventrikel vorgeschoben (◘ Abb. 3.21, ◘ Abb. 3.22). Auf dem Steuergerät sollte nun die Druckkurve des linken Ventrikels sichtbar sein. Wenn dies der Fall ist, wird die Pumpe soweit zurückgezogen, bis die Druckkurve der Aorta erscheint und von diesem Punkt aus nochmals 4 cm zurückgezogen. Nun sollte die Pumpe zentriert in der Aortenklappe liegen und kann über das Steuergerät gestartet werden. Nach korrekter Platzierung der Pumpe wird die teilbare13F-Schleuse gezogen. Das Steuergerät reguliert die Funktion der Pumpe, hier werden alle notwendigen Parameter eingestellt und die korrekte Position der Pumpe visuell dargestellt. Erforderlich für die richtige Funktion ist die ständige Spülung des Systems mit 20 %iger Dextrose-Lösung und 50 I.E. Heparin/ml. Damit wird verhindert, dass Blut in den Motor eindringt und zur Verstopfung des Systems führt. Die Liegedauer für diese Pumpe beträgt nach Firmenangaben maximal 5 Tage. Die Betreuung des Patienten erfolgt auf der Intensivstation.

3

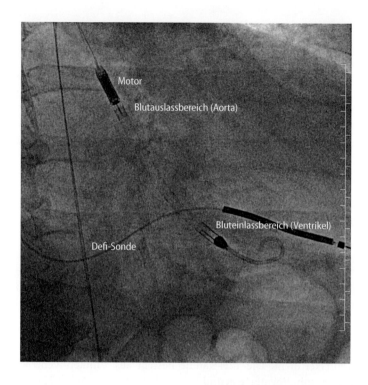

3.4.6 Defibrillator

Zur Ausstattung jeden Herzkatheterlabors gehört der Defibrillator (◘ Abb. 3.23). Prinzipiell
kann es bei jeder Herzkatheteruntersuchung zu
lebensbedrohlichen Rhythmusstörungen wie
Kammerflimmern kommen; bei der EPU
können diese durch die notwendigen Stimulationstests ausgelöst werden. Deshalb ist es uner-
lässlich für das Personal im HK-Labor, mit der
Bedienung und Funktionsweise des Defibrillators vertraut zu sein, um im Notfall ohne
Zeitverzögerung handeln zu können. Grundsätzliche Dinge des Defibrillators werden hier
erläutert:

Kammerflimmern bedeutet die völlig unge-
ordnete Erregung der Myokardzellen. Dadurch
können sich die einzelnen Muskelfasern des
Ventrikels nicht mehr koordiniert zusammen-
ziehen, sondern nur noch chaotisch flimmern.
Durch einen gezielten Stromstoß wird erreicht,
dass die Myokardzellen wieder einheitlich
erregt sind und damit eine Herzmuskel-
kontraktion möglich wird. Dazu müssen alle zu
einem Zeitpunkt erregbaren Myokardzellen

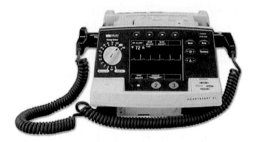

◘ Abb. 3.23 Defibrillator (mit freundlicher Genehmigung der Firma Philips Medizinsysteme)

gleichzeitig gereizt werden. Dies wird erreicht,
indem zwei Defibrillatorelektroden so auf der
Brust des Patienten aufgesetzt werden, dass die
abgegebene Energie direkt auf das Herz übertragen wird. Bei der Standardpositionierung
wird eine Elektrode (Sternum) im oberen rechten Brustbereich unterhalb des Schlüsselbeins
rechts neben dem Sternum platziert. Die zweite
Elektrode (Apex) wird im linken unteren Brustbereich über der Herzspitze positioniert.

Die American Heart Association (AHA)
empfiehlt für die erste Stromabgabe 200 J, für

den zweiten Schock 200–300 J und 360 J für jeden weiteren notwendigen Schock. Bei den biphasisch arbeitenden Defibrillatoren genügt es, die Hälfte der o. g. Energie abzugeben. Diese Geräte arbeiten mit zwei verschiedenen Spannungszuständen: Die Energie wird nacheinander von der Sternum- zur Apexelektrode geleitet und anschließend in die umgekehrte Richtung. Dadurch sind sie schonender für das Herz bei gleicher Wirksamkeit wie die älteren, monophasischen Geräte.

Da die Haut ein schlechter Stromleiter ist, müssen die Elektroden vor Platzierung mit einem Gel bestrichen werden. Dadurch wird ein bestmöglicher Hautkontakt hergestellt und der Übergangswiderstand zwischen Patientenbrust und Elektroden wird vermindert. Bei Verwendung von zu wenig oder gar keinem Elektrodengel kommt es aufgrund des hohen elektrischen Widerstandes zu Hautverbrennungen. Ebenfalls wichtig ist, dass sich das Gel nur zwischen den Elektroden und der Brust des Patienten befindet.

Die Schockabgabe darf erst nach vorheriger Ankündigung erfolgen, damit sichergestellt ist, dass niemand der anwesenden Personen den Patienten oder den Untersuchungstisch berührt. Ansonsten wird die betroffene Person zum elektrischen Leiter, was zu einem Stromschlag führen kann.

Nur schnelles, richtiges Handeln nach Auftreten von Kammerflimmern kann den Patienten aus der lebensbedrohlichen Situation befreien, deshalb ist eine gründliche Einweisung in die jeweils vorhandenen Geräte unverzichtbar.

Die Bedienung des Defibrillators unabhängig vom Hersteller beinhaltet stets:

- Einschalten des Gerätes
- Einstellen und Laden der gewünschten Energie
- Bestreichen der Elektroden mit Leitgel
- Platzieren der Elektroden auf der Brust des Patienten
- Stromabgabe

Bei Patienten mit einem Schrittmacher ist darauf zu achten, dass die Elektroden soweit wie möglich vom implantierten Schrittmacheraggregat entfernt platziert werden. Nach durchgeführter Defibrillation muss der Schrittmacher auf Leistung und Funktion überprüft werden. Bei Vorhandensein eines externen Pacers sollte dieser vor Defibrillation ausgeschaltet werden.

Literatur

Lapp H, Krakau I (2010) Das Herzkatheterbuch 3. Auflage. Thieme
Thieme Compliance GmbH, Am Weichselgarten 13, 91058 Erlangen

Materialkunde

© Springer-Verlag GmbH Deutschland 2017
M. Winkhardt, *Das Herzkatheterlabor*
DOI 10.1007/978-3-662-54585-0_4

Für die Durchführung von diagnostischen Herzkatheteruntersuchungen, Interventionen sowie elektrophysiologischen Untersuchungen steht eine Fülle von Materialien zur Verfügung. An dieser Stelle soll ein Überblick über häufig verwendete Instrumente gegeben werden. Aufgrund des ständig wachsenden und sich ändernden Angebots der unterschiedlichen Firmen können nur Beispiele zur Vermittlung von Grundkenntnissen herausgestellt werden.

4.1   Diagnostik

4.1.1   Allgemeines

■ **Maßeinheiten**

Die Größenangaben der verwendeten Punktionsnadeln, Schleusen, Drähte und Katheter sind sehr unterschiedlich. Der **Innen**durchmesser von Schleusen sowie der **Außen**durchmesser von Kathetern werden in French (F) angegeben. Die Angabe der Länge sowie die Kurvengröße von Kathetern erfolgt in cm, deren Innenlumen hingegen in Inches (″). Die Durchmesser von Führungsdrähten werden ebenfalls in Inches angegeben (◘ Tab. 4.1).

Maße und ihre Umrechnungen:
  1 mm = 3 F = 0,039″
  1 F = 0,33 mm = 0,0131″
  1″ = 1 Zoll = 2,54 cm

■ **Punktionskanülen**

Die venöse oder arterielle Punktion erfolgt meist nach der Seldinger-Technik. Dazu werden geschliffene Metall- oder den Seldinger-Kanülen nachempfundene Einmalnadeln verwendet (◘ Abb. 4.1).

■ **Einführschleusen**

Sie dienen als Hilfe zur Einführung der verschiedenen Katheter in das Gefäßsystem und verfügen über eine Gummimembran am Ansatz, die als Ventil fungiert. Dadurch wird das Austreten von Blut während des Katheterwechsels verhindert. Die Schleuse wird über den Seitenarm (Sideport) gespült, um die Thrombosierung zu verhindern. Einführ-

◘ Tab. 4.1 Maße und Umrechnungen			
French in mm		Inches in mm	
4 F	1,32	0,009	0,23
5 F	1,65	0,010	0,25
6 F	1,98	0,014	0,35
7 F	2,31	0,021	0,51
8 F	2,64	0,035	0,90
9 F	2,97	0,063	1,62

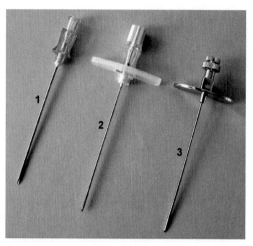

◘ **Abb. 4.1**   Beispiele für Punktionskanülen. 1: geschliffene Einmalmetallkanüle, 2: Seldinger-Einmalkanüle, 3: Original Seldinger-Metallkanüle

schleusen stehen in Längen von 7 bis 110 cm zur Verfügung. Die Standardlänge für den Zugang über die Arteria oder Vena femoralis beträgt 10 cm. Lange Schleusen finden beispielsweise bei stark geschlängelten Gefäßen (Kinking) Anwendung. Die Durchmesser liegen in der Regel zwischen 4 und 8 F, für spezielle Interventionen, z. B. PTMC, werden Schleusen bis 12 F verwendet.

Für die Punktion der Arteria radialis verwendet man aufgrund der kleineren Gefäßdurchmesser spezielle Schleusen von 7–15 cm Länge, die spitzer zulaufen als Femoralisschleusen und zusätzlich hydrophil beschichtet sind. Seit einiger Zeit sind sogenannte 6 F-Slender-

Schleusen auf dem Markt, die durch eine ultradünne Wand einen Außendurchmesser von 5 F aufweisen. Das heißt, durch die 5 F-Schleuse passt ein 6 F-Katheter. Damit sind sie gefäßschonender, weil ein gegebenenfalls notwendiger Wechsel von 5 F auf 6 F entfällt. Seit kurzer Zeit sind auch die Durchmesser 5 F in 4 F sowie 7F in 6 F erhältlich.

▪ **Spezielle Einführschleusen und Punktionsnadeln für die transseptale Punktion**

Da die transseptale Punktion für die Interventionen im HKL an Bedeutung zunimmt ist auch die Auswahl an Einführschleusen und Punktionsnadeln größer geworden. Gab es bis vor einiger Zeit nur den sogenannten Brocken-

brough-Katheter und eine Form der transseptalen Punktionsnadel so gibt es aktuell eine große Auswahl an verschiedenen Biegungen (◘ Abb. 4.2, ◘ Abb. 4.3).

4.1.2 Führungsdrähte

Die Funktionen der Führungsdrähte bestehen in der Einführung, Stabilisierung und Platzierung von Kathetern. Sie werden in verschiedenen Längen, Stärken, Beschichtungen, mit geraden und gebogenen Spitzen angeboten. Die meisten Führungsdrähte sind teflonbeschichtet. Sie sollten mindestens 20 cm länger sein als der verwendete Katheter.

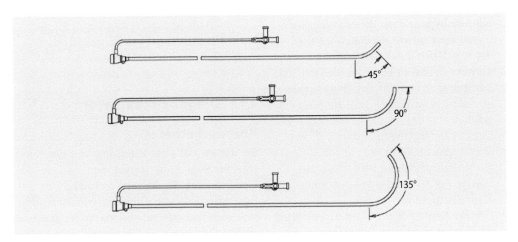

◘ **Abb. 4.2** Beispiele für transseptale Schleusen mit verschiedenen Biegungen (mit freundlicher Genehmigung der Firma St. Jude Medical)

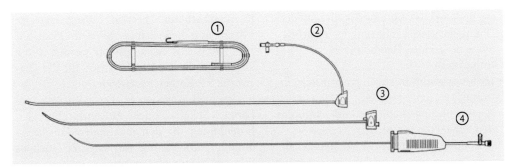

◘ **Abb. 4.3** Beispiel für ein Schleusensystem zur transseptalen Punktion. 1 Führungsdraht, 2 Schleuse, 3 Dilatator, 4 transseptale Punktionsnadel mit Stilett (Mit freundlicher Genehmigung der Firma St.Jude Medical)

Häufig verwendete Führungsdrähte

- *Gebogener J-Draht, Länge 180 cm, «J» 3 mm, Durchmesser 0,035 Inches*
  Dieser Führungsdraht dient bei der Koronarangiografie der atraumatischen Einführung und Entfernung von Koronarkathetern sowie der Unterstützung des Pigtails beim Passieren der Aortenklappe. Er wird ebenfalls zur Platzierung von PTCA-Führungskathetern verwendet.
- *Gebogener J-Draht, Länge: 260 cm, «J» 3 mm, Durchmesser 0,035 Inches*
  Dieser Führungsdraht wird zum Austausch von Kathetern verwendet, wobei der Draht als Positionshalter verwendet wird, beispielsweise bei einer Aortenklappenstenose wird die Aortenklappe mit einem Amplatz-Katheter passiert. Zur Ventrikulografie muss dieser gegen einen Pigtail ausgetauscht werden. Dazu wird der o. g. Draht durch den liegenden Katheter im linken Ventrikel platziert, der Katheter wird entfernt, der Draht verbleibt und darüber wird der Pigtail-Katheter eingeführt.
- *Gerader Draht, Länge 145 oder 260 cm, Durchmesser 0,035 Inches*
  Dieser Führungsdraht wird häufig zur Passage der Aortenklappe bei Aortenklappenstenose verwendet.
- *Gerader Draht, Länge 150 cm, Durchmesser 0,021 Inches, beschichtet, gerades und flexibles Ende*
  Dieser Führungsdraht wird zur Verstärkung von venösen Einschwemm- inklusive Thermodilutionskathetern verwendet, wenn beispielsweise eine Sondierung der Pulmonalarterie, aufgrund der Vergrößerung der rechten Herzhöhlen nicht möglich ist.
- *Führungsdrähte mit hydrophiler Beschichtung*
  Diese Führungsdrähte sind mit hydrophilen Polymeren beschichtet, weshalb sie besonders gleitfähig sind. Vor der Gefäßeinführung müssen sie vollständig benetzt sein und werden dazu für kurze Zeit in eine Schale mit physiologischer Kochsalzlösung gelegt. Es ist besondere Sorgfalt bei der Benutzung erforderlich, da diese Führungsdrähte aufgrund ihrer Gleitfähigkeit auch leichter zu Gefäßverletzungen führen können als die o. g. Drähte und deshalb nur von erfahrenen Untersuchern verwendet werden sollten. Sie werden eingesetzt bei schwierigen Gefäßpassagen (z. B. Gefäßveränderungen durch pAVK) oder zum Sondieren von Aortenklappenstenosen. Es gibt verschiedene Längen und Formen z. B.:
  - *Gerade (straight) und gebogen (angled), flexibles Ende 3 cm, Länge 260 cm, Durchmesser 0,032 Inches*
  - *Gerade (straight) und steif (stiff), flexibles Ende 3 cm, Länge 260 cm, Durchmesser 0,035 Inches*
  - *Gerade (straight) und gebogen (angled), flexibles Ende 3 cm, Länge 150 cm, Durchmesser 0,032 Inches*

4.1.3 Diagnostikkatheter

Koronarkatheter

Sie dienen der Druckmessung und der Kontrastmittelgabe an festgelegten Stellen des Gefäßsystems. Sie müssen drehstabil und gut manövrierfähig sein. Drehbewegungen müssen sich vom Katheterende bis zur Spitze kontrollierbar übertragen.

Dies kann durch einen Katheterkern aus Darcon oder Metallgeflecht erreicht werden, umhüllt von Polyurethan. Einige Katheter sind zusätzlich außen beschichtet. Die Länge der Koronarkatheter beträgt normalerweise 100 cm, es stehen auch Längen von 125 cm zur Verfügung. Als Schaftgrößen werden 4–8 F angeboten. In der Regel werden für die Diagnostik 5 F-Katheter verwendet.

Wichtige Angaben zu allen Kathetern sind Länge, Schaft- oder **Außen**durchmesser, Innenlumen für den maximalen Führungsdrahtdurchmesser und Kurvengröße (auch als Sekundärbiegung bezeichnet).

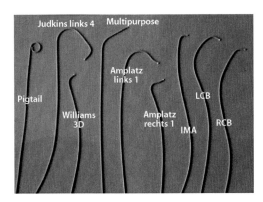

Abb. 4.4 Auswahl von Koronarkathetern

Häufig verwendete Koronarkatheter

Häufig werden folgende Koronarkatheter verwendet (■ Abb. 4.4).
- *Judkins links (JL)*
  Er wird für das linke Koronarsystem verwendet und kann sich nach der Einführung dem Verlauf der LCA sehr gut anpassen. Es gibt verschiedene Sekundärbiegungen:
  - JL3,5   = 3,5 cm
  - JL4   = 4,0 cm
  - JL5   = 5,0 cm
  - JL6   = 6,0 cm
  Die Länge der Kurven wird nach der Größe des Aortenbogens ausgewählt, normalerweise ist das ist das JL4.
- *Judkins rechts (JR)*
  Er passt für die meisten rechtskoronaren Gefäßformen. Den JR gibt es in verschiedenen **Kurvengrößen** für fast alle anatomischen Formen des Aortenbogens:
  - JR3,5   = 3,5 cm
  - JR4   = 4,0 cm
  - JR5   = 5,0 cm
  - JR6   = 6,0 cm
  Der JR kann in vielen Fällen auch zur Darstellung von Venenbypässen verwendet werden.
- *Williams (3DRC)*
  Er passt für fast alle rechtskoronaren Gefäße. Er ist dreidimensional gebogen und wird deshalb nicht in der Aorta gedreht wie der JR-Katheter, sondern nur vorgeschoben. Es gibt nur eine Kurvengröße.

- *Koronarkatheter nach Amplatz (AL und AR)*
  Er erleichtert die Sondierung der linken und rechten Koronarostien, die eine Herausforderung darstellen. Diese Kurven bieten hier eine gute axiale Unterstützung und ausgezeichnete Winkelform der Spitzen, wodurch eine gute Orientierung möglich ist.
  Es gibt verschiedene *Kurvengrößen*:
  linke Koronararterie: AL1, AL2, AL3, AL4
  rechte Koronararterie: AR1 und AR2
  Die Größe der Spitzenkurven wird nach der Größe des Aortenbogens ausgewählt.
  1 bei kleinem und 2 bzw. 4 bei weitem Aortenbogen.
  Besonderheit: zum Entfernen der Katheterspitze aus dem Ostium wird der Katheter nicht gezogen sondern gedrückt, bis die Spitze das Kranzgefäß verlässt, dann gedreht und gezogen. So werden Gefäßverletzungen vermieden.
- *Koronarbypass-Katheter*
  Diese Katheter werden für koronare Venenbypassabgänge verwendet. Es gibt Kurvenformen für links- und rechtskoronare Venenbypässe. Dazu gehören der LCB und der RCB-Katheter. Beide können sowohl für rechte als auch für linke Bypässe verwendet werden.
  Ist die Arteria mammaria interna als Bypass angeschlossen, wird in der Regel der sogenannte IMA-Katheter verwendet. Dieser ist so vorgebogen, dass er sehr gut zur Darstellung von linker und rechter Arteria mammaria interna geeignet ist.
- *Multipurposekatheter (MP)*
  Der MP ist sehr vielseitig einsetzbar. Er kann zur Darstellung von RCA und rechtem Venenbypass verwendet werden. Ebenso wird er häufig zur Druckmessung im venösen Kreislauf verwendet. Er verfügt über Seitenlöcher.
- *Pigtail-Katheter*
  Er gehört nicht zu den Koronarkathetern sondern wird für die Darstellung von Herzhöhlen und der großen Gefäße wie Aorta und Arteria pulmonalis verwendet.

4

■ **Abb. 4.5**   Beispiel für einen Doppellumen-Pigtail-Katheter. An der distalen Spitze (1) wird der LV-Druck gemessen und über die simultane Ableitung des Aortendruckes (2) kann der Gradient genau bestimmt werden.

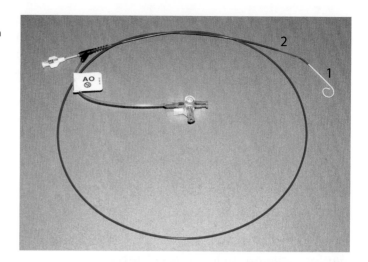

Wegen der gebogenen Spitze ist er atraumatisch und durch seine sechs Seitenlöcher und die enddständige Öffnung verteilt sich das Kontrastmittel gleichmäßig. Die Länge beträgt 110 cm.
Besonderheit: Der Katheter muss in kurzen Abständen gespült werden, damit die Seitenlöcher nicht thrombosieren.

— *Doppellumen-Pigtail-Katheter*
Dieser Katheter ist zur genauen Bestimmung des Gradienten über der Aortenklappe bei vorliegender Aortenstenose geeignet. Er verfügt über ein inneres Lumen zur Bestimmung des distalen LV-Druckes und ein äußeres Lumen, welches in der Aorta liegt, somit kann simultan über einen Katheter der Druck vor und hinter Aortenklappe gemessen werden (■ Abb. 4.5).

Für den Zugang über die Arteria radialis stehen Katheter mit speziellen Biegungen zur Verfügung. Da aufgrund der dünneren Gefäße prinzipiell eine Spasmusneigung vorliegt, die am ehesten bei Katheterwechsel zum Tragen kommt, versucht man, beide Koronarien möglichst mit einem Katheter darzustellen (■ Abb. 4.6).

Einschwemmkatheter

Zur Bestimmung der Parameter im venösen Kreislauf werden im Wesentlichen zwei Typen von Einschwemmkathetern verwendet.

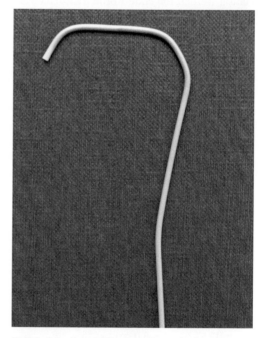

■ **Abb. 4.6**   Beispiel für einen Koronarkatheter zur Darstellung beider Koronararterien über die Arteria radialis

— *Historisch, wird kaum noch verwendet: Swan-Ganz-Katheter* (■ Abb. 4.7)
Vor etwa 40 Jahren entwickelten die Amerikaner Swan und Ganz einen damals neuen Typ eines Rechtsherzkatheters. Er besitzt vier Lumen, besteht aus Polyvinyl-

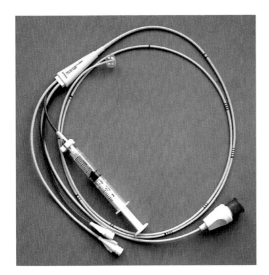

◘ Abb. 4.7 Swan-Ganz-Katheter (mit freundlicher Genehmigung der Firma Edwards Lifesciences)

chlorid (PVC), ist 110 cm lang und die zu verwendende Schleuse muss 8 F betragen. Er ist folgendermaßen unterteilt:

- Proximaler Schenkel (blau): Er verbindet einen Druckaufnehmer mit der Öffnung für den rechten Vorhof; außerdem wird über diesen Schenkel das Volumen für die HZV-Messung (Thermodilution) injiziert. Messungen des ZVD erfolgen ebenfalls über diesen Katheterteil.
- Distaler Schenkel (gelb): Er verbindet die Katheterspitze mit einem Druckaufnehmer, der die PA- und PCW-Drücke misst; außerdem können hier O_2-Sättigungen abgenommen werden.
- Ballonzuleitung: Hierüber wird der Ballon an der Katheterspitze entfaltet; bei richtiger Lage und «geblocktem» Ballon wird über das distale Ende der Verschlussdruck (PCW) ermittelt.
- Thermistorstecker: Dieser Anteil geht zum HZV-Modul, um das HZV zu errechnen und die Körpertemperatur des Patienten zu ermitteln.
- *Wedge-Pressure-Katheter*
  Der Wedge-Pressure-Katheter ist einfacher aufgebaut. Er verfügt über ein Lumen zur

Druckregistrierung und eines, das in einen endständigen Ballon mündet. Die HZV-Bestimmung muss hier über die Blutgasanalyse erfolgen. Er ist sehr gut zur Messung des PCW-Druckes geeignet. Die Länge beträgt 110 cm und es wird eine 5 F-Schleuse verwendet.

4.2 Interventionen

Die häufigste Intervention im HKL sind PTCA und koronare Stentimplantation. Das Instrumentarium hierfür wird an Beispielen vorgestellt. Dabei werden auch spezielle Koronarinterventionen angesprochen. Abschließend werden Materialien für periphere Interventionen sowie für die Mitralklappenvalvuloplastie und die Transkatheter Klappenprothesen dargestellt.

4.2.1 Führungskatheter

Die Auswahl des passenden Führungskatheters ist eine wichtige Voraussetzung zur Durchführung einer koronaren Intervention. Über diesen werden der koronare Führungsdraht sowie der Ballonkatheter, das Stentsystem oder andere Koronarinterventionssysteme (z. B. Rotablation) in das erkrankte Gefäß eingeführt. Dazu muss er im Koronarostium gut und sicher zu intubieren sein (back up) und über ein großes, gleitfähiges Innenlumen sowie eine glatte Außenwand verfügen. Der Schaft muss über eine entsprechende Festigkeit und Steifheit verfügen, zugleich soll die Spitze weich und atraumatisch zur Verhinderung von Gefäßverletzungen sein. Wie bei den Diagnostikkathetern steht auch hier eine große Auswahl an Größen und Konfigurationen zur Verfügung. Anhaltspunkt für die Auswahl des Führungskatheters (◘ Abb. 4.8 und ◘ Abb. 4.9) kann der verwendete Diagnostikkatheter sein, in jedem Fall sollte eine möglichst axiale Ausrichtung zwischen Führungskatheter und Zielgefäß bestehen.

Es gibt auch Führungskatheter mit Seitenlöchern (sideholes). Hier fließt bei Verlegung des Herzkranzgefäßes durch die Katheterspitze

Femoral Links **Femoral linke Kurve** **Judkins Links**

Amplatz Links **CLS™ Curve** **Kiesz™ Links**

Q-Curve® **Voda Links™**

◻ **Abb. 4.8** Auswahl an Führungskathetern für die linke Koronararterie (mit freundlicher Genehmigung der Firma Boston Scientific)

immer noch Blut durch die Seitenlöcher in die Koronararterie. Nachteile dieser Katheter sind eine gewisse Instabilität der Spitze und die Führungsdrähte können sich in den Seitenlöchern verfangen. Außerdem fließt bei der Darstellung des Koronargefäßes Kontrastmittel in die Aortenwurzel, weshalb die Arterie ggf. ungenügend dargestellt wird.

Führungskatheter sind in drei Schichten aufgebaut. Die Innenschicht besteht in der Regel aus Teflon zur besseren Gleitfähigkeit und Verringerung der Thrombenbildung, darüber liegt ein Stahlnetz oder eine Schicht aus gewebten Kevlarfasern, um die Steifheit sowie die Drehstabilität auch bei längeren Interventionszeiten zu erhalten. Die Außenschicht besteht meist aus Polyurethan oder Polyethylen.

Meist werden für eine PTCA Führungskatheter mit einem Durchmesser von 6 F oder 7 F verwendet. Sie verfügen über ein Innenlumen von 0,070 (6 F) bis 0,081 (7 F) Inches. Bei speziellen Interventionen wie Rotablationsangioplastie oder IVUS benötigt man Durchmesser von 8 F oder 9 F. Bei 8 F liegt das Innenlumen bei 0,092 Inches, bei 9 F beträgt es 0,098 Inches.

4.2.2 Intrakoronare Führungsdrähte

Die Funktion des intrakoronaren Führungsdrahtes besteht in Sondierung und Überwindung der Koronarstenose. Außerdem dient er als Leitschiene für den Ballonkatheter oder an-

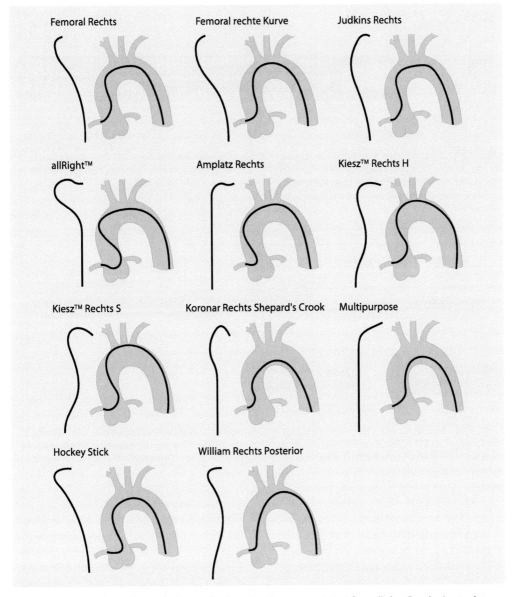

▣ Abb. 4.9 Auswahl an Führungskathetern für die rechte Koronararterie (mit freundlicher Genehmigung der Firma Boston Scientific)

dere Interventionssysteme. Dazu muss er steuerbar, flexibel, gleitfähig und röntgendicht sein. Die Spitze der Führungsdrähte ist formbar, sodass diese entsprechend dem Zielgefäß und der Lage der Stenose vom Untersucher entweder mit den Fingern oder mithilfe einer Kanüle vorgebogen werden kann (▣ Abb. 4.10).

Auch hier gibt es eine große Auswahl an verschiedenen Materialien, die sich im Wesentlichen in der Drahtspitze unterscheiden:
— Der Drahtkern endet vor einer Halbkugel, mit der er über ein dünnes Bändchen verbunden ist (Shaping Ribbon); dadurch ist er sehr flexibel und besonders atraumatisch.

4

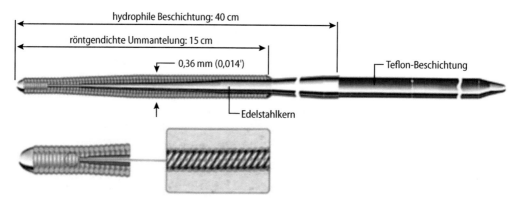

proximaler Stahlschaft

Ummantelung
(hier: Coils)

formgebendes
Metallbändchen
(shaping ribbon)

distale Beschichtung   Kern   Kernverjüngung

⬛ Abb. 4.10   Schematischer Aufbau eines koronaren Führungsdrahtes. Der proximale Schaft besteht in der Regel aus einem teflonbeschichteten Edelstahldraht, der distale Abschnitt besteht aus einem sich zur Spitze hin verjüngenden Drahtkern, der eine unterschiedliche Ummantelung aufweist; hier sind es Wendel (= coils) aus feinem Draht (Raig 2005)

hydrophile Beschichtung: 40 cm

röntgendichte Ummantelung: 15 cm

0,36 mm (0,014')

Teflon-Beschichtung

Edelstahlkern

⬛ Abb. 4.11   Beispiel für einen koronaren Führungsdraht für eine CTO-PTCA. Durch die elliptische Form der Drahtspitze (micro-cone tip) wird die Überwindung von hartem Gewebe oder der fibrösen Kappe deutlich erleichtert. Dieser Draht erfordert spezielles Training sowie die Zertifizierung der Anwender (mit freundlicher Genehmigung der Firma Nicolai)

— Der Drahtkern endet direkt mit einer Halbkugel (Core-to-dip); damit ist er durch die gute Drehübertragung sehr gut steuerbar.
— Der Drahtkern endet ohne eine Halbkugel in einer Polymerhülle (Polymer-Tip).

Des Weiteren gibt es unterschiedliche Ummantelungen der Drahtspitze. Entweder verwendet man Coils, eine hydrophile Polymerbeschichtung oder eine Kombination aus beidem. Die Polymerbeschichtung ist besonders gleitfähig, hat aber den Nachteil, dass es leichter zu einer Gefäßperforation kommen kann.

Die Länge der Führungsdrähte beträgt 175, 190, 300 oder 325 cm. Für den 175 cm langen Draht steht eine Verlängerung von 150 cm zur Verfügung. Es gibt sie in Durchmessern von 0,009 Inches für die Rotablationsangioplastie und in 0,010, 0,014 und 0,018 Inches. Für die Ballondilatation wird ein Drahtdurchmesser von 0,014 Inches verwendet. Bei intrakoronaren Führungsdrähten zur Rekanalisation verjüngt sich die Drahtspitze leicht. Damit wird die Sondierung von kleinsten Kanälen in Gefäßverschlüssen erleichtert (⬛ Abb. 4.11).

Gelingt es, den Verschluss zu passieren, wird der liegende Führungsdraht mithilfe eines **Mikrokatheters** gegen einen Standarddraht ausgetauscht. Mikrokatheter sind sehr klein dimensionierte Röhren zur Führungsdrahtunterstützung. Diese sind für unterschiedliche Gefäßanatomien in verschiedenen Designs verfügbar.

4.2.3 Ballonkatheter, Dilatations- systeme und Zubehör

Ballonkatheter

An den Ballonkatheter für eine PTCA werden hohe technische Anforderungen gestellt. Er soll im Schaft sowie im distalen Bereich flexibel sein. Ein geringes Schaftprofil (geringer Durchmesser) ermöglicht auch einen geringen Durchmesser des Führungskatheters sowie eine bessere Kontrastmitteldarstellung. Ein geringes Ballonprofil führt zur einfacheren Überwindung von geschlängelten Gefäßen und unkomplizierteren Platzierung in der Stenose. Die Katheter werden in Ballongrößen von 1,25 mm bis 5,0 mm angeboten. Sie sind in Längen von 8 bis 40 mm zu erhalten.

Dilatationssysteme

■ Over-the-wire-System (OTW)

Der Ballonkatheter wird in ganzer Länge von einem Führungsdraht durchzogen. Dadurch verfügt das System über eine gute Schubfestigkeit und Schienung. Man benötigt beim Auswechseln des Ballons allerdings entweder einen Verlängerungsdraht oder einen Führungsdraht von 300 cm Länge. Dieses System wird beispielsweise bei der Rotablationsangioplastie verwendet.

■ Rapid-exchange-System oder Monorail- System

Bei diesem System befindet sich der Führungsdraht am distalen Ende über eine kurze Distanz, zwischen 17 und 40 cm, im Ballonkatheter. Der übrige Draht läuft parallel zum Schaft. Dadurch kann der Ballonkatheter komfortabler auf dieser Schiene vorgeschoben und ausgetauscht werden. Man benötigt dazu keine langen Führungsdrähte und ein Katheterwechsel kann schneller erfolgen als beim OTW-System.

■ On-the-wire-System oder Fixed-wire- System

Hier ist der Führungsdraht fest mit dem Ballonkatheter montiert. Der Draht ist 2 cm lang und an der Ballonspitze angebracht. Er kann vorgebogen werden. Dieses System hat eine gute Schubfestigkeit und ist dadurch für hochgradige Stenosen geeignet. Allerdings verbleibt beim Rückzug des Ballonkatheters kein Führungsdraht im Gefäß, sodass die Läsion erneut mit einem Führungsdraht passiert werden muss. Dieses System wird nur noch sehr selten eingesetzt.

■ Dehnungsverhalten

Man unterscheidet je nach Dehnungsverhalten und Material des Ballons zwischen *non-compliant* und *compliant*:

━ Der *Non-compliant-Ballonkatheter (NC)* verändert seinen Durchmesser mit Zunahme des Dilatationsdruckes gar nicht oder nur geringfügig; hier wird lediglich der Innendruck erhöht. Dies hat den Vorteil, dass das Gefäß nicht überdehnt werden kann. Non-compliant-Ballons sind für harte oder verkalkte Stenosen gut geeignet.

━ Im Gegensatz dazu nimmt der *Compliant-Ballon* mit steigendem Druck an Durchmesser zu, damit kann eine Zunahme des Durchmessers bis fast zu 1 mm erreicht werden. Vorteil dieser Katheter ist die variable Größenanpassung während des Dilatationsvorganges.

Vor Einführung des gewählten Ballonkatheters sollte auch auf die individuellen Drucke, wie *nominal pressure* (Nenndruck) und *rated burst pressure* (definierter Zerreißdruck bzw. firmenseitig garantierte Belastungsgrenze) geachtet werden, die jeder Verpackung beiliegen.

Zubehör

Zu einer Ballondilatation benötigt man das folgende Zubehör, das von verschiedenen Firmen angeboten wird (◘ Abb. 4.12 und ◘ Abb. 4.13).

Der **hämostatische Y-Konnektor** ist ein Abdichtungssystem, mit dem die Einzelteile des Dilatationssystems ineinander gesteckt werden. Es verfügt über ein Schraubventil oder eine Sperrmembran mit einer Öffnung für Führungsdraht und Ballonkatheter. Der seitliche Ansatz führt mit einem Verlängerungsschlauch an die Hahnenbank. Ein Rotationsadapter

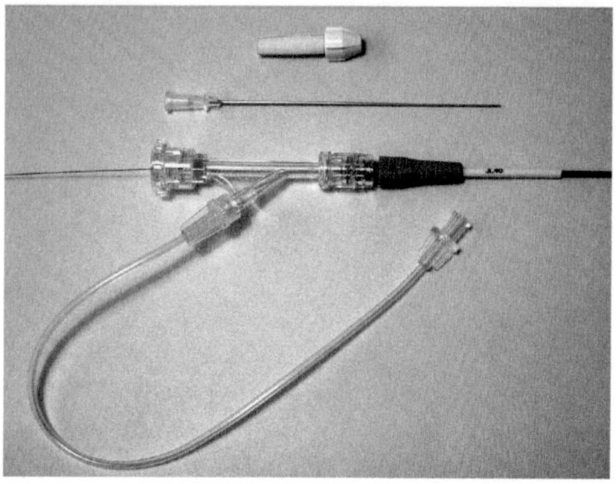

4

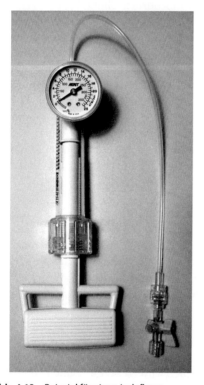

◘ **Abb. 4.12**   PTCA-Zubehör. Von oben nach unten: Torquer, Einführhilfe, Y-Konnektor mit hämostatischem Ventil und Verlängerungsanschluss zur Hahnenbank

◘ **Abb. 4.13**   Beispiel für einen Indeflator

erleichtert die Handhabung des Führungskatheters. Ein transparentes Gehäuse erleichtert die Erkennung von Luftblasen. Zu beachten sind die bei verschiedenen Firmen unterschiedlichen Membrangrößen, derenthalben es bei zu

kleiner Membran und dickerem Ballonkatheter zu Problemen kommen kann.

Der meist ca. 25 cm lange **Verlängerungsschlauch** vom Y-Konnektor zur Hahnenbank ermöglicht eine größere Bewegungsfreiheit. Der **Torquer** ist ein Drehgriff und wird auf den Führungsdraht aufgesetzt und festgeschraubt. Damit erleichtert er die Steuerung des Führungsdrahtes. Die **Einführhilfe** ist eine stumpfe Metall- oder Kunststoffkanüle, die ein leichtes und schonendes Einbringen des Führungsdrahtes in den Y-Konnektor zur Vermeidung von Beschädigungen der Führungsdrahtspitze ermöglicht.

Die **Dilatationsspritze** oder der **Indeflator** wird an das zum Ballon führende Lumen des Katheters aufgesetzt und ist mit Kontrastmittel und physiologischer Kochsalzlösung im Verhältnis 1:1 gefüllt. Ein Manometer mit einer Skala, die bis in den Minusbereich gehen sollte, um unter Aspiration Leckagen des Systems zu erkennen, ermöglicht das exakte Einstellen des gewünschten Druckes.

4.2.4 Verschiedene Interventionstechniken

Techniken bei Bifurkationsstenosen

Befindet sich die Stenose am Abgang eines Nebenastes, der mindestens 2 mm dick ist, und das stenotische Material verengt beide Gefäße gleichermaßen, spricht man von einer Bifurkationsstenose. Um hier eine PTCA durchzuführen, gibt es im Wesentlichen zwei Techniken.

▪ **Doppeldraht-Technik**

Es werden 2 koronare Führungsdrähte verwendet, im Hauptast sowie im Nebenast wird jeweils ein Führungsdraht platziert. Dazu verwendet man entweder einen doppellumigen Y-Konnektor oder ein Draht wird markiert, z. B. mit einer Kompresse oder einem zweiten Torquer. Dann wird zunächst das Hauptgefäß und anschließend der Nebenast mit einem zweiten Ballon dilatiert. Nachteil dieser Technik ist der mögliche Schneepflugeffekt: Das steno-

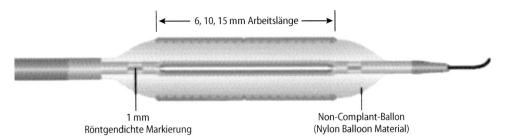

← 6, 10, 15 mm Arbeitslänge →

1 mm
Röntgendichte Markierung

Non-Complant-Ballon
(Nylon Balloon Material)

⬛ Abb. 4.14 Schematische Darstellung des Cutting-Balloon (mit freundlicher Genehmigung der Firma Boston Scientific)

tische Material wird durch die sequenzielle Dilatation hin- und hergeschoben.

▪ Doppelballon-Technik

Bei dieser Technik, auch Kissing-balloon genannt, werden ebenfalls zwei Führungsdrähte eingebracht. Im Unterschied zur Doppeldraht-Technik werden hier 2 Ballonkatheter gleichzeitig platziert und aufgedehnt. Dadurch wird der Schneepflugeffekt verhindert. Es besteht jedoch ein höheres Dissektionsrisiko. Man benötigt zusätzlich einen zweiten Indeflator und es muss auf ein ausreichendes Innenlumen des Führungskatheters geachtet werden.

Sonderformen

▪ Cutting Balloon

Der Cutting-Balloon oder Schneideballon (⬛ Abb. 4.14 und ⬛ Abb. 4.15) ist ein Ballonkathetersystem, auf dem in Längsrichtung 3–4 Mikroklingen montiert sind. Diese richten sich beim Entfalten des Ballons auf und schneiden gezielt kleine Längsschnitte in das Plaquematerial, bevor die Koronararterie von dem Ballon gedehnt wird. Ziel dieser Technik ist es, die elastischen Rückstellkräfte (Recoil) zu verringern oder sogar zu beseitigen, um so einen größeren Durchmesser des Gefäßes nach der Aufdehnung zu erzielen.

Damit sollen die dilatationsbedingten Gefäßverletzungen nur auf den Inzisionsbereich begrenzt bleiben und dadurch die Restenoserate verringern. Anwendung findet diese Technik vor allem bei nicht verkalkten Stenosen und wenig gewundenen Gefäßen von 2–4 mm Durchmesser, die mit einem Ballonkatheter nur

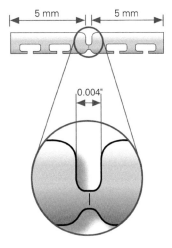

|← 5 mm →|← 5 mm →|

0.004"

⬛ Abb. 4.15 Vergrößerte Mikroklinge (mit freundlicher Genehmigung der Firma Boston Scientific)

unzureichend aufgedehnt werden können, aufgrund eines starken Recoils des Gefäßes. Zu beachten ist die exakte Größenauswahl des Ballons, die sorgfältige Entlüftung des Systems vor Einführung, die genaue Platzierung in der Stenose sowie die sorgfältige Entlüftung nach Inflation vor Rückzug des Systems in den Führungskatheter. Pro Gefäßsegment darf nur ein Schneidevorgang durchgeführt werden. Es werden 6 F oder 7 F-Führungskatheter verwendet.

▪ Multifunctional Probing-Katheter

Dieser Katheter soll als Beispiel für ein zu verschiedenen Zwecken einsetzbares Kathetersystem erläutert werden. Er kann als intrakoronarer Infusionskatheter verwendet werden oder bei Gefäßverschlüssen entweder als OTW- oder Monorail-System.

Abb. 4.16 Multifunctional Probing-Katheter. Der Versteifungsdraht des OTW-Lumens ist herausgezogen und im Bild unten zu sehen (mit freundlicher Genehmigung der Firma Boston Scientific)

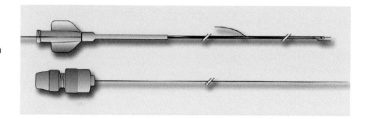

Aufbau: Der Katheter hat keinen Ballon und verfügt über zwei Lumen. Das Monorail-Lumen verläuft von der Spitze 17 cm im Katheter bis zur Austrittstelle und nimmt einen 0,014«-Führungsdraht auf. Das Over-the-wire-Lumen verläuft 8 mm distal der Spitze und führt durch die gesamte Katheterlänge. Je nach Verwendungszweck kann der sich im Katheter befindende Versteifungsdraht im OTW-Lumen herausgezogen werden (**Abb. 4.16**). Dieses Lumen kann dann beispielsweise zur Infusion von Medikamenten oder für einen 300-cm-Führungsdraht mit maximalem Durchmesser 0,018« genutzt werden.

4.2.5 Intrakoronare Stents

Das Wissen über die Eigenschaften von Stents bzw. Stentsystemen ist wichtig für die situationsgerechte Auswahl. Im Folgenden werden einige Stents beispielhaft dargestellt (**Abb. 4.17** und **Abb. 4.18**).

Ballonexpandierende Metallstents (bare metal stents)

Das Metalldrahtnetz befindet sich in nicht entfaltetem Zustand auf dem Ballonkatheter. Durch die Ballondilatation wird der Stent über seine elastischen Grenzen hinaus plastisch deformiert und damit in die Gefäßwand implantiert.

Stents für spezielle Indikationen

- **Drug-eluting Stents (DES)**

Die Medikamente freisetzenden Stents sind unabhängig von ihrem Design in der Lage, Pharmaka auf ihrer Oberfläche mehr oder weniger dauerhaft anzulagern und nach Implantation an die Umgebung abzugeben. Aufgrund der aufgebrachten Medikamente ist die Verwendungsdauer begrenzt, weshalb auf das Verfallsdatum zu achten ist. Bei Implantation sollte der Stent vorher nicht mit Flüssigkeit in Berührung kommen, da sonst eine verfrühte Medikamentenfreisetzung erfolgen könnte. Ansonsten ist die Handhabung identisch zu der bei unbeschichteten Stents.

- **Selbstexpandierende Stents**

Diese Stentsysteme sind im nicht entfalteten Zustand von einer Schutzhülle umgeben, die durch eine Freisetzungsschleuse nach Platzieren des Stents zurückgezogen wird. Damit entfaltet sich der Stent zu seinem definierten Lumen. Bei nicht vollständigem Zurückziehen (maximal bis zur Hälfte der Stentlänge) der Schutzhülle kann

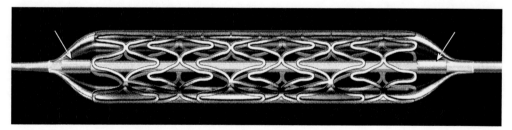

Abb. 4.17 Multizellulär aufgebautes Stent-System. Gute Kurvengängigkeit, 2 röntgendichte Marker (Pfeile) (mit freundlicher Genehmigung der Firma Terumo)

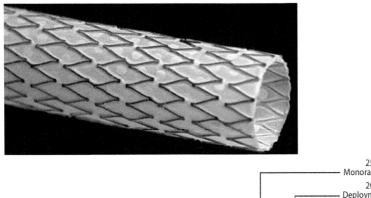

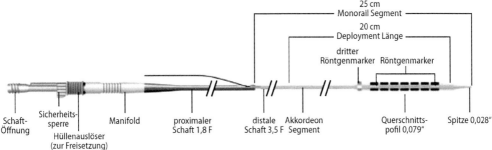

Abb. 4.18   Selbstexpandierendes Stentsystem (mit freundlicher Genehmigung der Firma Boston Scientific)

diese wieder vorgeschoben werden und der Stent ggf. neu platziert werden (■ Abb. 4.18).

Das Stentsystem wird vor allem bei Venenbypässen verwendet. Der Stent passt sich nach Entfaltung in gewissem Umfang der Größe des Gefäßes an. Man benötigt für dieses System einen 8 F-Führungskatheter, außerdem ist darauf zu achten, dass entsprechend große Ballonkatheter zur Nachdilatation zur Verfügung stehen.

4.2.6 Materialien für andere Interventionen

An dieser Stelle werden einige Beispiele für Gefäßprothesen und andere Instrumentarien für periphere Interventionen, für die Mitralklappenvalvuloplastie sowie die Transkatheter Aortenklappenimplantation dargestellt (■ Abb. 4.23). Es soll nur ein Eindruck von diesen Systemen vermittelt werden. Da diese nur in wenigen Herzkatheterlaboren zum Einsatz kommen, wird auf eine detaillierte Erklärung verzichtet.

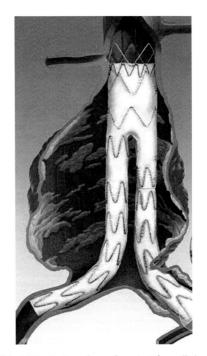

Abb. 4.19   Aortenrohrprothese (mit freundlicher Genehmigung der Firma Medtronic)

4

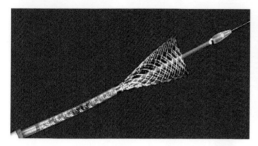

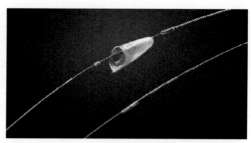

■ **Abb. 4.20**   Selbstexpandierender Metallstent. Die
Schutzhülle ist bis zur Hälfte zurückgezogen (mit
freundlicher Genehmigung der Firma Boston Scientific)

■ **Abb. 4.21**   Embolieprotektionssystem. Oben in
geöffnetem unten in geschlossenem Zustand (mit
freundlicher Genehmigung der Firma Boston Scientific)

Stentgrafts sind Gefäßprothesen (■ Abb.
4.19), die aus einem Metallgerüst mit zusätzlicher Außen- oder Innenverkleidung bestehen.

Für die Carotis-PTA werden selbstexpandierende Metall-Stents verwendet (■ Abb. 4.20).

Zum Schutz vor ablösenden Thromben
werden Embolieprotektionssysteme verwendet.
Diese kommen bei Carotis-PTA oder auch
PTCA zum Einsatz. Sie sind auf einen

Führungsdraht montiert und bestehen aus
einem Okklusionsballon oder einem Filterschirmchen (■ Abb. 4.21). Die Kunstoffummantelungen besitzen Durchflussöffnungen,
wodurch eine kontinuierliche Durchblutung
bei gleichzeitigem Abfangen der Emboliepartikel gewährleistet ist.

■ Abb. 4.22 zeigt einen Ballonkatheter
nach INOUE für die Mitralklappenvalvuloplastie.

■ **Abb. 4.22**   Ballonkatheter für
die Mitralklappenvalvuloplastie.
1 Ballonkatheter in gestrecktem
Zustand mit innenliegendem
Ballonstrecker; **2** Ballonkatheter in
Originalzustand; **3** bis **6** stufenweise Inflation des Ballons mit verdünntem Kontrastmittel (mit
freundlicher Genehmigung der
Firma Nicolai)

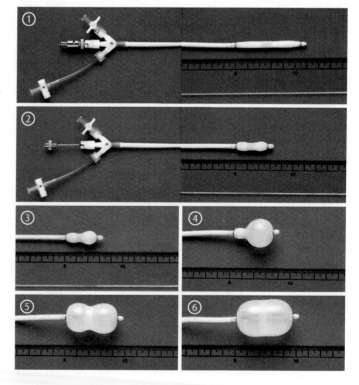

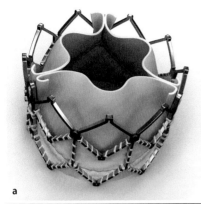

a

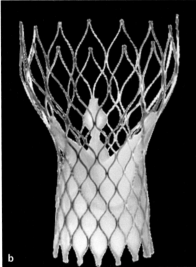

b

◨ **Abb. 4.23**   Stentprothesen für die Transkatheter
Aortenklappenimplantation. **a.** Ballonexpandierender
Edelstahlstent mit Rinderperikardklappe, für den
apikalen und femoralen Zugang (mit freundlicher
Genehmigung der Firma Edwards) **b.** Selbstexpandierender Nitinolstent mit Schweineperikardklappe für
den femoralen Zugang (mit freundlicher Genehmigung
der Firma Medtronic)

4.3   Elektrodenkatheter in der Elektrophysiologie

Für die Elektrophysiologie werden Elektrodenkatheter verwendet. Dies sind Sonden, von
deren Ende Leitungen aus Metall zu Elektroden
am Katheterschaft und zur Spitze führen. Diese
Elektroden sind in verschiedenen Entfernun-
gen von der Sondenspitze angebracht.

Da diese Katheter meist im dünnwandigen
rechten Herzen verwendet werden, müssen an
ihre Beschaffenheit besondere Anforderungen
gestellt werden. Sie sollen weich, aber noch
steuerbar bzw. drehstabil sein. Die Oberfläche
muss glatt sein, ohne dass am Übergang der
Elektroden zum Schaft Lücken entstehen,
welche die Thrombenbildung fördern.

4.3.1   Diagnostik

— 2-polige Elektrodenkatheter (bipolar)
werden entweder als passagere Schrittmacherelektrode, die mit einem externen
Schrittmacher (Pacer) verbunden werden,
oder zur Therapie von Herzrhythmusstörungen (Überstimulation), die während
einer Herzkatheteruntersuchung auftreten,
verwendet; oder man verwendet sie wie
die folgenden Elektrodenkatheter für die
diagnostische EPU
— 4-poliger Elektrodenkatheter (quadri-
polar)
— 8-poliger Elektrodenkatheter
— 10-poliger Elektrodenkatheter mit unterschiedlichen Biegungen (Curve B, D, E, F)
— Orbiter mit 24 Elektroden und unterschiedlichen Biegungen (small, large)
— Diesen Katheter gibt es in den Größen
4–7 F, mit Ausnahme der 2-poligen Elektrode werden für alle Elektrodenkatheter
entsprechende Adapter benötigt

4.3.2   Katheterablation

Es werden spezielle Ablationskatheter mit dem
entsprechenden Adapter verwendet. Es gibt sie
in verschiedenen Biegungen (Curve D, E, F)
und mit verschieden langen Spitzen (4 und
8 mm). Die Stärke dieser Katheter beträgt in
der Regel 7 F.

4.3.3 Interne Kardioversion

Dazu wird ein spezieller, vielpoliger Elektrodenkatheter verwendet. Er hat einen proximalen 7-poligen Teil zur Vorhofstimulation, einen 1-poligen Teil im mittleren Abschnitt zur Ventrikelstimulation und einen distalen 6-poligen Teil.

Außerdem besitzt er mehrere Lumen: eines zur Druckmessung, eines für den Ballon zur Stabilisierung des Katheters und eines mit der Anschlussstelle für den Adapter. Die Stärke dieses Katheters beträgt in der Regel 7,5 F.

Literatur

Raig A., Koronare Führungsdrähte. Kardiologie Assistenz 1/2005, 26–29

Hämodynamik

© Springer-Verlag GmbH Deutschland 2017
M. Winkhardt, Das Herzkatheterlabor
DOI 10.1007/978-3-662-54585-0_5

5.1 Herz- und Kreislaufparameter bei der Herzkatheteruntersuchung

5.1.1 Grundlagen der Druckregistrierung

Wichtige Voraussetzung für eine korrekte Druckregistrierung ist die richtige Nullpunkteinstellung. Dazu wird die Vorhofhöhe des Patienten mithilfe der Thoraxschublehre (◘ Abb. 5.1) ermittelt. Nach der Methode von Burri wird der Referenzpunkt für die Druckmessung bei zwei Fünftel des Thoraxdurchmessers vom Sternum bzw. zwei Drittel vom Vorhof aus angenommen.

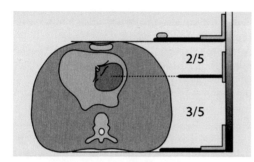

◘ **Abb. 5.1**   Thoraxschublehre (mit freundlicher Genehmigung des Thieme Verlags)

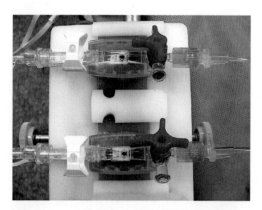

◘ **Abb. 5.2**   Beispiel für Druckwandler. Nach rechts führt die Druckverlängerung zum Patienten, nach links ist die Spüllösung angeschlossen; oben: der Dreiwegehahn ist zur Atmosphäre offen, in dieser Position erfolgt der Nullabgleich; unten: der Dreiwegehahn ist um 90° nach rechts gedreht, in dieser Position erfolgt die Druckmessung

Der so am Patienten markierte Punkt wird auf den Druckwandler beispielsweise mithilfe eines dort angebrachten Laser-Pointers übertragen. Der Dreiwegehahn des Druckwandlers wird zur Atmosphäre, d. h. nach außen hin, geöffnet. In dieser Position erfolgt der Nullabgleich (Balance) an der Registriereinheit.

Der Druckwandler (◘ Abb. 5.2), auch Transducer oder Druckdom genannt, wandelt den mechanischen Druck der flüssigkeitsgefüllten Leitung über eine Membran in elektrische Signale um, die dann in Form einer Kurve auf dem Bildschirm erscheinen.

Bei jeder Druckregistrierung ist auf eine Aufzeichnung möglichst ohne Extrasystolen zu achten. Um eine Dämpfung der Druckwerte zu vermeiden, muss das gesamte Messsystem (Druckwandler, Verbindungsschlauch und Katheter) luftblasenfrei mit physiologischer Kochsalzlösung gespült sein. Bei Auftreten von Schleuderzacken kann die Verwendung von zu dünnen, kleinlumigen Kathetern oder Druckverbindungsschläuchen die Ursache sein.

Die Registrierung vor allem der venösen Drucke erfolgt häufig in Atemruhelage, um Atemschwankungen auszuschließen. Dies verlangt ein völlig entspanntes Luftanhalten in Exspiration, ohne in den Bauch zu pressen.

5.1.2 Druckwerte

Die registrierten Druckwerte sind in Abhängigkeit vom Messort in ◘ Tab. 5.1 zusammengestellt.

5.1.3 Herzzeitvolumen und Herzindex

▪ **Herzzeitvolumen**

Das Herzzeitvolumen (HZV) oder Cardiac output (CO) ist die pro Zeiteinheit von rechter oder linker Herzkammer ausgeworfene Blutmenge. Der Normalwert liegt zwischen 6 und 8 l/min, je nach körperlicher Konstitution.

Zur Ermittlung des HZV gibt es mehrere Methoden. Sehr häufig erfolgt die Bestimmung

◘ Tab. 5.1 Übersicht der Druckwerte im Herzen

Messort	Druckwert [mmHg]	Erhöhung bei (*Ausnahme)
Pulmonalkapillare (PCW)	a-Welle: 1–10 v-Welle: 3–12 Mittelwert: 1–10	Linksherzinsuffizienz stark wandverdickter LV mit diastolischer Funktionsstörung (Aortenstenose, hypertrophe Kardiomyopathie, Hypertonieherz
Linker Vorhof (LA)	a-Welle: 3–15 v-Welle: 3–12 Mittelwert: 1–10	Mitralklappenstenose Mitralklappeninsuffizienz (= erhöhte v-Welle)
Pulmonalarterie (PA)	systolisch: 15–30 diastolisch: 3–12 Mittelwert: 9–16	Lungenerkrankungen Linksherzinsuffizienz Shunt- und Mitralvitien Lungenembolie
Rechter Ventrikel (RV)	systolisch: 15–30 diastolisch: 0 enddiastolisch: 4–8	Lungenerkrankungen Linksherzinsuffizienz Shunt- und Mitralvitien Lungenembolie Pulmonalklappenstenose
Rechter Vorhof (RA)	a-Welle: 3–10 v-Welle: 2–6 Mittelwert: 0–8	Lungenerkrankungen Linksherzinsuffizienz Shunt- und Mitralvitien Lungenembolie Pulmonalklappenstenose Rechtsherzversagen Rechtsherzinfarkt Trikuspidalklappenvitien Perikardtamponade
Aorta (AO), Arteria femoralis	systolisch: 100–140 diastolisch: 60–90 Mittelwert: 70–105	Arterielle Hypertonie Aortenklappeninsuffizienz: diastolische Druckverminderung*
Linker Ventrikel (LV)	systolisch: 100–140 diastolisch: 0 enddiastolisch: 6–12	Aortenklappenstenose Kardiomyopathie Arterielle Hypertonie

nach der **Fick-Methode**. Dabei handelt es sich um ein Indikatorverfahren nach dem «Clearance-Prinzip» und wird nach folgender Formel errechnet:

$$HZV\left[\frac{1}{min}\right]=\frac{O_2-\text{Verbrauch}\,(ml/min)\times10}{Hb\left(\frac{g}{dl}\right)\times1,34\left(ml\,\frac{O_2}{gHb}\right)\times\left[O_2art\,(\%)-O_2PA\,(\%)\right]}$$

O_2-Verbrauch = Bestimmung anhand eines Normogramms in Abhängigkeit von Körpergröße, Gewicht und Alter.

Hb = Hämoglobin
Hüfner-Zahl (1,34 ml O_2/gHb) = Sauerstoffbindungskapazität des Blutes
O_2art = systemarterielle Sauerstoffsättigung
O_2PA = pulmonalarterielle Sauerstoffsättigung

- **Herzindex**

Der Herzindex oder Cardiac index (CI) ist das auf die Körperoberfläche bezogene HZV und damit ein Parameter für die Herzleistung. Der Normalwert liegt zwischen 2,8 und 4,2. Die Formel zur Berechnung lautet:

$$CI\ [l/min/m^2] = \frac{HZV[l/min]}{KOF[m^2]}$$

KOF: Körperoberfläche, Bestimmung anhand eines Normogramms in Abhängigkeit von Körpergröße und Gewicht

5.1.4 Sauerstoffsättigungen und Shuntberechnung

Sauerstoffsättigungen

Normalwerte der Sauerstoffsättigung [%] siehe ◘ Tab. 5.2.

Links-rechts-Shunt (ASD oder VSD)

Shunt bedeutet Nebenanschluss und ist eine Verbindung zwischen venösem und arteriellem System. Dazu gehören als angeborene oder erworbene Herzfehler der Vorhofseptumdefekt (ASD) und Ventrikelseptumdefekt (VSD). Der häufigste bei Erwachsenen vorkommende Shunt ist der Links-rechts-Shunt. Dabei wird sauerstoffreiches Blut dem venösen Blut zugemischt. Es gibt verschiedene Verfahren zur Errechnung der Shuntgröße. Relativ genau und einfach lässt sich der Shunt mithilfe der Sauerstoffsättigungen nach folgender Formel errechnen:

$$li/re[\%] = \frac{\%O_2\,PA - \%O_2\,ven \times 100}{\%O_2\,art - \%O_2\,ven}$$

% O_2 PA = pulmonalarterielle Sauerstoffsättigung
% O_2 ven = gemischt-venöse O_2-Sättigung

d.h.

$$\frac{2 \cdot \% - O_2\,V.cava\,sup. + 1 \cdot \% - O_2\,V.cava\,inf.}{3}$$

◘ **Tab. 5.2** Normalwerte der Sauerstoffsättigung

RA	75	LA	96
RV	75	LV	96
PA	75	AO	96
PCW	97		
Vena cava inferior (VCI)	77		
Vena cava superior (VCS)	73		

5.1.5 Druckgradienten

Zur Berechnung des mittleren Druckgradienten sollte die Druckkurve mit möglichst schnellem Vorschub (z. B. 100 mm/s) geschrieben werden (je größer die Fläche desto kleiner der Fehler bei der Messung). Es gibt verschiedene Möglichkeiten zur Bestimmung der mittleren Druckgradienten.

Bei der **Planimetrie** geht man folgendermaßen vor:

- Die Fläche mithilfe eines handelsüblichen Planimeters ausmessen, die Einheit ist in der Regel cm^2
- Strecke der Schnittpunkte der beiden Druckkurven (◘ Abb. 5.3) ausmessen, diese entspricht der Diastolendauer
- Fläche durch die Strecke dividieren
- Umrechnung von cm in mmHg, diese ist abhängig vom eingestellten Messbereich. Im vorliegenden Beispiel (1 cm = 4 mmHg) wird das Ergebnis mit 4 multipliziert, so erhält man den mittleren Gradienten in «mmHg» Fläche = 18,6 cm^2, Diastolendauer = 5,4 cm, 1 cm = 4 mmHg

$$\frac{18,6\,cm^2}{5,4\,cm} \cdot 4\,mmHg = 13,7\,mmHg$$

Es sollten immer 2–3 Messungen durchgeführt werden, insbesondere bei Vorhofflimmern.

Beim Aortengradienten (◘ Abb. 5.4) ist das Vorgehen dasselbe wie bei der Bestimmung der Mitralgradienten; da der Druck in der Arteria femoralis gegenüber dem Aortendruck zeitver-

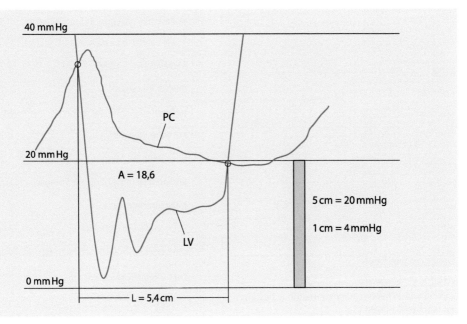

Abb. 5.3 Mitralklappenstenose. Der mittlere Druckgradient wurde durch Planimetrie errechnet und beträgt bei diesem Beispiel 14 mmHg; A = Fläche, L = Länge

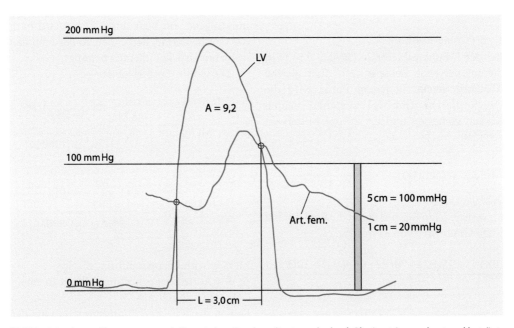

Abb. 5.4 Aortenklappenstenose 1. Der mittlere Druckgradient wurde durch Planimetrie errechnet und beträgt bei diesem Beispiel 60 mmHg

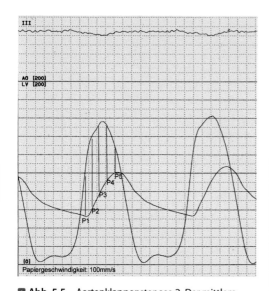

◘ Abb. 5.5 Aortenklappenstenose 2. Der mittlere Gradient wurde mit der 5-Punkte-Methode bestimmt und beträgt 53 mmHg

◘ Tab. 5.3 Klappenöffnungsflächen (KÖF) [cm²]	
Mitralklappe, normal	4,0–6,0
leichte Stenose	1,5–2,5
mittelgradige Stenose	1,0–1,5
schwere Stenose	< 1,0
Aortenklappe, normal	> 2,0
leichte und mittelschwere Stenose	1,0–2,0
höhergradige Stenose	< 1,0
Pulmonalklappe, normal	2,5–3,5
schwere Stenose	< 0,3
Trikuspidalklappe, normal	> 10
schwere Stenose	< 1,5

setzt ist, wird mit der beschriebenen Methode der mittlere Druckgradient gering überschätzt.

■ **5-Punkte-Methode**

Bei der 5-Punkte-Methode (◘ Abb. 5.5) wird die zu messende Zeitspanne in fünf gleiche Abstände geteilt. In jedem Punkt wird die Druckdifferenz (mmHg) zwischen beiden Kurven gemessen und daraus der Mittelwert gebildet:

$$\text{Mittelwert (mmHg)} = \frac{P1 + P2 + P3 + P4 + P5}{5}$$

Im verwendeten Beispiel ergibt die Berechnung einen Gradienten von 53 mmHg:

$$\frac{30(P1) + 75(P2) + 70(P3) + 60(P4) + 30(P5)}{5}$$

5.1.6 **Klappenöffnungsflächen**

Klappenöffnungsflächen (KÖF) ◘ Tab. 5.3.

Der Druckgradient kann nur als Orientierung bei der Diagnose einer Klappenstenose

herangezogen werden. Für die Therapieentscheidung ist die Bestimmung der Klappenöffnungsfläche von Bedeutung. Diese wird nach der Gorlin-Formel berechnet, zu der man den mittleren Druckgradienten benötigt.

Die Gorlin-Formel lautet:

$$\text{MÖF}\left[\text{cm}^2\right] = \frac{\text{CO}\left[\dfrac{\text{ml}}{\text{min}}\right] \div \text{DFP}\left[\dfrac{\text{sec}}{\text{min}}\right]}{37,7\ \sqrt{\Delta p}\left[\text{mmHg}\right]}$$

$$\text{AÖF}\left[\text{cm}^2\right] = \frac{\text{CO}\left[\dfrac{\text{ml}}{\text{min}}\right] \div \text{SEP}\left[\dfrac{\text{sec}}{\text{min}}\right]}{44,3\ \sqrt{\Delta p}\left[\text{mmHg}\right]}$$

MÖF = Mitralklappenöffnungsfläche
AÖF = Aortenklappenöffnungsfläche in cm²
CO = HZV in ml/min
DFP = diastolische Füllungsperiode (aus der Druckkurve zu messen)
SEP = systolische Austreibungsperiode (aus der Druckkurve zu messen)
Δp = mittlerer Druckgradient in mmHg

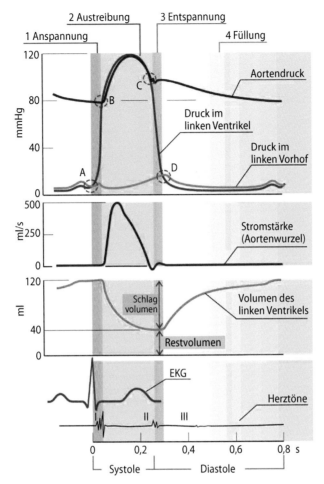

□ Abb. 5.6 Herzzyklus. Zeitliche Korrelation von Druck, Fluss und Ventrikelvolumen, EKG und Herztönen (I-III) in Systole und Diastole in Ruhe (Herzfrequenz 75/min), 1. Anspannungsphase, 2. Austreibungsphase, 3. Entspannungs-phase, 4. Füllungsphase. Punkt A und D kennzeichnen den Schluss bzw. die Öffnung der Atrioventrikularklappen, Punkte B und C die Öffnung bzw. den Schluss der Aortenklappen (mit freundlicher Genehmigung des Thieme-Ver-lages)

5.2 Herzzyklus

Der Herzzyklus (□ Abb. 5.6) bezeichnet die Dauer einer vollständigen Herzaktion, beste-hend aus Systole und Diastole.

5.3 Druckkurven und ihre Auswertung

Bei jeder Herzkatheteruntersuchung werden Druckkurven registriert und dokumentiert.

Diese werden normalerweise von der Compu-terregistriereinheit selbstständig ausgewertet und ausgedruckt. Um die Richtigkeit der Werte überprüfen zu können, sind im Folgenden Beispiele (□ Abb. 5.7, □ Abb. 5.8, □ Abb. 5.9, □ Abb. 5.10, □ Abb. 5.11, □ Abb. 5.12 und □ Abb. 5.13) für alle gängigen Druckkurven mit Auswertung dargestellt.

Bei den dargestellten Druckkurven sind die Zahlenwerte sowie die Angaben zum Mess-bereich (in eckigen Klammern nach dem Katheterort) in mmHg angegeben.

5

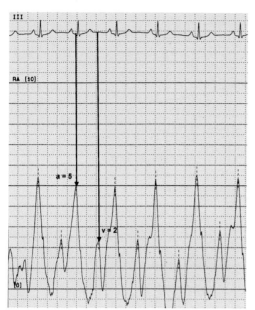

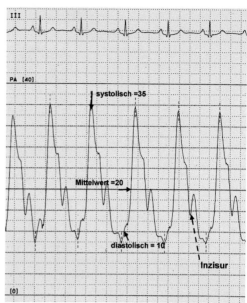

■ **Abb. 5.7**   RA(rechtsatrialer)-Druck. Entspricht formal dem PCW-Druck und besteht aus a- und v-Welle. Die a-Welle folgt auf die P-Zacke im EKG. Im Unterschied zum PCW-Druck ist hier die a-Welle höher als die v-Welle

■ **Abb. 5.9**   PA(Pulmonalarterien)-Druck. Steigt mit Beginn der Systole steil an und fällt danach sanft wieder ab. Der Einschnitt (Inzisur) entspricht dem Pulmonal-klappenschluss. Der systolische PA-Druck entspricht normalerweise dem systolischen RV-Druck. Der diastoli-sche PA-Druck entspricht normalerweise dem mittleren PCW-Druck

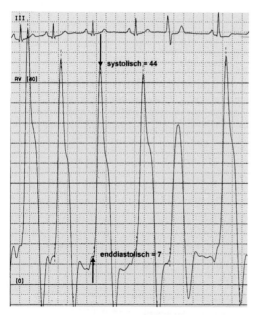

■ **Abb. 5.8**   RV(rechtsventrikulärer)-Druck. Fällt diasto-lisch bis auf Null. Unmittelbar vor dem systolischen Anstieg wird der enddiastolische Druck gemessen, der meist mit der R-Zacke im EKG zusammenfällt

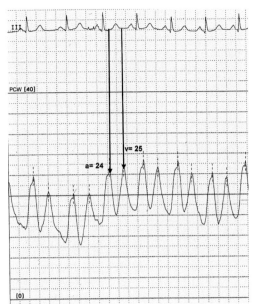

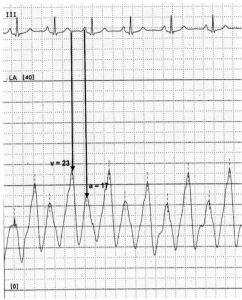

■ **Abb. 5.10** PCWP (Pulmonary capillary wedge pressure)-Kurve (auch Wedge-Druck, weil sich der Katheter in einem Seitenast der Pulmonalarterie verkeilt). Dadurch kann kein Blut mehr von «hinten», d. h. vom rechten Herzen, an die Katheterspitze gelangen. Stattdessen pflanzt sich der Druck im linken Vorhof über die Pulmonalvene fort und wird über die Katheterspitze registriert. Somit ist der PCW-Druck das Äquivalent zum LA-Druck. Dies wird bei Bestimmung des Gradienten über der Mitralklappe genutzt. Die simultane Registrierung von LV und PCW ersetzt die direkte Messung von LV und LA, die nur durch eine transseptale Punktion möglich ist. Typisch für die PCW-Druckkurve ist die biphasische Form der a- und v-Welle. Direkt auf die P-Zacke im EKG folgt die a-Welle. Sie entsteht bei der aktiven Kontraktion des Vorhofes (in der späten Ventrikeldiastole). Während der Ventrikelsystole füllt sich der Vorhof mit Blut, was zu einem Druckanstieg führt und in der v-Welle sichtbar wird. Der Gipfel der v-Welle erscheint immer nach Ende der T-Welle im EKG

■ **Abb. 5.11** LA(linksatrialer)-Druck. Wird nur selten direkt gemessen. Dies geschieht entweder durch eine transseptale Punktion oder durch direkte Passage bei Vorliegen eines ASD oder PFO. Formal entspricht er dem PCW- und RA-Druck

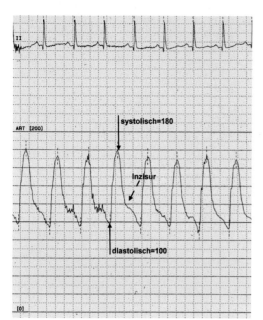

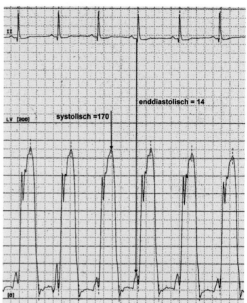

□ Abb. 5.12   Druckwert in Aorta oder Arteria femoralis. Steigt zu Beginn der Diastole steil an und endet in einem runden Gipfel. Danach folgt eine Inzisur (Einschnitt), diese geht auf den Aortenklappenschluss zurück. Es schließt sich der diastolische Druckabfall bis zum erneuten Öffnen der Aortenklappe an

□ Abb. 5.13   LV(linksventrikulärer)-Druck. Ist formal dem RV-Druck ähnlich. Er fällt diastolisch bis auf Null oder ein wenig darunter. Bei Sinusrhythmus erkennt man eine a-Welle, die durch die Vorhofkontraktion entsteht. Unmittelbar vor dem systolischen Anstieg wird der enddiastolische Druck gemessen, der meist mit dem Gipfel der R-Zacke im EKG zusammenfällt. Der systolische Druck im linken Ventrikel ist etwa 5-mal so hoch wie der systolische RV-Druck, der enddiastolische Druck etwa 2-mal so hoch

Radiologie

© Springer-Verlag GmbH Deutschland 2017
M. Winkhardt, *Das Herzkatheterlabor*
DOI 10.1007/978-3-662-54585-0_6

6.1 Grundlagen

Am 22. Dezember 1895 fertigte Wilhelm Conrad Röntgen die erste Röntgenaufnahme an, dieses Datum ist die Geburtsstunde der Röntgenphotographie in der Medizin. Die X-Strahlen, wie Röntgen sie nannte, zeigen eine hohe Durchdringungsfähigkeit, die vom durchstrahlten Medium, seinem Aufbau, seiner Dicke und seinem Volumen abhängig ist. Sie regen bestimmte Stoffe zum Leuchten an und sie schwärzen photografische Platten, selbst wenn diese lichtdicht verpackt sind (◘ Abb. 6.1).

Die Arbeiten Röntgens und die vielen Versuche, Entdeckungen und Erfindungen anderer Forscher in den ersten Jahren der Röntgenologie waren Fundament für die einsetzende stürmische Entwicklung. Röntgens Erkenntnisse, für die er den ersten vergebenen Nobelpreis erhielt, wurden in kürzester Zeit in aller Welt bekannt, wahrscheinlich auch, weil er seine Entdeckung uneingeschränkt der Allgemeinheit zugänglich machte und auf jegliche kommerzielle Nutzung verzichtete.

6.1.1 Physikalische und biologische Grundlagen

▪ **Strahlungs- und Bindungsenergie**

Warum sind Röntgenstrahlen gefährlicher als andere Strahlenarten wie z. B. sichtbares Licht oder Mikrowellen, die ebenfalls zu den elektromagnetischen Strahlen gehören? Die chemische Bindung zwischen zwei Kohlenstoffatomen oder zwischen Kohlenstoff und Wasserstoff – die wichtigsten Bindungen in biologischen Makromolekülen – besitzt eine Energie von jeweils 4,1 Elektronenvolt (eV). Die Quantenenergie des sichtbaren Lichtes reicht von 1,7 eV für rotes Licht bis 3,2 eV für violettes Licht. Diese Energie reicht nicht aus, um eine chemische Bindung aufzubrechen. Die Absorption eines solchen Quants bewirkt lediglich eine stärkere Schwingung der absorbierenden Atome und führt damit zu einer Temperaturerhöhung.

▪ **Ionisierende Strahlung**

Bei Röntgenstrahlung spielt es keine Rolle, ob die Quantenenergie 25 keV oder 80 keV beträgt; sie ist in jedem Falle um ein Vielfaches größer

◘ **Abb. 6.1** Durchführung einer Röntgenuntersuchung (Durchleuchtung) im Jahre 1905 (mit freundlicher Genehmigung des Archivs des deutschen Röntgen-Museums)

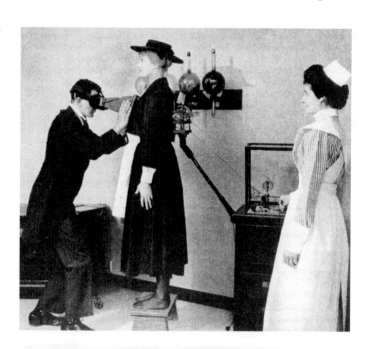

als die Energie einer chemischen Bindung. Somit kann durch Röntgenstrahlung ein Elektron aus einer chemischen Bindung herausgeschlagen werden; es kommt zur Ionisation des Moleküls – Röntgenstrahlen zählen deshalb zu den «ionisierenden» Strahlen – und schließlich zum Bruch der chemischen Bindung.

Das Entscheidende bei der Wirkung von Röntgenstrahlen ist nicht die insgesamt zugeführte Energie – diese ist sehr klein –, sondern die Energie der einzelnen Quanten, die zu einer dauerhaften Veränderung von biologisch wichtigen Makromolekülen führen kann.

Bei der Wirkung von Röntgenstrahlen auf menschliche Organismen kann es einmal zu Mutationen, also Veränderungen des Erbgutes, kommen. Dieser Mechanismus wird als **direkte Strahlenwirkung** bezeichnet, da die Zelle dadurch direkt ihre normale biologische Funktion verlieren kann. Die **indirekte Strahlenwirkung** entsteht durch die sogenannte Radikalbildung. Da eine Zelle zu 80 % aus Wasser besteht, ist es wahrscheinlich, dass durch das Eindringen von Röntgenstrahlung ein Wassermolekül getroffen wird. Dieses wird in hochenergetische Radikale aufgespalten, die dann eine Zellschädigung hervorrufen können. Diese strahleninduzierten Veränderungen müssen sich jedoch nicht manifestieren, sondern werden in 99,9 % von körpereigenen Mechanismen repariert (◱ Abb. 6.2).

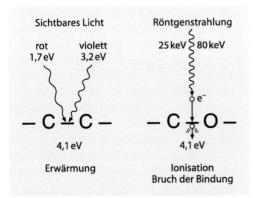

◱ **Abb. 6.2** Röntgenstrahlen können im Unterschied zu sichtbaren Lichtstrahlen chemische Bindungen aufbrechen (mit freundlicher Genehmigung von Prof. Dr. Jung, Hamburg)

Eine gesicherte Tatsache ist dennoch, dass Röntgenstrahlen in hohen Dosen zu Krebserkrankungen führen können. Dies gilt für Dosiswerte über 200 mSv (Sievert = Einheit für die Äquivalentdosis), die aber im diagnostischen Bereich nicht erreicht werden. Durch eine Röntgenuntersuchung der Lunge (Thoraxaufnahme) erhöht sich beispielsweise das Risiko einer Krebserkrankung für den Patienten um 0,001 %. Gleichwohl ist jede Strahlenexposition mit einem benennbaren Risiko verbunden, wogegen der Patient und das medizinische Personal bestmöglichst zu schützen sind.

6.2   Radiologische Fachbegriffe und Strahlenschutzmaßnahmen

Die Grundsätze des Strahlenschutzes sind in der Röntgenverordnung (Röntgenverordnung 2003) festgeschrieben. Darin wird gesagt, dass der Strahlenschutzverantwortliche durch die Bereitstellung geeigneter Räume und Schutzvorrichtungen, Geräte und Ausrüstungen für Personen, dafür zu sorgen hat, dass
1. jede unnötige Strahlenexposition vermieden wird und
2. jede Strahlenexposition von Menschen auch unterhalb der Grenzwerte so gering wie möglich gehalten wird, wenn man alle Umstände des Einzelfalles berücksichtigt.

Maßnahmen zur Dosiseinsparung für die Patienten bestehen im Einsatz von Geräten auf dem neuesten Stand von Wissenschaft und Technik, der Nutzung entsprechender Filterung und einer Belichtungsautomatik.

Gemäß der Röntgenverordnung besteht Dokumentationspflicht über die Anwendung von Röntgenstrahlen. Dazu werden das Flächendosisprodukt sowie die gesamte Durchleuchtungszeit am Ende der Untersuchung im Verlaufsprotokoll festgehalten.

Das **Flächendosisprodukt** ist die Definition der Strahlendosis während der Exposition

6

des Patienten bei Röntgenuntersuchungen. Die Einheit ist Gray × m², am Generator der Röntgenanlage wird es in der Regel in cGy × cm² angezeigt (Schering Lexikon Radiologie 1996). Die Angabe der **Durchleuchtungszeit (DL) in Minuten**, die ebenfalls auf dem Generator angezeigt wird, registriert lediglich die Dauer der Röntgenstrahlung, nicht die Strahlendosis.

Die **Äquivalentdosis** wird als Maß für die vermutete biologische Wirkung einer bestimmten Strahlendosis auf Gewebe genommen und ist das Produkt aus der Energiedosis im Gewebe (D) und dem Bewertungsfaktor q (Schering Lexikon Radiologie 1996).

Zur Kontrolle und arbeitsmedizinischen Vorsorge sind beruflich strahlenexponierte Personen zwei Kategorien, A und B, zugeordnet. Das Personal im Herzkatheterlabor ist in die **Kategorie A** eingestuft. Das bedeutet, dass die effektive Strahlendosis hier mehr als 6 mSv/Jahr betragen kann, der Grenzwert von 20 mSv/Jahr darf jedoch nicht überschritten werden. Zum Vergleich beträgt die natürliche kosmische Strahlung, der jeder Mensch ausgesetzt ist, etwa 2,4 mSv/Jahr. Des Weiteren ist für Personen der Kategorie A eine jährliche strahlenschutzärztliche Untersuchung vorgeschrieben. Diese wird in Kliniken von einem Betriebsarzt mit entsprechender Zusatzausbildung durchgeführt.

Um die Richtlinien einzuhalten, werden vielfältige Maßnahmen ergriffen. Neben der Kennzeichnungspflicht für Kontrollbereiche (Bereich, in dem sich lediglich beruflich strahlenexponierte Personen aufhalten dürfen) sind bauliche Maßnahmen (bleiverstärkte Wände und Türen, Bleiglasfenster, Ausrichtung und Anordnung der Geräte im Raum unter Berücksichtigung der Streustrahlenentstehung) vorgeschrieben, um die Strahlenexposition des Personals so gering wie möglich zu halten.

Außerdem ist eine jährliche Strahlenschutzbelehrung durch den Strahlenschutzbeauftragten vorgeschrieben.

Ebenso ist die regelmäßige Konstanzprüfung der Röntgenanlage in der Röntgenverordnung festgeschrieben. Bei dieser vom Betreiber (Krankenhausträger) zu veranlassenden

Prüfung ist festzustellen, ob u. a. die Dosisleistung der Röntgenröhre den Ausgangswerten noch entspricht. Bei dieser Qualitätskontrolle wird eine Röntgenaufnahme eines Prüfkörpers nach Vorgaben der Herstellerfirma angefertigt und ausgewertet.

6.2.1 Nachweis ionisierender Strahlung

Es besteht die Pflicht zur Überwachung der im Strahlenbereich tätigen Personen mit amtlichen Dosimetern. Mit diesen wird die Personendosis des Trägers ermittelt, also das individuelle Maß für die Exposition einer Person durch externe Strahlung an einer repräsentativen Stelle der Körperoberfläche. Es ist deshalb wichtig, das Dosimeter immer an derselben Stelle zu tragen (z. B. «Rumpf oben», unter der Bleischürze).

Es werden entweder Film- oder Flachglasdosimeter sowie Fingerringdosimeter als amtliche Dosimeter zur Ermittlung der Körperdosis eingesetzt:

- **Filmdosimeter:** Durch Eintreten von ionisierender Strahlung kommt es zur Schwärzung (Belichtung) und damit zur Bildung von Silberionen auf dem im Dosimeter befindlichen Film. Der Grad der Schwärzung ist von Art, Energie und Menge der Strahlung abhängig. Durch die Verwendung geeigneter Filtermaterialien im Filmdosimeter können Richtung, Energie und Gesamtdosis errechnet werden. Diese Dosimeter werden monatlich ausgewertet.
- **Flachglasdosimeter:** Das Flachglasdosimeter basiert auf dem Prinzip der Photolumineszenz.
  Durch die ionisierende Strahlung werden in dem im Dosimeter enthaltenen Phosphatglas Silberionen erzeugt. Unter gepulstem UV-Licht gibt das Phosphatglas eine Fluoreszenzstrahlung ab, die erfasst wird und deren Intensität ein Maß für die eingestrahlte Dosis ist. Durch eine Wärmebehandlung (400 °C) werden diese

«Daten» wieder gelöscht. Mit diesem amtlichen Dosimeter wird die Ganzkörperdosis ermittelt. Es zeichnet sich gegenüber anderen Systemen durch eine hohe Messgenauigkeit auch bei kleinen Dosen aus. Die Auswertung erfolgt vierteljährlich.

- **Fingerringdosimeter:** Dem Fingerringdosimeter liegt das Prinzip der Thermolumineszenz zugrunde.
  Die auftreffende ionisierende Strahlung wird in dem im Ring befindlichen Kristall (z. B. Lithiumflourid) gespeichert. Zur Ermittlung der Dosis muss Wärme zugeführt werden. Dabei wird sichtbares Licht frei, das registriert wird und so das Maß für die eingestrahlte Dosis ist. Mit diesem Dosimeter wird eine Teilkörperdosis erfasst, es wird vierteljährlich ausgewertet.
- Die dokumentierten Aufzeichnungen müssen 30 Jahre lang aufbewahrt werden.

6.2.2 Abschirmung

- **Bleimäntel:** Zum Schutz strahlenexponierten Personals sind Bleischürzen bzw. -mäntel obligatorisch. Deren Wirksamkeit richtet sich nach dem Bleigleichwert. Vorgeschrieben ist ein Bleigleichwert von 0,35 mm. Dieser wehrt 94 % der Nutz- und 98 % der Streustrahlung ab. Es werden auch Mäntel mit einem Bleigleichwert von 0,5 mm angeboten. Diese wehren 97 bzw. 99 % ab. Sie sind dadurch jedoch etwa um ein Viertel schwerer. Seit einigen Jahren ist ein leichteres Material auf dem Markt. Es besteht aus Barium und Wolfram (Xenolite von Scanflex) und ist um 25–30 % leichter als das bisherige Bleivinyl.
- **Schilddrüsenschutz:** Für alle strahlenexponierten Mitarbeiter des HK-Labors muss ein Schilddrüsenschutz mit einem Bleigleichwert von 0,5 mm zur Verfügung stehen.
- **Bleiglasbrillen:** Sie schützen die Augenlinsen vor Röntgenstrahlung und sollten auch über einen seitlichen Bleiglasschutz verfügen.

- **Bleiglasscheibe:** Diese sollte frei beweglich sein und ist für die Untersuchung steril abgedeckt. Sie wird direkt vor den Bildverstärker platziert und reduziert die Streustrahlenbelastung auf ca. 8 %.
- **Untertischschürzen:** Es handelt sich um schwenkbare lamellenartige Vorrichtungen aus Bleivinyl am Untersuchungstisch zur Reduktion der Streustrahlung.
- Für Patienten im generationsfähigen Alter muss ein **Gonadenschutz** vorhanden sein. Die Abdeckung erfolgt meist durch eine Bleimatte mit einem Bleigleichwert von 0,5 mm. Diese wird unter den Patienten gelegt, dabei befindet sich das obere Ende auf Höhe des Hüftgelenks.

- **Abstand**

Das Abstandsquadratgesetz sagt aus, dass sich die Dosisleistung bei punktförmigen Quellen umgekehrt proportional zum Quadrat des Abstandes ändert: In 1 m Abstand von der Röntgenröhre beträgt die Dosisleistung der Röntgenstrahlung noch 25 % derjenigen, die direkt am Fokus vorliegt (Schering Lexikon Radiologie 1996).

- **Zeit**

Die Zeit, in der Patienten und Mitarbeiter Röntgenstrahlung ausgesetzt sind, muss so gering wie möglich sein. Dies wird durch so kurz wie möglich gehaltene Expositionszeiten gewährleistet, was wiederum gut geschultes Personal voraussetzt.

6.2.3 Radiologische Begriffe im HK-Labor

- **Röntgenröhre**

Die Röntgenröhre ist eine Elektronenröhre mit Hochvakuum zur Erzeugung von Röntgenstrahlen. Sie enthält eine Glühkathode zur Emission von Elektronenstrahlen und die Anode, auf der die aufprallenden Elektronen Röntgenstrahlung erzeugen. Die Röntgenanlagen im Herzkatheter verfügen über eine Untertischröhre: Die Röntgenstrahlung geht von unten durch den Patienten hindurch und trifft auf den oben befindlichen Bildverstärker.

■ **Bildverstärker oder Bilddetektor**

Der Bildverstärker (BV) wandelt die auftreffenden Röntgenstrahlen in sichtbares Licht um. Die Röhren des Bildverstärkers besitzen eine Photokathode, die die Lichtquanten des Bildes in Photoelektronen umwandelt. Durch Linsen werden sie auf dem Bildschirm abgebildet und es entsteht das sichtbare Bild.

■ **Kontinuierliche Durchleuchtung**

Es wird kontinuierlich also ständig Röntgenstrahlung abgegeben, dadurch wird u. U. der Kontrast verbessert, es resultiert jedoch eine höhere Dosisleistung als bei Durchleuchtung.

■ **Gepulste Durchleuchtung (digital pulsed fluoro DPF)**

Zur Verringerung der Exposition wird lediglich in definierten Zeitabständen Röntgenstrahlung abgegeben. Normalerweise reichen 7,5 Pulse/Sekunde (P/s). Bei schnell bewegten Objekten, z. B. die rechte Kranzarterie in RAO-Angulation, ist es u. U. sinnvoll, 12,5 P/s. einzustellen. Damit erhöht sich die Dosisleistung. Werden Interventionen im HK-Labor durchgeführt, ist die gepulste Durchleuchtung Vorschrift.

■ **Digital cine mode (DCM)**

Die digitale Aufnahme entspricht der früheren Kinoaufnahme ohne Filmlauf. Die Dosisleistung beträgt ein Drittel der konventionellen Kinodosis und ist auf eine bestimmte Dauer (meist 20 Sekunden) begrenzt. Auch hier ist die Anzahl der Bilder/Sekunde (F/s) so gering wie möglich zu halten. In der Regel reichen 12,5 F/s.

■ **Streustrahlung**

Je höher die Spannung an der Röntgenröhre gewählt wird, desto leichter durchdringen die Röntgenstrahlen den Körper. Dabei werden sie umso mehr geschwächt, je dicker und dichter der Körper ist, dessen getroffene Atome ihrerseits Strahlung erzeugen; der Anteil der Streu-

■ **Tab. 6.1**   Projektionsrichtungen des C-Bogens der Röntgenanlage

RAO	Right Anterior Oblique	rechts vorne schräg
LAO	Left Anterior Oblique	links vorne schräg
kranial		kopfwärts
kaudal		Fußwärts
p. a.	posterior-anterior	von hinten nach vorn

strahlung ist also umso größer, je größer das durchstrahlte Körpervolumen und je härter die Röntgenstrahlung ist.

6.3   Projektionsvarianten angiografischer Darstellungen

Die Projektionsrichtungen des C-Bogens der Röntgenanlage werden nach folgender Terminologie beschrieben (■ Tab. 6.1).

Die Bezeichnung der Projektionsrichtung bezieht sich auf die Ausrichtung des Bildverstärkers. Das bedeutet, in der RAO-Angulation befindet sich der Bildverstärker rechts vom Patienten und in kaudaler Angulation wird der BV fußwärts gekippt. Dies ist in ■ Abb. 6.3 zu erkennen. Innerhalb derselben Projektionsrichtung wird die Position des BV mit Winkelgraden beschrieben, also z. B. RAO 30°. Zusätzlich zur RAO- oder LAO-Projektion kann der BV kaudal oder kranial gekippt werden. Die genaue Kippung wird ebenfalls in Winkelgraden angegeben z. B. LAO 45°/25° kranial.

Jedes Herzkatheterlabor bzw. jeder Untersucher hat seine individuellen Angulationen. Wichtig dabei ist, dass alle Gefäßabschnitte beurteilbar sind. Die folgenden Projektionen finden häufig bei der Koronarangiografie mit Lävokardiografie Anwendung:

— Zur Darstellung des **linken Ventrikels** (Lävokardiografie) werden meist die RAO 30° und die orthogonale LAO 60°

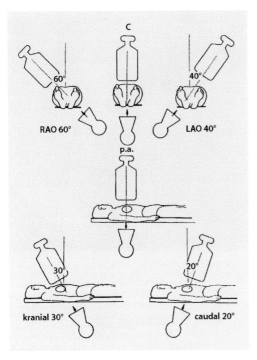

Abb. 6.3   Projektionsvarianten

Angulation eingestellt. Damit können
alle Bereiche des LV beurteilt werden
(Abb. 6.4).

— Für die Darstellung der **rechten Kranzarterie** (RCA) werden in der Regel
folgende Angulationen gewählt: LAO
40–50°, LAO 90°, RAO 30–40°, p.a.
(Abb. 6.5).

— Um die **linke Kranzarterie** (LCA) ausreichend beurteilen zu können, sind aufgrund der Gefäßanatomie häufig mehr
Darstellungen notwendig (Abb. 6.6a, b).

— Zur Einschätzung der Vorderwandarterie
(RIVA) sind die Angulationen in LAO
45°/20–30° cranial, LAO 90° sowie RAO
30°/30° cranial geeignet (Abb. 6.6c).

— Zur Beurteilung der Seitenwandarterie
(RCX) sind die Einstellungen RAO
30°–40° und RAO 20°/30° kaudal hilfreich
(Abb. 6.7). Der Hauptstamm sowie die
proximalen Abgänge von RIVA und RCX
sind in LAO 40°/30° kaudal sowie in LAO
80°/20° kaudal gut einsehbar (Abb. 6.8).

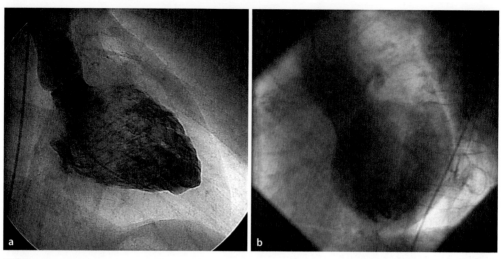

◘ **Abb. 6.4**   Linker Ventrikel in **a** RAO 30°; **b** LAO 60

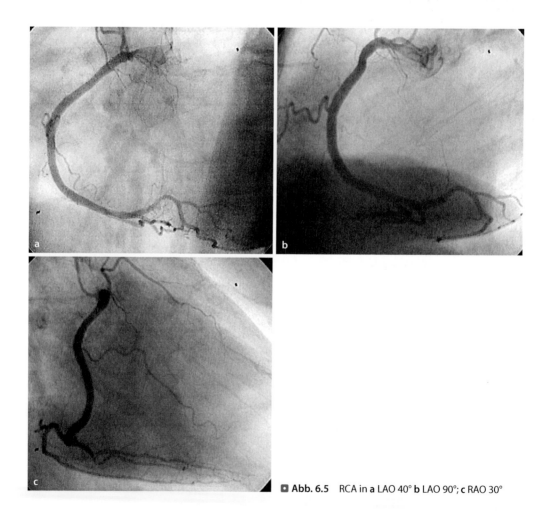

◘ **Abb. 6.5**   RCA in **a** LAO 40° **b** LAO 90°; **c** RAO 30°

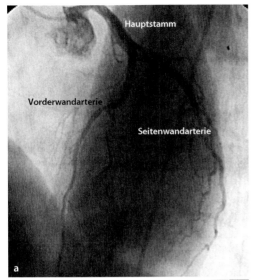

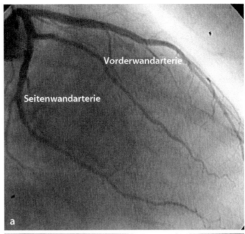

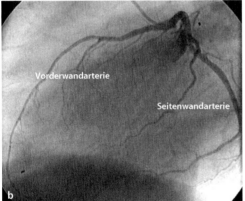

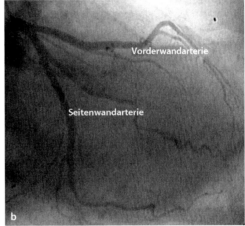

Abb. 6.7   LCA 2 in **a** RAO 35°; **b** RAO 20°/30° kaudal

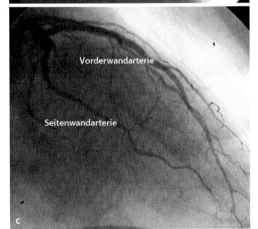

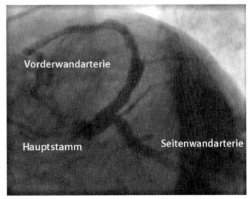

Abb. 6.6   LCA 1 in **a** LAO 45°/25° cranial; **b** LAO 90°;
c RAO 30°/30° cranial

Abb. 6.8   LCA 3 in LAO 40°/30° kaudal (Spider-view)

Literatur

Archiv des deutschen Röntgen-Museums, Schwelmer
    Straße 41, 42897 Remscheid
Jung H, Prof. Dr. med., Keltenweg 114, 22455 Hamburg
Schering Lexikon Radiologie, 2. Auflage 1996, Blackwell
    Wissenschafts-Verlag Berlin
Verordnung über den Schutz vor Schäden durch
    Röntgenstrahlung (Röntgenverordnung-RöV vom
    8. Januar 1987 (BGBl.I 1987, S. 114), Neufassung
    vom 30. April 2003 (BGBl.I 2003, Nr. 17 Quelle:
    Bundesgesetzblatt Jahrgang 2003 Teil I Nr.17

6

Herzschrittmachertherapie

© Springer-Verlag GmbH Deutschland 2017
M. Winkhardt, Das Herzkatheterlabor
DOI 10.1007/978-3-662-54585-0_7

7.1   Einführung

Der Herzschrittmacher (SM) hat eine lange Geschichte und ist durch eine Vielzahl von Daten und Fakten gekennzeichnet. Im Jahre 1932 beschrieb der New Yorker Arzt Hyman ein Gerät zur elektrischen Herzreizung durch periodische Stromimpulse. Dieses Gerät bestand aus einem Gleichstromgenerator mit einem Stromunterbrecher. Mittels einer eingeführten Nadelelektrode sollte das Gerät den Herzschlag durch den Brustkorb stimulieren. Dieser Herzschrittmacher wog über 7 kg und musste alle sechs Minuten neu aufgeladen werden. 1958 implantierten Elmquist und Senning in Stockholm das erste Herzschrittmachersystem komplett in den Körper eines Patienten. Dazu wurde der Brustkorb eröffnet und die Elektroden wurden auf den Herzmuskel genäht. Die Funktionsdauer dieses Gerätes betrug nicht mehr als 24 Stunden (Fischer und Ritter 1997). Der Patient verstarb allerdings erst im Jahre 2002 im Alter von 86 Jahren. Bis zu seinem Tod wurden ihm insgesamt 22 verschiedene Herzschrittmacher implantiert.

Seit dieser Zeit wurden erhebliche Fortschritte in der Technologie der Herzschrittmacher gemacht. Diese zeigen sich vor allem in der Elektronik, der Lebensdauer der Batterietypen, den Stimulationselektroden und der Programmierbarkeit. So bestand vor allem das Ziel darin, das Gerät in die natürlichen Herz-Kreislauf-Funktionen mit einzubinden. 1964 wurden Schrittmacher entwickelt, die den Herzmuskel nur bei Bedarf stimulierten. Ende der 1980er Jahre wurden zusätzlich Bewegungssensoren eingebaut. 1992 kam der erste Herz-Kreislauf-Schrittmacher zum Einsatz, der mittels «Closed Loop Stimulation» komplett in die natürliche Regulierung des Herz-Kreislauf-Systems integriert war. 1995 folgten die Entwicklung der Zweikammerstimulation mit einer Elektrode und schließlich 1999 der erstmalige Einsatz der Dreikammerstimulation (rechter Vorhof, rechter und linker Ventrikel). Weltweit leben heute ca. 5 Millionen Menschen mit einem Herzschrittmacher, davon etwa 500000 in Deutschland.

7.2   Funktion des Herzschrittmachers

Herzschrittmacher wurden primär für Patienten mit bradykarden Herzrhythmusstörungen entwickelt. Dabei wird die Herzaktivität des Patienten vom Schrittmacher überwacht und es werden elektrische Impulse abgegeben, wenn kein herzeigener Rhythmus vorliegt. Damit ist die regelmäßige Kontraktion des Herzmuskels gewährleistet. Die Ursache von bradykarden Rhythmusstörungen liegt in der Sinusknotendysfunktion und wird auch als Sick-Sinus-Syndrom (SSS) bezeichnet. Unter dem Sick-Sinus-Syndrom versteht man das Krankheitsbild einer Herzrhythmusstörung, die durch eine Dysfunktion des Sinusknotens ausgelöst wird. Der Sinusknoten ist das primäre Erregungszentrum des Herzens und liegt in der Wand des rechten Vorhofes. Dieses Krankheitsbild umfasst neben bradykarden auch tachykarde Störungen im Sinusknoten und im Vorhof, die ebenfalls mit einem Herzschrittmacher behandelt werden können.

Weitere Funktionen und Einsatzbereiche des Herzschrittmachers sind, Leitungsstörungen zwischen Vorhof und Kammer zu überbrücken. Dazu gehört der AV-Block III. Grades

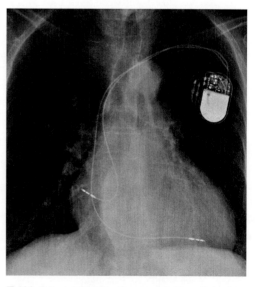

◘ Abb. 7.1   Intaktes Zweikammerschrittmachersystem

(▶ Abb. 2.12, ▶ Abschn. 2.1.4 Reizleitungssystem). Hämodynamisch besonders günstig sind Herzschrittmacher, die sowohl Vorhof als auch Kammer mit einbeziehen. Am häufigsten werden heute Ventrikel-Schrittmacher implantiert. Bei stark eingeschränkter Pumpfunktion des linken Ventrikels und spezieller anderer Voraussetzungen kann diese durch eine bi- oder linksventrikuläre Stimulation verbessert werden. Dazu wird eine spezielle Elektrode in der Koronarsinusvene verankert. Diese Behandlungsform wird als kardiale Resynchronisationstherapie bezeichnet (◘ Abb. 7.1).

7.3 Geräte- und Elektrodentypen

Das Schrittmacheraggregat enthält einen elektronischen Schaltkreis und eine Kompaktbatterie. Die Verbindung zwischen Aggregat und Herz wird durch die Elektroden hergestellt. Die Elektroden können im rechten Vorhof, im rechten Ventrikel oder in beiden Kammern liegen, verankert im Septum bzw. in der Herzwand.

7.3.1 Gerätetypen

Um alle Funktionen der Stimulation und Wahrnehmung und alle Funktionen, die die Origina-lität der einzelnen Schrittmacher ausmachen, zu integrieren, bedarf es einer komplexen Softwarestruktur. Die Energieversorgung erfolgt in der Regel durch eine Lithium-Jod-Batterie. Diese versorgt die elektronischen Elemente, die aus einem Mikroprozessor mit angeschlossenem Speicher sowie aus spezifisch integrierten Schaltungen bestehen. Diese Schaltungen bestehen aus Transistoren, die die Verbindung zwischen dem Mikroprozessor und den intrakardialen Elektroden darstellen. Ebenso ermöglichen sie die Kommunikation nach außen durch ein System aus Telemetrie und bidirektionaler Telemessung (Fischer und Ritter 1997). Die Laufzeit eines Herzschrittmachers beträgt zwischen 4 und 15 Jahren und ist von verschiedenen Faktoren abhängig, wie z. B. der Programmierung der Stimulationsparameter und der Häufigkeit der Stimulationen. Die SM-Geräte sind mit zahlreichen kombinierbaren und oder programmierbaren Eigenschaften ausgestattet, deren Systematik in dem international gültigen NBG-Code wiedergegeben wird. Dieser Code gibt die globale Funktion eines SM an (◘ Tab. 7.1).

Der erste Buchstabe des NBG-Codes gibt den Ort der Stimulation an, der zweite Buchstabe bezeichnet den Ort der Wahrnehmung, der dritte Buchstabe zeigt die Steuerung der Stimulation durch die Art der Detektion an. Vor dem vierten Buchstaben wird zur besseren

◘ **Tab. 7.1** Buchstabenkombinationsvarianten des NBG-Codes

1. Buchstabe Stimulations-ort	2. Buchstabe Wahrneh-mungsort	3. Buchstabe Betriebsart	4. Buchstabe (fakultativ) Programmierung, Telemetrie, Frequenz-adaption	5. Buchstabe (für ICD und anti-tachykarde SM)
(0) keine	(0) keine	(0) keine	(0) keine	(0) keine
(A) Atrium	(A) Atrium	(T) getriggert	(P) einfach programmierbar	(P) ATP*
(V) Ventrikel	(V) Ventrikel	(I) inhibiert	(M) Multiprogrammierbar	(S) Schock
(D) Atrium und Ventrikel	(D) Atrium und Ventrikel	(D) getriggert und inhibiert	(C) Telemetrie	(D) ATP und Schock
			(R) Frequenzadaption	

*antitachykarde Stimulation
[NBG-Code : NASPE/BPEG-Generic Pacemaker-Code]

Übersicht meist ein Komma gesetzt. Er gibt, wenn vorhanden, Auskunft über die Programmierbarkeit, Möglichkeit der Frequenzadaption und Telemetrie. Der fünfte Buchstabe findet bei antitachykarden SM und ICD (Implantierbarer Cardioverter Defibrillator) Verwendung. Er informiert über die Fähigkeit des Systems zur antitachyarrthythmischen Stimulation oder zur Auslösung von Elektroschocks (Vallbracht und Kaltenbach 2006). Die Steuerung der elektrischen Impulsabgabe kann durch drei Möglichkeiten erfolgen:

- Mit Demandfunktion (durch Eigenrhythmus inhibiert, d. h. unterdrückt)
- Eigenaktion getriggert (durch kardiale Eigenaktion ausgelöst)
- Starrfrequent (festfrequente Stimulation ohne Detektion von Atrium oder Ventrikel)

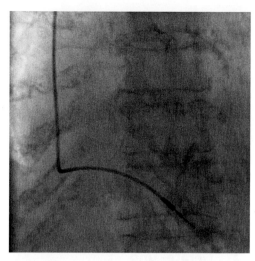

◘ **Abb. 7.2**   Einkammerschrittmacher: Elektrode im rechten Ventrikel

Demandfunktion bedeutet, dass der SM atrial oder ventrikulär nur dann stimuliert, wenn eine bestimmte programmierte Frequenz durch Eigenaktion des Herzens unterschritten ist. Bei getriggerter Impulsabgabe erfolgt die Stimulation bei jeder wahrgenommenen Eigenaktion. Die starrfrequente Impulsabgabe wird als SM-Modus heute nicht mehr eingesetzt, sondern höchstens als Notlösung bei Dysfunktion eines anderen Modus verwendet. Bei Magnetauflage schaltet der SM zu Kontrollzwecken vorübergehend in die starrfrequente Impulsabgabe um.

Einkammerschrittmacher

▪▪ Ventrikelschrittmacher (VVI)

Einer der am häufigsten implantierten SM-Typen ist der Ventrikelschrittmacher (VVI) (◘ Abb. 7.2). Er wird als Demandschrittmacher verwendet: Fällt die Ventrikelaktivität zeitweise oder ganz aus, wird nach Ablauf eines eingestellten Stimulationsintervalls ein Impuls über die Elektrode in den Ventrikel abgegeben. Bei ausreichender Ventrikelaktivität ist der SM nicht aktiv (inhibiert).

VVI: Stimulation im Ventrikel, Detektion im Ventrikel, Inhibition im Ventrikel

Indiziert ist dieser SM-Typ bei chronischem Vorhofflimmern mit langsamer Überleitung. Auch bei intermittierendem AV-Block mit

normaler Überleitung und nur seltener Stimulationsnotwendigkeit im Ventrikel kann die hämodynamisch ungünstige, asynchrone Ventrikelstimulation auf ein Mindestmaß reduziert werden. Nachteil des VVI-SM ist die fehlende Synchronisation zwischen Vorhof und Ventrikel.

▪▪ Vorhofschrittmacher (AAI)

Seine Funktion ist identisch mit der des VVI-Schrittmachers auf Vorhofebene. Er ist ein sogenannter physiologischer Schrittmacher, weil er beim Sinusknotensyndrom die fehlende Erregungsbildung ersetzt und die Erregungsleitung ihren natürlichen Weg gehen lässt.

AAI: Stimulation im Vorhof, Detektion im Vorhof, Inhibition im Vorhof

Indiziert ist er nur in Fällen, in denen das Erregungsleitungssystem funktionsfähig ist. Beim reinen Sinusknotensyndrom stellt er den idealen Stimulationsmodus dar.

▪▪ SSI-Modus

Einkammerschrittmacher werden auf der Verpackung oder in der Spezifikation auch als SSI bezeichnet.

SSI: Single, Single, inhibiert, d. h. Stimulation und Wahrnehmung entweder im Vorhof oder im Ventrikel, Inhibition

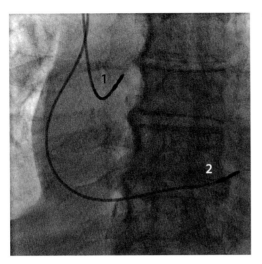

Abb. 7.3 Zweikammerschrittmacher. **1** Vorhofelektrode, **2** Ventrikelelektrode

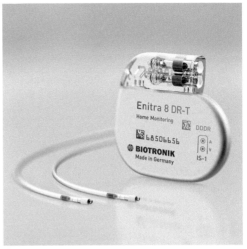

Abb. 7.4 Zweikammerschrittmacher: Aggregat und zwei Schraubelektroden (mit freundlicher Genehmigung der Firma Biotronik)

Somit kann dieser SM-Typ sowohl im Vorhof als auch im Ventrikel eingesetzt werden.

Zweikammerschrittmacher

Während auch der AAI-Modus einen physiologischen Ablauf der Herzstimulation gewährleisten kann, wird der Begriff «physiologischer Herzschrittmacher» für Zweikammersysteme verwendet. Dabei wird eine regelrechte Koordination von Vorhof und Ventrikel durch eine Vorhof- und eine Ventrikelsonde ermöglicht (■ Abb. 7.3 und ■ Abb. 7.4).

■■ DDD-Schrittmacher

Der Schrittmacher stimuliert im Vorhof, wenn nach dem eingestellten Zeitintervall dort keine Eigenaktion wahrgenommen wurde. Wenn nach dem eingestellten AV-Intervall nach einer stimulierten oder detektierten (wahrgenommenen) Vorhofaktion im Ventrikel keine Aktion wahrgenommen wird, gibt der Schrittmacher dort einen Impuls ab. Eine Herzaktivität im Vorhof oder Ventrikel führt, wie auch bei den Einkammerschrittmachern, zur Unterdrückung der Impulsabgabe in der jeweiligen Kammer. Des Weiteren kann der DDD-Schrittmacher detektierte Vorhofaktionen auf die Kammer weiterleiten.

DDD: Stimulation und Wahrnehmung in Vorhof und Ventrikel, getriggert und inhibiert

■■ VDD-Schrittmacher

Der VDD-Schrittmacher stellt eine Sonderform des Zweikammerschrittmachers dar. Er kann im Vorhof nur detektieren, aber nicht stimulieren. Er ist indiziert bei AV-Block mit erhaltener Vorhofaktivität. Er benötigt nur eine Elektrode mit der Spitze im rechten Ventrikel. Die Vorhofsignale werden über zwei freischwimmende Elektrodenringe an der Ventrikelelektrode in Höhe des Vorhofes aufgenommen. Die Beschränkung auf eine Elektrode vereinfacht und verkürzt die Implantation.

■■ VAT- und DVI-Modus

Der VAT-Schrittmacher war der erste Zweikammerschrittmacher, der eine Synchronisation zwischen Vorhof und Ventrikel bei AV-Blockierungen gewährleisten konnte und so das bis dahin ungelöste Problem des Schrittmachersyndroms lösen konnte. Er detektiert Impulse im Vorhof und stimuliert dementsprechend im Ventrikel. Eigenaktionen des Ventrikels hingegen erkennt er nicht. Aktuell gibt es keinen implantierbaren VAT-Schrittmacher mehr. Der DVI-Schrittmacher war der

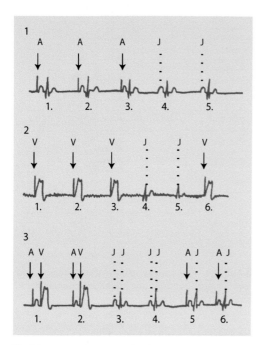

◻ Abb. 7.5   EKG-Beispiele häufig verwendeter Schrittmachertypen.
1. AAI-Modus: Einkammersystem im Vorhof. Der SM stimuliert den Vorhof, wenn eine eingestellte Frequenz unterschritten wird, bei eigenen P-Wellen oberhalb der Schrittmacherfrequenz wird er inhibiert (4.und 5. QRS-Komplex).
2. VVI-Modus: Einkammersystem im Ventrikel. Der SM stimuliert den Ventrikel, wenn eine eingestellte Frequenz unterschritten wird. Bei eigenen ventrikulären Aktionen erfolgt keine Stimulation (4 und 5. QRS-Komplex).
3. DDD-Modus: Zweikammersystem. Der SM stimuliert Vorhof (A) und Ventrikel (V) im 1. und 2. QRS-Komplex. Bei Eigenaktionen mit entsprechender Frequenz wird die Vorhofsonde und bei vorhandener Überleitung auch die ventrikuläre Sonde inhibiert (3. und 4. QRS-Komplex).

Es tritt häufiger bei Patienten mit VVI-Schrittmacher auf und kann sich in einer Dyspnoe in Ruhe oder unter Belastung äußern. Dieses Symptom zeigt sich oft in Verbindung mit atypischen Thoraxschmerzen, Schwindelgefühlen, unangenehmem Hirndruck usw. Die Störungen erscheinen manchmal sofort und manchmal erst einige Zeit nach SM-Implantation. Typischerweise tritt dieses Syndrom bei Patienten mit Sinusknoten syndromeder AV-Blockierung mit erhaltener retrograder Leitung über den AV-Knoten auf. Bei reiner Ventrikelstimulation kann es zur retrograden Erregung des Vorhofes kommen. Diese führt dazu, dass die Vorhofaktion kurz nach Beginn der Ventrikelkontraktion erfolgt. Die AV-Klappen sind in dieser Phase geschlossen und das Blut wird aus den Vorhöfen in die Lungenvenen und in die Vena cava superior und inferior zurück getrieben. Dadurch fällt der folgende diastolische Einstrom in den Ventrikel geringer aus. Das HZV sinkt unter Umständen erheblich ab. Diesen Effekt bezeichnet man auch als Vorhofpfropfung. Hier sollten im Verlauf eine Vorhofsondenimplantation und die Umstellung auf einen DDD-SM erfolgen, um eine Wiederherstellung der AV-Synchronität zu ermöglichen (Fischer und Ritter 1997) (◻ Abb. 7.5).

Die meisten Schrittmachertypen verfügen inzwischen über die Möglichkeit der Frequenzadaption. Ein eingebauter Sensor erfasst den Grad der Körperbelastung und passt die Herzfrequenz automatisch an. Erkennbar ist diese Funktion am Buchstaben R hinter dem SM-Code, z. B. DDD,R oder VVI,R.

erste seiner Art, der bei Sinusbradykardie eingesetzt werden konnte. Er gibt immer einen Vorhofimpuls ab und überprüft anschließend, ob eine Ventrikelerregung auftritt. Sollte dies nicht der Fall sein, wird nach einer einstellbaren Zeitspanne ein Impuls im Ventrikel abgegeben. Reine DVI-Schrittmacher sind heute nicht mehr auf dem Markt.

Das **Schrittmachersyndrom** ist eine Bezeichnung für einen unnatürlichen Herzrhythmus, der durch einen SM verursacht wird.

7.3.2 Elektrodentypen

Die Verbindung vom SM-Aggregat zum Herzen stellt im Wesentlichen die Elektrode dar. Sie bewirkt den elektrischen Kontakt zwischen Schrittmacher und Herz. In diese Elektrode können weitere Funktionselemente integriert sein, die meist als Sensoren für physiologische Messwerte der Herz-Kreislauf-Diagnostik und der Steuerung des Aggregates dienen. Je nach Bauart unterscheidet man unipolare und bipolare Elektroden sowie Anker- und Schraubelektroden.

▪▪ Unipolare und bipolare Elektroden

Unipolar bedeutet, dass die SM-Elektrodenspitze als negative Elektrode (Kathode) und das Schrittmachergehäuse als positive Elektrode (Anode) bzw. als indifferenter Pol arbeiten.

Bipolar besagt, dass sowohl Kathode als auch Anode auf dem distalen Teil der Schrittmacherelektrode aufgebracht sind. Der negative Pol befindet sich an der Spitze der Elektrode und der positive als Ringelektrode etwa 2,5 cm dahinter. Beide Pole liegen bei der bipolaren Elektrode intrakardial, während bei einem unipolaren Stimulationssystem sich das elektrische Feld von der distalen Elektrode bis zum indifferenten Pol des Schrittmacheraggregates über den Thorax und die Pektoralismuskulatur erstreckt (Fischer und Ritter 1997).

Unipolare Sonden benötigen nur einen Leiter, der in der Regel in Form einer Spirale aus 3–4 Drähten gewendelt ist und einen zentralen Kanal für den Führungsdraht bildet. Die Isolation gegen Körperflüssigkeit besteht aus einem Elastomerschlauch, der aus Silikon und Polyurethan aufgebaut ist. Die bipolare Elektrode ist koaxial aufgebaut. Um den ähnlich einer unipolaren Sonde aufgebauten Innenleiter ist der Außenleiter spiralig oder als Metallgeflecht gelegt. Beide Leiter sind durch eine dünne Elastomerschicht getrennt; die Außenisolation erfolgt wieder durch einen Elastomerschlauch.

Unipolare Elektroden haben aufgrund ihres Aufbaus einen geringeren Außendurchmesser,

meist 4–5 F. Bipolare Elektroden messen meist 6–8 F. Nach einem anderen Bauprinzip sind Elektroden mit mehr als zwei Leitern aufgebaut. Ein Elastomerkörper enthält Kanäle, in denen die Leiter parallel zueinander liegen. Davon ist nur einer als spiralige Wendel ausgeführt, um während der Implantation den Führungsdraht aufzunehmen. Die übrigen Leiter sind in Form eines «Seils» aufgebaut, welches Flexibilität mit Zugfestigkeit verbindet. Eine weitere Bauvariante der Elektroden besteht im Verzicht auf den Kanal für den Führungsdraht. Dadurch wird der Außendurchmesser deutlich verringert, die Langzeitstabilität erhöht und die Extraktionseigenschaften bei einem notwendigen Sondenwechsel verbessert. Die Implantation erfolgt hier mit Hilfe von Steuerkathetern (Fröhlig et al 2006).

▪▪ Anker- und Schraubelektroden

Die Elektrodenspitze ist das Element, das in Kontakt mit dem Endokard steht. Die Fixierung kann aktiv oder passiv erfolgen.

Mit der Ankerelektrode wird eine passive Fixierung der Sonde erreicht. Der Anker besteht aus Isolationsmaterial als Verlängerung an der Sondenspitze. Für die passive Fixierung sprechen das kleinere Perforationsrisiko und das geringere Gewebstrauma. Die Schraubelektrode wird an der Herzwand fixiert mit einer Spitze, an der sich eine zurückstellbare Schraube befindet (◘ Abb. 7.6). Die aktive Fixierung mit diesem Elektrodentyp ist nicht an das Vorhandensein myokardialer Trabekel gebunden, und somit eröffnet sich die freie

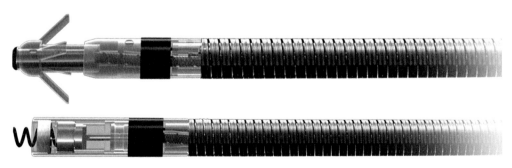

◘ Abb. 7.6   Schrittmacherelektroden. Oben: Ankerelektrode, unten: Schraubelektrode (mit freundlicher Genehmigung der Firma Medtronic)

Wahl des Implantationsortes, der besonders gute Wahrnehmungs- und Stimulationsbedingungen bietet (Fröhlig et al. 2006).

Anker- wie Schraubelektroden können am distalen Ende mit einem Steroiddepot versehen sein, das meist aus Dexamethason (≤ 1 mg) besteht. Die Steroidelution mindert den steilen Reizschwellenanstieg (Peaking) früh postoperativ und reduziert das Risiko individuell ungünstiger Reizschwellenentwicklung (Fröhlig et al. 2006). Die Steckverbindung mit Schraubfixierung zwischen Elektrode und Schrittmacheraggregat ist genormt und folgt dem IS-1-Standard.

7.4   Grundlagen zur Elektroden-messung

Nach Platzierung der Elektroden während der Schrittmacherimplantation und vor der endgültigen Fixierung muss überprüft werden, ob die Werte der Elektrode(n) eine korrekte und sinnvolle Stimulation ermöglichen. Dazu werden die Elektroden mit einem externen Programmiergerät verbunden (◘ Abb. 7.7). Die Messkabel auf dem sterilen Instrumententisch werden zum einen mit den zu messenden Elektroden verbunden und zum anderen mit dem Programmiergerät. Das Extremitäten-EKG des Patienten wird ebenfalls über das Programmiergerät abgeleitet. Als Erstes wird die **Wahrnehmung (Sensing)** der spontanen Herzsignale getestet. Die Empfindlichkeit bestimmt die Fähigkeit des Schrittmachers, kardiogene Signale wahrnehmen zu können, die durch die Sonde übermittelt werden. Die empfohlenen Messwerte für das Sensing der R-Welle (Ventrikel) liegen bei > 5 mV und für die P-Welle (Vorhof) bei > 1 mV.

Danach folgt die Beurteilung des Einzelsignals der jeweiligen Kammer (Vorhof bzw. Ventrikel) in Bezug auf das **Verletzungspotenzial**. Dieses entsteht durch den Fixierungsvorgang der Elektrode und kann u. U. die Amplitudenhöhe des intrakardialen Signals übersteigen. Das Verletzungspotenzial klingt in aller Regel nach Minuten ab. Die Signalent-

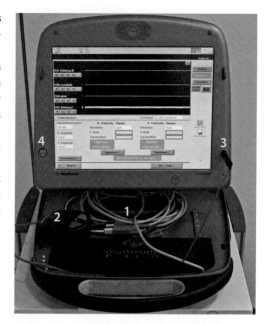

◘ **Abb. 7.7**   Beispiel für eine Programmier- und Messeinheit für Herzschrittmacher. **1** Extremitäten-EKG, **2** Programmierkopf (enthält einen Magneten, einen Hochfrequenzsender und -empfänger), **3** Taststift zur Bedienung des Bildschirms (Touchscreen), **4** Notfalltaste für VVI-Stimulation bei Bradykardie

wicklung kann aber auch umgekehrt sein. Das Verletzungspotenzial täuscht primär ein ausreichendes Signal vor. Tatsächlich ist die vergleichsweise kleine Amplitude des intrakardialen Signals erst Minuten später erkennbar. Aus diesem Grund ist die optische Kontrolle unverzichtbar, darüber hinaus aber auch, um eine Schrittmacherdysfunktion frühzeitig erkennen zu können (Fröhlig et al. 2006).

Als Nächstes erfolgt die **Impedanzmessung**, d. h. die Messung des Stromwiderstands der Leitung. Zur Messung wird in der Regel die Interventionsfrequenz um 10 höher eingestellt als die Eigenfrequenz des Patienten. Auf dem Programmiergerät muss die jeweils zu messende Elektrode angewählt werden, d. h. Vorhof (A) oder Ventrikel (V) z. B. durch Stimulation EIN/AUS. Ein auf dem ersten Ausgangsimpuls basierender Impedanzwert wird angezeigt. Die Impedanzwerte werden für mehrere Herzschläge überprüft. Die Werte für den Vorhof sollten zwischen 300 und 800 Ohm und für den Ventrikel zwischen 500 und 1200 Ohm betragen.

In der Regel wird nun die **Reizschwelle** gemessen. Diese ist definiert als geringster Energiebedarf durch eine Impulsamplitude und eine Impulsdauer, der zum Auslösen einer Depolarisation bzw. Kontraktion notwendig ist. Auch hier ist darauf zu achten, dass die zu messende Elektrode auf der Programmiereinheit angewählt ist. Die Reizschwellenmessung wird auf dem Messgerät angewählt und die Interventionsfrequenz um 10 höher eingestellt als die Eigenfrequenz des Patienten. Die Stimulationsreizschwelle der Elektrode wird von einem Ausgangsspannungswert (z. B. 1 V) allmählich verringert (z. B. in 0,1 Volt-Schritten), bis keine Reizübertragung mehr erfolgt. Die kleinste Amplitude, bei der eine fortlaufende Stimulation gewährleistet ist, ist die Stimulationsreizschwelle. Diese sollte unter 1 V liegen. Zur Durchführung des **diaphragmatischen Stimulationstests** wird kurzzeitig mit 10 V stimuliert. Damit wird überprüft, dass durch den Schrittmacher kein Zwerchfellzucken ausgelöst werden kann. Die Werte des Reizschwellentests werden als Ergebnis des Funktionstests protokolliert.

7.5 Ablauf einer Herzschrittmacherimplantation

7.5.1 Voraussetzungen

Die Implantation von Herzschrittmachern gehört zu den häufigsten operativen Eingriffen (Fröhlig et al. 2006) und wird aus naheliegenden Gründen immer häufiger im Herzkatheterlabor durchgeführt. Der chirurgische Anteil dieser Operation stellt für den interventionell tätigen Kardiologen eine lösbare Herausforderung dar. Für das erfahrene kardiologische Assistenzpersonal stellen sich somit neue Aufgaben. Schulungen im Umgang mit «chirurgischer» Hygiene, angefangen bei chirurgischer Desinfektion bis zum Abdecken des Patienten nach OP-Standard, sind notwendig. Bei steriler Assistenz sind außerdem Kenntnisse des chirurgischen Instrumentariums und dessen Handhabung erforderlich.

Der Mitarbeiter, der die Springerfunktion übernimmt, muss über Basiswissen der Anästhesie verfügen, wie beispielsweise Umgang mit sedierenden Medikamenten und mögliche Konsequenzen. Dies gilt besonders, wenn Schrittmacher mit Defibrillatorfunktion implantiert werden. Hierzu können Schulungen nach den Leitlinien (S3) der Deutschen Gesellschaft für Verdauungs-und Stoffwechselerkrankungen (DGVS) empfohlen werden. Des Weiteren sollten die im HK-Labor vorhandenen Programmiergeräte der verschiedenen Firmen für die intraoperative Elektrodenmessung bekannt sein. Die Firmen bieten entsprechende Schulungen an. Zum OP-Team bei einer Schrittmacheroperation gehören der Kardiologe als Operateur und zwei Mitarbeiter des kardiologischen Assistenzpersonals: ein instrumentierender Mitarbeiter und ein Springer. Beide bereiten den HK/OP-Raum gemeinsam vor.

■ ■ Weitere Voraussetzungen für eine Schrittmacherimplantation

Bei der Schrittmacheroperation handelt es sich um eine Fremdkörperimplantation. Daraus ergeben sich infrastrukturelle v. a. **hygienische Anforderungen** an den Eingriffsraum.

Im voll ausgestatteten Herzkatheterlabor wird zusätzlich ein **Hochfrequenzchirurgiegerät** (HF-Gerät, d. h. Elektrokauter) sowie ein **Programmiergerät** zur Elektrodenmessung, eine fahrbare OP-Lampe und ggf. eine Narkosemöglichkeit benötigt.

Hochfrequenzchirurgiegerät Wenn elektrischer Strom durch einen leitfähigen Körper fließt, entsteht Wärme. An den Körperstellen, an denen geschnitten oder koaguliert werden soll, wird deshalb mit einer hohen Stromdichte Wärme erzeugt. Dazu werden hochfrequente Wechselströme durch den Körper des Patienten geleitet, der über die «Neutralelektrode» mit dem HF-Gerät verbunden ist. Den Gegenpol stellt der Handgriff mit der sterilen OP-Elektrode dar, die ebenso mit dem Gerät verbunden ist. Jedes Gerät hat eine vom Hersteller ange-

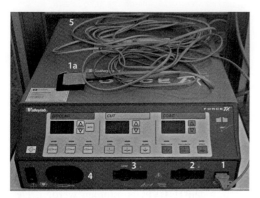

◻ Abb. 7.8   Beispiel für ein Hochfrequenzchirurgie-gerät. **1** Buchse und **1a** Anschlusskabel für die Neutral-elektrode, **2** und **3** Buchsen für unipolare OP-Elektroden, **4** Buchse für eine bipolare OP-Elektrode, **5** Erdungs-kabel

gebene Standardeinstellung, die den An-wendern bekannt sein muss. Bei Bedienung der Handelektrode schließt sich der Strom-kreis. Die Handelektrode wird unter Aufsatz der Messerelektrode zum Schneiden bzw. mit der Stichelektrode zum Koagulieren benutzt (◻ Abb. 7.8).

Die «Neutralelektrode» (Dispersions-elektrode) sollte so nah wie möglich am OP-Feld platziert werden, damit der Strom darüber so schnell wie möglich wieder abfließen kann. Sie sollte immer an der zu operierenden Seite angebracht sein, damit der Strom nicht quer zur Körperachse fließen muss. Ebenso soll die Neutralelektrode ganzflächig anliegen; gege-benenfalls müssen Haare entfernt werden. Es ist darauf zu achten, dass der Patient nicht mit Metallteilen des Tisches Kontakt hat und dass sich zwischen der Neutralelektrode und dem Operationsfeld keine Prothesen aus Metall befinden. Denn dadurch könnte an diesen Stellen hochfrequenter Strom fließen und Ver-brennungen hervorrufen (Liehn et al. 2007).

Das **chirurgische Instrumentarium** besteht im Wesentlichen aus Skalpellen, Scheren, anatomischen und chirurgischen Pinzetten, verschiedenen Klemmen, Wundspreizer, Wundhaken, Nadelhaltern, Präparierscheren sowie ausreichend Kompressen. Weiterhin werden Schalen für Lokalanästhesie, NaCl-

Lösung und Desinfektionslösungen bereit-gestellt. An **Zubehör** benötigt man neben Schrittmacheraggregaten und Elektroden Punktionsbestecke und steril verpackte Mess-kabel. Beim **Nahtmaterial** werden resorbier-bare Fäden der Stärke 2-0 oder 3-0 (z. B. Vicryl®) für die Ligatur von Gefäßen (Ligatur: Unterbindung von Blutgefäßen mittels Naht) und den subkutanen Wundverschluss verwen-det. Zur Fixierung der Elektroden kommen nicht resorbierbare Fäden der Stärke 2-0 oder 3-0 (z. B. Ethibond®) zur Verwendung und für den Hautverschluss in der Regel monofile Fäden der Stärke 4-0 (z. B. Monocryl®). Bei den Einheiten für die Fadenstärke gelten US-ameri-kanische Maßangaben. Die Fadenstärke 2-0 entspricht z. B. einem Durchmesser von 0,300 bis 0,349 mm (Liehn et al. 2007).

7.5.2 Vorbereitung der Operation

■ ■ **Notwendige Voruntersuchungen und Vorbereitung des Patienten**

Zur Indikationsstellung ist ein aktuelles EKG, ggf. ein Langzeit-EKG oder auch in seltenen Fällen eine invasive elektrophysiologische Untersuchung (EPU) notwendig. Eine Thorax-aufnahme muss vorliegen. Ferner müssen aktuelle Laborwerte über Gerinnungsstatus (INR < 1,5), Thrombozyten, Serumelektrolyte, Kalium, Blutbild, Kreatinin, CK, TNI, Hepati-tisserologie, Schilddrüsenwerte und evtl. HIV vorliegen. Die thrombozytenaggregationshem-mende Medikation (ASS, Clopidogrel, Ticagre-lor, Prasugrel) wird fortgeführt, bei der Einnah-me von Marcumar® hängt dies vom Thrombo-embolierisiko ab. Bei hohem Risiko (z. B. nach Kunstklappenersatz) wird die Marcumar®-Einnahme unverändert fortgeführt mit INR im therapeutischen Bereich, bei niedrigem Thromboembolierisiko wird pausiert. Bei den direkten oralen Antikoagulanzien (Pradaxa, Xarelto, Eliquis, Lixiana) gilt die Empfehlung, dass diese Substanzen je nach Halbwertszeit 24–48 h vorher abgesetzt werden sollten.

Die Aufklärung des Patienten und dessen Einverständniserklärung sollten entsprechend der aktuellen Rechtsprechung frühzeitig, d. h. mindestens 24 Stunden vor dem Eingriff, erfolgen. Die prophylaktische Verabreichung eines Antibiotikums (z. B. 2 g Cefazolin i.v. als Kurzinfusion vor und einigen Stunden nach dem operativen Eingriff) wird empfohlen.

Der Patient sollte ab 24 Uhr des Vorabends der Operation keine Nahrung mehr zu sich nehmen. Eine Prämedikation ist in der Regel nicht notwendig. Die Verabreichung eines leichten Sedativums (z. B. 5 mg Diazepam p.o.) kann aber für den Patienten hilfreich sein. Präoperativ wird ein venöser peripherer Zugang gelegt und zwar auf der Implantationsseite, um bei Problemen mit dem zentralvenösen Zugang eine Venografie durchführen zu können. Bei der Auswahl der Implantationsseite fällt die Wahl meist auf die linke Seite zumindest bei Rechtshändern. In Einzelfällen wird auch rechts implantiert, wenn dies frühere Therapiemaßnahmen erfordern oder der Patient Linkshänder ist. Das Operationsfeld muss komplett enthaart sein, also der gesamte Hemithorax mit proximalem Oberarm.

7.5.3 Die Operation

■■ **Lagerung und Vorbereitung des Patienten im Herzkatheterlabor**

Der Patient liegt in Rückenlage nur mit OP-Hemd und OP-Haube bekleidet auf dem Untersuchungstisch. Es werden zur kontinuierlichen Überwachung während der Operation Blutdruckmanschette, Pulsoximeter und Extremitäten-EKG angelegt. Zur ausreichenden Sauerstoffversorgung kann eine Nasensonde hilfreich sein, die auf 4 l/min eingestellt ist. Der Patient sollte möglichst bequem mit gepolsterten Armschienen und einer Knierolle gelagert werden. Die «Neutralelektrode» wird auf der Implantationsseite am Oberschenkel angebracht und mit dem HF-Gerät verbunden. Die periphere Venenverweilkanüle wird mit einer NaCl-Infusion verbunden und damit offengehalten. Eine zusätzliche Verlängerung mit einem Dreiwegehahn erleichtert die Verabreichung von Medikamenten während der Operation. Es folgt

die Desinfektion des Operationsfeldes. Sie ist neben der akkuraten Einhaltung der intraoperativen Sterilität die wichtigste nicht-medikamentöse Maßnahme zur Vorbeugung von Infektionen. Desinfiziert wird zunächst mit Alkohol (Isopropanol) als sogenannte Sprühdesinfektion. Anschließend wird das OP-Feld durch den Operateur lokal anästhesiert (z. B. 15–20 ml Scandicain®). Nach Einwirken der Lokalanästhesie wird das OP-Feld durch der Operateur, nach dessen chirurgischer Händedesinfektion, mit einer Desinfektionslösung (z. B. Braunoderm®) abgewaschen. Dabei ist auf ausreichende Menge und Einwirkzeit zu achten.

■■ **Vorbereitung des Instrumentariums**

Der steril assistierende Mitarbeiter bereitet nach der chirurgischen Händedesinfektion mit sterilem OP-Mantel und Handschuhen (OP-Haube und Mundschutz sind natürlich obligatorisch) den Instrumententisch vor (◘ Abb. 7.9 und ◘ Abb. 7.10). Darauf befinden sich ein Schrittmachersieb mit Tupfern, Diathermiekabel, Messkabel für das Programmiergerät einem Abdeckset (Mäntel, Abdecktücher und evtl. Inzisionsfolie, Kompressen, Skalpell) sowie Abdecktüten für Bildverstärker und OP-Lampe. Des Weiteren werden das Nahtmaterial und der sterile Wundverband auf dem Tisch platziert. Die Schalen für die Lokalanästhesie, NaCl-Lösung und Desinfektionslösungen werden entsprechend gefüllt. Das Punktionsset sowie das benötige SM-Aggregat mit Elektrode(n) wird bereitgehalten.

Zusammen mit dem Operateur (mit sterilem OP-Mantel und Handschuhen, OP-Haube und Mundschutz) deckt der Instrumentierende den Patienten nach OP-Standard ab. Dabei ist das OP-Feld so klein wie möglich zu halten. Dieses kann zusätzlich mit einer Inzisionsfolie abgeklebt werden. Nach Abdecken werden die sterilen Handschuhe gewechselt. Es erfolgt der Funktionstest des HF-Gerätes.

■■ **Der operative Eingriff**

Der Hautschnitt beginnt im Sulcus deltoideopectoralis und wird 4–5 cm nach medial fortgeführt. Dieser sollte gerade so groß sein, dass er

■ Abb. 7.9 Beispiel eines Instrumententisches für eine Herzschrittmacheroperation

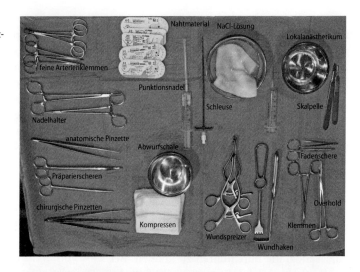

■ Abb. 7.10 Beispiel eines sterilen Zweittisches für eine Herzschrittmacheroperation

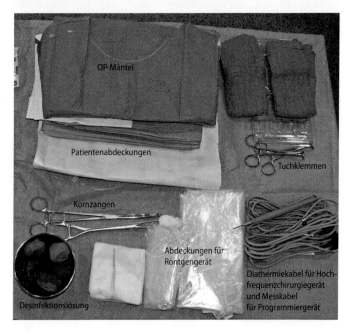

für das vorgesehene Schrittmacheraggregat ausreicht. Anschließend erfolgt die Präparation der Vene. Prinzipiell kommen die Vena cephalica und Vena subclavia in Frage. Die Subclaviapunktion ist mit einer nicht unerheblichen Komplikationsrate von 0,7–2,8 % belastet, sodass die Vena cephalica der venöse Zugang der ersten Wahl ist (Fröhlig et al. 2006).

Ist die Vene freigelegt, wird sie nach distal (hier armwärts) mit einem resorbierbaren Faden (z. B. Vicryl® 2-0) ligiert und nach proximal (hier Richtung Herz) mit einem nicht resorbierbaren Faden (z. B. Ethibond® 2-0) angeschlungen, der zum späteren Einbinden der Sonde(n) dient. Beide Fäden werden mit einer Tuchklemme an der Abdeckung fixiert, um eine bessere Exposition der Vene zu erreichen. Die Vena cephalica kann nun mit einer feinen Gefäßschere tangential inzidiert und mit einem Gefäßklemmchen gespreizt werden. In die angereichte Elektrode wird der Mandrin (Führungsdraht) bis zur Spitze vorgeschoben. Die Sonde wird so in die Vene eingeführt und zum zentralvenösen System vorgeschoben. Die ggf. vorgesehene Implantation einer zweiten Sonde erfolgt auf dem gleichen Weg.

Wenn beiden Kammern mit einer Elektrode versorgt werden sollen, wird zunächst die Ventrikelsonde platziert. Diese ist in der Regel länger als die Vorhofsonde. Die Ventrikelsonde wird durch die Trikuspidalklappe vorgeschoben und meistens in der Spitze des Ventrikels platziert. Unter Verwendung verschiedener Mandrins kann die Position optimiert werden. Ist eine gute Lage gefunden, wird die Elektrodenmessung (▶ Abschn. 7.4) durchgeführt. Dazu muss der Mandrin soweit zurückgezogen werden, dass er sich nicht mehr in der Elektrodenspitze befindet, um so eventuelle Störungen durch das im Mandrin befindliche Metall zu verhindern. Sind die Werte nicht zufriedenstellend, wird die Elektrode umplatziert und erneut gemessen, bis optimale Werte gefunden sind. Anschließend wird die angereichte Vorhofsonde in das Atrium vorgeschoben und ggf. mit einem gebogenen Mandrin in die richtige Position gebracht. Hier liegt die Sonde nach Möglichkeit im rechten Herzohr. Sind die gemessenen Werte nicht zufriedenstellend, kann eine Umplatzierung der Sonde erfolgen mit anschließender Elektrodenmessung.

Nach erfolgreicher Implantation der Elektroden wird deren Position unter Röntgendurchleuchtung überprüft. Dabei sollten die Sonden auch bei maximaler Inspiration des Patienten einen geschwungenen Verlauf zeigen. Bei zu straff liegenden Sonden besteht die Gefahr der Dislozierung. Ist die Schleife zu großzügig angelegt, können atriale oder ventrikuläre Rhythmusstörungen verursacht werden. Zur Fixierung der Sonde(n) wird der proximal zum Anschlingen der Vene verwendete Faden benutzt.

Die Tasche für das SM-Aggregat wird meist erst zu diesem Zeitpunkt präpariert, um die Expositionszeit des Gewebes so kurz wie möglich zu halten. Dazu wird der mediale Wundrand mit einer Pinzette angehoben. Die zur Darstellung kommende Faszie des Musculus pectoralis major wird mit einigen Scherenschlägen vom Muskel abgehoben und die Tasche durch stumpfes Abschieben der Faszie nach kranial, kaudal und medial gebildet (Fröhlig et al. 2006). Anschließend wird das angereichte Aggregat mit den Elektroden verbunden. Dazu wird der Mandrin aus der/den Sonde(n) entfernt und der Elektrodenanschlussstift in den Konnektor des Aggregates eingeführt. Mithilfe der Imbusrätsche wird die Elektrode festgezogen. Bei Zweikammersystemen ist darauf zu achten, dass Vorhof- und Ventrikelsonde nicht vertauscht werden. Die sichere Fixierung der Sonde(n) am Aggregat sollte durch kurzen manuellen Zug überprüft werden.

Nach Kontrolle auf Bluttrockenheit wird das Aggregat mit Sonde(n) in der Tasche platziert. Die Elektrode(n) sollten unter dem Aggregat liegen, um bei einer Revision nicht verletzt zu werden. Das Gerät wird mit einem nicht resorbierbaren Faden (z. B. Ethibond® 2-0) in der Tasche fixiert. Die Wunde wird nun mit einem resorbierbaren Faden (z. B. Vicryl® 2-0) in fortlaufender Naht oder durch Einzelknöpfe verschlossen (Subkutannaht). Vor der sich anschließende Hautnaht mit einem nicht resorbierbaren Faden (z. B. Monocryl® 4-0) erfolgt eine Wunddesinfektion (z. B. mit Braunoderm®). Die verschlossene Wunde wird nochmals desinfiziert und mit einem sterilen Wundverband versehen. Zur Vorbeugung eines Schrittmachertaschenhämatoms kann entweder ein Kompressionsverband an- oder ein Sandsack aufgelegt werden.

◼◼ Nachversorgung

Der Patient hat einige Stunden Bettruhe und soll den Arm der Implantationsseite für etwa 2 Wochen zur Verbeugung einer Sondendislozion nicht überstrecken. Eine EKG-Überwachung per Monitor kann sinnvoll sein. Nach Neuimplantation eines Schrittmachersystems und bei Sondenrevision ist eine postoperative Röntgenkontrolle zum Ausschluss eines Pneumothorax angezeigt. In der Regel am Tag nach der Operation wird der Schrittmacher durch eine Funktionskontrolle auf die individuellen

Bedürfnisse des Patienten eingestellt und alle Funktionen werden nochmals überprüft. Bei seiner Entlassung erhält der Patient einen Schrittmacherausweis mit den zuvor eingetragenen Daten des Patienten, des Aggregates, der Elektroden und der Programmierung.

■■ **Mögliche intraoperative Komplikationen**
Sehr selten tritt eine **Asystolie** auf und kündigt sich im Rahmen einer vasovagalen Reaktion durch immer langsamer werdende Herzfrequenzen an. Der Patient wird dann aufgefordert zu husten, und durch die mechanische Reizung wird eine Minimalfrequenz so lange aufrecht erhalten, bis über die beschleunigt implantierte Sonde eine externe Stimulation möglich ist.

Bei **Kammerflimmern** kann ein präkordialer Faustschlag versucht werden. Eine meist notwendige externe Defibrillation gefährdet die Sterilität. Der Eingriff sollte danach so schnell wie möglich beendet werden.

Größere Blutungen gilt es zu vermeiden. Treten sie trotzdem auf, erfordern sie Gegenmaßnahmen wie manuelle Kompression und oder einige Umstechungsligaturen.

Eine **Sondenperforation** durch Ventrikel- oder Vorhofwand wird selten beobachtet, und dann fast immer nur bei Verwendung von Ankerelektroden, selten auch bei Schraubelektroden und bei Patienten mit stark dilatiertem Ventrikel. Dann sollte die Sonde ins Herz zurückgezogen, an anderer Stelle platziert und der Eingriff so rasch wie möglich abgeschlossen werden (◘ Abb. 7.11). In aller Regel verschließt sich die Perforationsstelle von selbst, und eine Perikardtamponade ist sehr selten. Dennoch sind engmaschige Echokardiografiekontrollen postoperativ angezeigt (Fröhlig et al. 2006).

■■ **Dokumentation und Aufgaben des Springers während des Eingriffs**
Während der gesamten Operation ist der Springer im OP-Raum anwesend. Er ist für die Überwachung des Patienten verantwortlich. Die Vitalparameter werden entweder manuell oder mittels Aufzeichnung durch die hämodynamische Einheit (z. B. Blutdruck und O_2-Sättigung alle 10 Minuten automatisch) dokumentiert. Darüber hinaus verabreicht der Springer notwendige Medikamente und reicht benötigtes Material an. Des Weiteren ist er i. d. R. für die Anästhesie zuständig. Er führt die Elektrodenmessungen nach Anweisung des Operateurs durch und erstellt das Verlaufsprotokoll. In diesem Protokoll sind die Messdaten der Elektroden, die verabreichten Medikamente, das verwendete Schrittmachermaterial, die Anzahl der Kompressen vorher und nachher und die Schnitt/Nahtzeit dokumentiert.

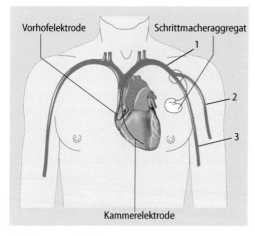

◘ **Abb. 7.11**   Gefäßanatomie. Vena subclavia (1), Vena cephalica (2), Vena brachialis (3) (mod. nach Liehn 2007)

7.6   Defibrillatortherapie

Neben den beschriebenen Herzschrittmachern wurden seit den 1980er Jahren Schrittmacher mit Defibrillatorfunktion entwickelt, sogenannte implantierbare Cardioverter-Defibrillatoren (ICD). Das Ziel der ICD-Therapie ist die Vermeidung des plötzlichen Herztodes von Patienten, die ansonsten eine gute Lebenserwartung haben. Der plötzliche Herztod ist definiert als natürlicher Tod kardialer Genese, der durch plötzlichen Bewusstseinsverlust ≤ 1 h nach Symptombeginn gekennzeichnet ist. Das arrhythmogene Risiko muss hoch genug sein, um die Risiken und Kosten des ICD zu rechtfertigen. Ein ICD wurde erstmals 1980 einer Frau implantiert, die wiederholt Episoden von Kammerflimmern hatte (Fröhlig et al. 2006). Seit dieser Erstbeschreibung dauerte es 5 Jahre bis zur offiziellen Zulassung kommerzieller Aggregate in den USA. Die ersten Leitlinien wurden 1991 publiziert.

Indikationen zur Implantation eines ICD:
- Die erste Indikation war die **Sekundärprophylaxe** des plötzlichen Herztodes, d. h. die Verhinderung eines zweiten rhythmologischen Ereignisses. Die ICD-Therapie im Sinne einer Sekundärprophylaxe nach «überlebtem» plötzlichem «Herztod» oder nach anhaltenden ventrikulären Tachyarrhythmien ist unabhängig von der kardiovaskulären Grunderkrankung indiziert. Nur eine deutlich reduzierte Lebenserwartung aus anderer Ursache oder der Patientenwunsch können gegen eine ICD-Implantation sprechen.
- Die Ausdehnung dieser Indikation auf die **Primärprophylaxe,** d. h. die Verhinderung des ersten rhythmologischen Ereignisses, erfolgte schrittweise in den 1990er Jahren. Nach dem Erscheinen der MADIT II-Studie 2002 und den folgenden Debatten darüber fand die Indikation zunehmende Akzeptanz.
- Es müssen zunächst alle anderen therapeutischen Möglichkeiten zur Behandlung der ventrikulären Tachyarrhtymien (VT) ausgeschöpft werden, wie die Prophylaxe, medikamentöse und interventionelle Therapie der KHK. Erst dann besteht bei Patienten im chronischen Stadium nach Infarkt und eingeschränkter LV-Funktion, die Indikation zum ICD. Bei Patienten mit einer EF (Auswurffraktion des LV) ≤ 35 % und einer schweren Herzinsuffizienz gilt Gleiches, wobei eine optimale medikamentöse Herzinsuffizienztherapie Voraussetzung ist.

In den Leitlinien der DKG aus 2006 werden die Indikationen nach Empfehlungsklasse und Evidenz weiter aufgeschlüsselt.

▪▪ Einkammer- und Zweikammer-ICD

Wenn es um die Therapie von lebensbedrohlichen Rhythmusstörungen, der Primär- und Sekundärprophylaxe geht, ist der **Einkammer-ICD** angezeigt. Das heißt, eine Defibrillatorelekrode liegt im rechten Ventrikel und mittels ICD-Aggregat wird bei Notwendigkeit der Schock ausgelöst.

Patienten, die eine Indikation für einen konventionellen DDD-SM haben und zusätzlich einen Defibrillator benötigen, wird man einen **Zweikammer-ICD** implantieren. Hier liegen eine herkömmliche SM-Elektrode im rechten Vorhof und die Defibrillator-Elektrode im rechten Ventrikel. Diese Indikation liegt nur bei ca. 15 % der Patienten vor; dennoch werden zum Beispiel in den USA überwiegend Zweikammer-ICD-Systeme verwendet. Der Grund liegt in der Reduktion inadäquater Schocks durch eine Zweikammerstimulation. Inadäquate Schocks sind ein öfter auftretendes Problem in der ICD-Therapie, die für den Patienten eine erhebliche Verminderung von Lebensqualität bedeuten. Nachteile des Zweikammersystems sind u. a. die höhere Rate an thromboembolischen Komplikationen des venösen Zuganges, komplexere Kontrolluntersuchungen und höhere Kosten.

Die Therapiemöglichkeiten des ICDs umfassen die Defibrillation, die Kardioversion sowie antitachykarde und antibradykarde Stimulation.

▪▪ Einkammer-ICD mit Vorhoferkennung

Die Entwicklung eines Einkammer-ICD mit atrialer Wahrnehmung (◘ Abb. 7.12) führt dazu, dass in vielen Fällen auf die Implantation einer Vorhofsonde verzichtet werden kann. Dieses System ermöglicht mit einer Elektrode sowohl eine atriale (Vorhof) als auch ventrikuläre (Kammer) Diagnostik. Die Elektrode wird in den rechten Ventrikel implantiert und verfügt im optimalen Fall auf Höhe des rechten Vorhofs über zwei sogenannte Dipolringe zur atrialen Wahrnehmung. Durch die ergänzenden Informationen aus dem Vorhof kann besser zwischen Vorhofflimmern und ventrikulärer Tachykardie unterschieden werden. Dadurch kann zeitnah

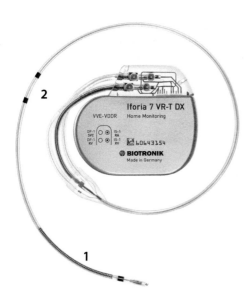

◻ **Abb. 7.12**   Einkammer-ICD mit Vorhoferkennung.
1 Schockwendel im Ventrikel, 2 Dipolringe im Vorhof
(mit freundlicher Genehmigung der Firma Biotronik)

auf mögliche Risiken reagiert und eine an-
gemessen Therapie eingeleitet werden. Ein
weiterer, wesentlicher Vorteil besteht in der ver-
ringerten Anzahl unnötiger und inadäquater
Schocks durch eine bessere Unterscheidung der
verschiedenen Tachykardieformen.

■■ **Defibrillatorelektroden**
ICD-Sonden sind im Vergleich zu reinen
Schrittmacherelektroden komplizierter aufge-
baut. Eine Defibrillatorsonde kann eine oder
zwei Schockwendeln enthalten und wird
entsprechend als Single-Coil- bzw. Dual-
Coil-Elektrode bezeichnet. Die **Single-Coil-
Elektrode** ist besser manövrierbar während der
Implantation und einfacher und sicherer bei

einem Defekt zu entfernen. Die Schockwendel
liegt hier an der Sondenspitze (◻ Abb. 7.13).
   Die **Dual-Coil-Elektrode** ist komplexer aufgebaut und deshalb meist von größerem Durchmesser. Die Schockwendeln liegen an der
Sondenspitze und im mittleren Teil, sodass die
zweite Wendel in der Vena cava superior zu
liegen kommt. Als Vorteil wird die niedrigere
benötigte Defibrillationsenergie angesehen.
Dieser theoretische Vorteil wurde jedoch durch
zwei Untersuchungen (Fröhlig et al. 2006) nicht
bestätigt. Wie die üblichen Schrittmacher-
sonden werden auch ICD-Sonden als Anker-
und Schraubelektroden angeboten. Es werden
bipolare Sonden verwendet, da eine sichere
Unterbindung von Störsignalen notwendig ist.
Damit chronisch niedrige Reizschwellen
gewährleistet sind, werden meist Steroid eluie-
rende Elektroden verwendet.

■■ **Defibrillatorimplantation**
Die Implantation eines ICD entspricht im
Wesentlichen einer Schrittmacherimplantation. Das betrifft die notwendigen Voruntersuchungen, die Vorbereitung des Patienten und
des OP-Raumes sowie die personelle Zusammensetzung des OP-Teams. Zusätzlich erhält
der Patient die Klebeelektroden des externen
Defibrillators. Eine Elektrode wird auf die
rechte laterale Thoraxseite und die zweite links
dorsal zwischen mittlerer und hinterer Axilliar-
linie geklebt. Je nach Schweregrad der kardialen
Grunderkrankung und die häufig vorhandene
Komorbidität des Patienten berücksichtigend
kann die Implantation in Allgemeinnarkose
(durch einen Anästhesisten) oder in Analgose-
dierung durch Midazolam und oder Propofol
(durch geschultes Assistenzpersonal) erfolgen.

◻ **Abb. 7.13**   ICD-Elektrode mit
einer Schockwendel (Single-Coil).
1 Schockwendel, **2** IS1-Stecker für
den Stimulationsanteil der Elektrode, **3** DF1-Stecker für die
Schockwendel (mit freundlicher
Genehmigung der Firma Medtronic)

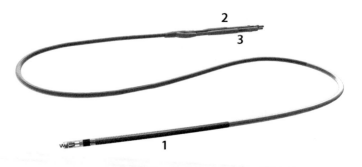

Die intraoperativen Messungen der Sonden und der abschließende ICD-Test sind aufwendiger und komplexer als bei SM-Implantationen und je nach Herstellerfirma unterschiedlich. Deshalb sollte ein Techniker der Firma anwesend sein, um diese Messungen durchzuführen.

Der Ablauf der Operation entspricht ebenfalls in vielen Schritten der Schrittmacherimplantation. Deshalb wird hier nur auf die Unterschiede eingegangen. Die Tasche für das Aggregat wird wegen des höheren Gewichtes häufig nicht subkutan, sondern submuskulär oder subfaszikulär angelegt. Ein ICD-Aggregat wiegt zwischen 50 und 80 g, ein SM-Aggregat ca. 30 g. Die intraoperativen Messungen werden vor dem endgültigen Verschluss der Wunde nochmals überprüft. Durch Auflegen des Telemetriekopfes in einer sterilen Hülle wird die Verbindung zwischen Aggregat und Programmiergerät hergestellt. Sind die Messwerte der Elektroden zufriedenstellend, wird die Erkennung des vorprogrammierten Defibrillators eingeschaltet. Nun kann der Schocktest erfolgen. Der Patient ist dabei tief sediert oder in Allgemeinnarkose und wird ins Kammerflimmern gebracht. Das Aggregat registriert dies, startet die vorprogrammierte Therapie und beendet die Episode durch einen Defibrillationsschock. Nach erfolgreichem Test wird die Wunde schichtweise verschlossen. Nach Ende der Operation wird der Telemetriekopf nochmals aufgelegt, um die patientengerechte Endprogrammierung auf das Aggregat aufzuspielen. Hierbei werden nochmals alle Messwerte überprüft. Die Durchführung des Schocktests wird nicht als zwingend angesehen und erfolgt häufiger bei Patienten die einen ICD zur Sekundärprophylaxe erhalten.

Die Nachversorgung des Patienten ist die Gleiche wie bei einer SM-Implantation. Der stationäre Aufenthalt ist meist länger aufgrund der Behandlung der kardialen Grunderkrankung.

7.7   Kardiale Resynchronisationstherapie

Die kardiale Resynchronisationstherapie (CRT) oder biventrikuläre Stimulation ist ein Therapieverfahren, um bestimmte Ventrikelabschnitte bei Linksschenkelblock und stark eingeschränkter LV-Funktion über zwei Sonden zu resynchronisieren. Dazu wird ein spezielles Stimulationssystem verwendet: Eine im rechten Vorhof liegende Elektrode triggert den Sinusrhythmus, eine weitere Elektrode wird im rechten Ventrikel und eine spezielle Sonde über die Koronarsinusvene in eine posterolaterale Herzvene platziert. So wird an der verzögert kontrahierenden lateralen Wand des linken Ventrikels eine Resynchronisation des Kontraktionsablaufes auf atrioventrikulärer, inter- und intraventrikulärer Ebene erreicht. Damit kann eine Verbesserung der Ventrikelfunktion und der Sauerstoffaufnahme erreicht werden.

Für diese Therapie kommen Patienten mit schwerer Herzinsuffizienz sowie schlechter LV-Pumpfunktion ≤ 35 % und entsprechenden Beschwerden trotz optimaler medikamentöser Therapie in Frage. Weitere Kriterien sind ein Linksschenkelblock mit einer QRS-Dauer ≥ 150 ms und eine dilatative Kardiomyopathie.

Die Technik der linksventrikulären Sondenimplantation, d. h. die Sondierung des Koronarvenensinus, ist sehr anspruchsvoll und verlangt Sondenmaterial, Implantationshilfen und operative Techniken, die weit über die klassische SM-Chirurgie hinausgehen und nicht zuletzt einen erfahrenen interventionellen Kardiologen erfordern. Eine hochwertige Röntgenanlage (Card-Anlage) ist ebenfalls notwendig. Die Sondierung erfolgt über den rechten Vorhof und Koronarsinus (CS) in eine geeignete Herzvene üblicherweise mit einem Führungskatheter. Der Führungskatheter hat meist einen Durchmesser von 8 F. Er wird über eine separate Punktion der Vena subclavia mittels Schleuse in das venöse System eingebracht und über einen Führungsdraht nach rechtsatrial vorgeschoben. Hierfür steht eine große Auswahl an Sonden, Führungskathetern

7

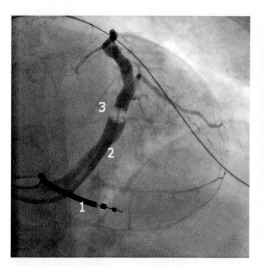

Abb. 7.14 Darstellung von Koronarsinus und -vene mit Kontrastmittel. 1 ICD-Sonde im rechten Ventrikel, 2 Schleuse im Koronarsinus, 3 geblockter Ballonkatheter, über den Kontrastmittel in die Herzvene injiziert wird

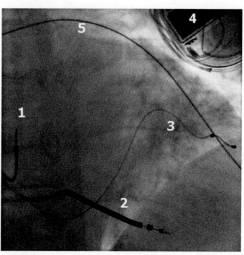

Abb. 7.15 Röntgenaufnahme eines CRT-D-Systems. 1 Vorhofsonde, 2 Defibrillator-Sonde im rechten Ventrikel, 3 CS-Sonde, 4 Aggregat, 5 EKG-Kabel

und Führungsdrähten von den verschiedenen Anbietern zur Verfügung, auf die hier nicht näher eingegangen wird.

Häufig wird eine orientierende Kontrastmitteldarstellung des CS durchgeführt (Abb. 7.14).

Die linksventrikuläre Stimulation kann auch durch Anlage einer epikardialen Sonde erfolgen. Bis vor einigen Jahren war dies regelhaft der Fall. Dazu ist eine Minithorakotomie links im 4. oder 5. Interkostalraum notwendig. Die CS-Sonde wird dann auf das Herz aufgenäht. Dieser Eingriff findet unter Vollnarkose im OP statt. Heute ist bei der Mehrzahl der Patienten die Implantation einer transvenösen Koronarsinussonde möglich. Dann findet der Eingriff im Rahmen einer SM-OP im HK-Labor statt.

Patienten, bei denen nach einem Herzinfarkt die linksventrikuläre Funktion deutlich eingeschränkt ist, besitzen ein erhöhtes Risiko, an einem plötzlichen Herztod zu versterben. Die Implantation eines ICD kann bei diesen Patienten das Mortalitätsrisiko deutlich verringern. Patienten, die gleichzeitig auch die Kriterien zur CRT erfüllen, profitieren von

speziellen ICD-Systemen, die zusätzlich über die Möglichkeit der biventrikulären Stimulation verfügen (Kloss et al. 2002). Diese Systeme werden als CRT-D (D = Defibrillator) bezeichnet im Unterschied zu Schrittmachern mit biventrikulärer Stimulation, die als CRT-P (P = Pacemaker) benannt werden (Abb. 7.15).

Literatur

Fischer W, Ritter P (1997) Praxis der Herzschrittmachertherapie. Berlin: Springer

Fröhlig G, Carlson J, Jung J, Koglek W, Leuke B, Markewitz A, Neunzer J (2006) Herzschrittmacher- und Defibrillator-Therapie. Stuttgart: Thieme

Kloss M, Auricchio A, Klein H, (2002) Welche Patienten profitieren von der kardialen Resynchronisationstherapie?

Liehn M, Middelanis-Neumann I, Steinmüller L, Döhler J R, (2007) Das OP-Handbuch. Heidelberg: Springer

Vallbracht C, Kaltenbach M (2006) Herz Kreislauf kompakt. Steinkopff

Serviceteil

© Springer-Verlag GmbH Deutschland 2017
M. Winkhardt, *Das Herzkatheterlabor*
DOI 10.1007/978-3-662-54585-0

Verzeichnis relevanter Leitlinien und Verordnungen

Leitlinien zur Einrichtung und zum Betreiben von Herzkatheterräumen und Hybridoperationssälen/Hybrid-
laboren, 3. Auflage, herausgegeben 2015, Quelle:
Deutsche Gesellschaft für Kardiologie (DGK)

Verordnung über den Schutz vor Schäden durch Röntgenstrahlung (Röntgenverordnung-RöV vom
8. Januar 1987 (BGBl.I 1987, S. 114), Neufassung
vom 30. April 2003 (BGBl.I 2003, Nr. 17, Quelle:
Bundesgesetzblatt Jahrgang 2003 Teil I Nr. 17

Arbeitsanweisung im Herzkatheterlabor und Hybrid-
operationssaal gem. § 18 Abs. (2) Röntgenverordnung für eine Röntgeneinrichtung zur Anwendung
von Röntgenstrahlung am Menschen als Muster,
herausgegeben 2015, Quelle: Deutsche Gesellschaft für Kardiologie (DGK)

25. Bericht über die Leistungszahlen der Herzkatheter-
labore in der Bundesrepublik Deutschland, herausgegeben 2010, Quelle: Deutsche Gesellschaft für
Kardiologie (DGK)

DGK Pocket-Leitlinie Kardiopulmonale Reanimation,
herausgegeben 2015, Quelle: Deutsche Gesellschaft für Kardiologie (DGK)

ESC Pocket Guidelines Akutes Koronarsyndrom ohne
ST-Hebung (NSTE ACS), herausgegeben 2015,
Quelle: Deutsche Gesellschaft für Kardiologie (DGK)

Leitlinien: Akutes Koronarsyndrom (ACS), Teil 1: ACS
ohne persistierende ST-Hebung, herausgegeben
2004, Quelle: Deutsche Gesellschaft für Kardiologie
(DGK)

Leitlinien: Akutes Koronarsyndrom (ACS), Teil 2: Akutes
Koronarsyndrom mit ST-Hebung, herausgegeben
2004, Quelle: Deutsche Gesellschaft für Kardiologie
(DGK)

Leitlinie Diagnostische Herzkatheteruntersuchung,
herausgegeben 2008, Quelle: Deutsche Gesellschaft für Kardiologie (DGK)

Leitlinie Perkutane Koronarinterventionen (PCI), herausgegeben 2008, Quelle: Deutsche Gesellschaft für
Kardiologie (DGK)

Positionspapier der DGK zur Wirksamkeit und Sicherheit
von Medikamente freisetzenden Koronarstents
(DES), eine evidenzbasierte Analyse von 71 rando-
misierten Studien mit 28.984 Patienten, herausgegeben 2007, Quelle: Deutsche Gesellschaft für
Kardiologie (DGK)

Medikamente freisetzende Koronarstents (DES) und
Medikamente freisetzende Ballonkatheter (DEB):
Aktualisierung des Positionspapiers der DGK,
herausgegeben 2011, Quelle: Deutsche Gesellschaft für Kardiologie (DGK)

Positionspapier Update orale Plättchenhemmer,
herausgegeben 2015, Quelle: Deutsche Gesellschaft für Kardiologie (DGK)

Konsensuspapier Kriterien für die Notwendigkeit und
Dauer von Krankenhausbehandlung bei Koronarangiografien und -interventionen, herausgegeben
2015, Quelle: Deutsche Gesellschaft für Kardiologie
(DGK)

ESC Pocket Guidelines Diagnose und Behandlung der
hypertrophen Kardiomyopathie, herausgegeben
2015, Quelle: Deutsche Gesellschaft für Kardiologie
(DGK)

Positionspapier Qualitätskriterien zur Durchführung
der transvaskulären Aortenklappenimplantation
(TAVI), herausgegeben 2014, Quelle: Deutsche
Gesellschaft für Kardiologie (DGK)

Empfehlung Interventionelle Behandlung der Mitralklappeninsuffizienz mit dem MiraClip®-Verfahren,
herausgegeben 2013, Quelle: Deutsche Gesellschaft für Kardiologie (DGK)

S3-Leitlinie Update «Sedierung in der gastrointestina-
len Endoskopie», herausgegeben 2014, Quelle:
Deutsche Gesellschaft für Verdauungs- und
Stoffwechselerkrankungen e.V. (DGVS)

Leitlinien zur Herzschrittmachertherapie, herausgegeben 2005, Quelle: Deutsche Gesellschaft für
Kardiologie (DGK)

Leitlinien zur Implantation von Defibrillatoren, herausgegeben 2006, Quelle: Deutsche Gesellschaft für
Kardiologie (DGK)

Kommentar zu den ESC-Leitlinien zur Schrittmacher-
und kardialen Resynchronisationstherapie, herausgegeben 2015, Quelle: Deutsche Gesellschaft für
Kardiologie (DGK)

Empfehlungen zum Einsatz von Elektrokautern bei
Patienten mit Herzschrittmachern und implantier-
ten Defibrillatoren, herausgegeben 2010, Quelle:
Deutsche Gesellschaft für Kardiologie (DGK)

Stichwortverzeichnis

Ihr Bonus als Käufer dieses Buches

Als Käufer dieses Buches können Sie kostenlos das eBook zum Buch nutzen.
Sie können es dauerhaft in Ihrem persönlichen, digitalen Bücherregal
auf **springer.com** speichern oder auf Ihren PC/Tablet/eReader downloaden.

Gehen Sie bitte wie folgt vor:

1. Gehen Sie zu **springer.com/shop** und suchen Sie das vorliegende Buch
   (am schnellsten über die Eingabe der eISBN).
2. Legen Sie es in den Warenkorb und klicken Sie dann auf:
   zum Einkaufswagen/zur Kasse.
3. Geben Sie den untenstehenden Coupon ein. In der Bestellübersicht wird
   damit das eBook mit 0 Euro ausgewiesen, ist also kostenlos für Sie.
4. Gehen Sie weiter **zur Kasse** und schließen den Vorgang ab.
5. Sie können das eBook nun downloaden und auf einem Gerät Ihrer Wahl lesen.
   Das eBook bleibt dauerhaft in Ihrem digitalen Bücherregal gespeichert.

EBOOK INSIDE

eISBN	978-3-662-54585-0
Ihr persönlicher Coupon	QcwO7SHvCl1FJM3

Sollte der Coupon fehlen oder nicht funktionieren, senden Sie uns bitte
eine E-Mail mit dem Betreff: **eBook inside** an **customerservice@springer.com**.